I0869536

EL MÉTODO SUECO
PARA UNA CRIANZA SERENA E IGUALITARIA

CECILIA CHRAPKOWSKA
AGNES WOLD

EL MÉTODO SUECO
PARA UNA CRIANZA SERENA E IGUALITARIA

EMBARAZO Y PRIMEROS AÑOS:
LO QUE DICE LA CIENCIA

Traducción de
Gemma Pecharromán

Grijalbo

Se ha hecho todo lo posible para garantizar que la información contenida en esta obra sea precisa y esté actualizada en el momento de su publicación. Ni los autores, ni sus representantes ni el editor se hacen responsables de ningún error u omisión, o de un eventual uso inadecuado o comprensión incorrecta de la información proporcionada en este volumen, o de cualquier daño o lesiones a la salud, pérdida financiera o de otro tipo, sufridas por cualquier individuo o grupo que crea que ha actuado sobre la base de la información aquí contenida. Ninguna sugerencia u opinión ofrecida pretende reemplazar el consejo médico. Si el lector está preocupado por su salud, debe buscar el consejo médico profesional.

Título original: *Praktika för blivande föräldrar*
Primera edición: abril de 2019

Printed in Spain – Impreso en España

ISBN: 978-84-17338-33-6
Depósito legal: B-5.304-2019

Compuesto en Comptex & Ass., S.L.

Impreso en Reinbook Serveis Gràfics, S.L.
Sabadell (Barcelona)

D O 3 8 3 3 6

Penguin Random House Grupo Editorial

Índice

Introducción

Sigrid, la hija de Agnes, fue probablemente quien nos indujo a escribir este libro. Acababa de tener su primer hijo y, como es natural, se hacía muchas preguntas, algunas sencillas y otras algo más complicadas. Pensaba un poco molesta: «¿Qué habría hecho yo si mi madre no fuera médica? La mayoría de la gente no tiene una madre médica. La verdad, esto es injusto». Sí, es injusto y, dicho en términos un poco altisonantes, no es democrático. Nos gustaría creer que nuestra sociedad, a la que en momentos de optimismo llamamos «sociedad de la información», proporciona información fidedigna a quien lo necesita. Pero no siempre es así.

Los nuevos o futuros progenitores se ven saturados de consejos sobre el embarazo y la crianza de los hijos tanto si los piden como si no. Colegas, blogueros, representantes de la administración y autoproclamados expertos querrán ayudarte a que te conviertas en una madre o un padre perfectos. Y tú los escucharás porque, cuando vas a tener un hijo o acabas de tenerlo, lo que más deseas es hacer lo correcto. Esto, por supuesto, lo saben también los fabricantes de productos para bebés, que te inundarán de publicidad en cuanto los motores de búsqueda de internet registren que has buscado: «presión abdominal síntoma de embarazo» o «remedios para las náuseas matutinas».

No pasará mucho tiempo antes de que todo se complique. Te

llegarán montones de consejos contradictorios. Un día oirás que es muy importante llevar al niño en una mochila portabebés anatómicamente adaptada, y al día siguiente, que esa misma mochila es mala para la columna vertebral del bebé. Un día oirás que al niño hay que darle el pecho sí o sí y que el uso del chupete puede dar al traste con la lactancia, y al poco un amigo te dirá que el biberón salvó su relación y otra amiga te contará que con el chupete consiguió que su bebé durmiera al menos unas horas por la noche. Un día lees que los bebés deben comer sin sal y al día siguiente que necesitan sal. Quien no tenga amigos o familiares con conocimientos sólidos sobre el cuerpo humano y el desarrollo de un niño, es fácil que se sienta desorientado. Nosotras tenemos, entre las dos, ocho hijos y cuatro nietos, así que sabemos lo solos y asustados que pueden sentirse un padre y una madre ante la responsabilidad de un pequeño ser vivo.

Pero también somos médicas e investigadoras. Cecilia es especialista en pediatría y prepara su tesis doctoral sobre los programas de vacunación. Agnes es médica especialista en bacteriología clínica e inmunología y profesora de bacteriología clínica. Como profesionales de la medicina hemos aprendido a comprender el funcionamiento del cuerpo, y como investigadoras estamos acostumbradas a leer, resumir y, a veces, descubrir artículos científicos de dudosa calidad. Durante muchos años, juntas o por separado, nos hemos dedicado a analizar los consejos sobre el embarazo y la maternidad y hemos sacado a la luz no pocas creencias falsas. Por ejemplo, que si las mujeres beben vino durante la lactancia el bebé puede sufrir daños y que la higiene previene las alergias.

Con este libro queremos difundir los conocimientos que hemos adquirido con los años. Por supuesto, durante el proceso de escritura hemos leído otros cientos de artículos científicos y hemos encontrado otro montón de falsos mitos que desmentiremos aquí.

Como mujeres de ciencia que somos, ponemos los datos científicos por delante. Cuando hay investigaciones bien hechas sobre un tema, informamos de sus resultados. Si no existen estudios fiables (lo cual es más frecuente de lo que la mayoría piensa), también lo decimos. Las fuentes bibliográficas de cada capítulo se citan al final del libro. En los capítulos 3 y 6 hay pequeñas notas que remiten a las fuentes específicas que respaldan nuestras afirmaciones. En el resto de los capítulos hemos prescindido de las notas para que la lectura resulte más ágil.

Somos feministas y estamos a favor de que la madre y el padre compartan a partes iguales los cuidados del niño. Y eso no solo porque pensamos que es lo mejor para el pequeño, sino también porque sabemos que un reparto equitativo de las responsabilidades da a cada progenitor la posibilidad de lograr la independencia económica y una pensión razonable en el futuro, así como la oportunidad de conocer a su hijo y de crear una relación con él.

Veamos cómo hemos estructurado el libro. En el capítulo 1 hablaremos de las cosas en las que hay que pensar antes de que nazca el bebé: decidir cómo los progenitores van a repartirse el trabajo y el cuidado del niño. En nuestra opinión, la desigualdad de hoy en día crea grandes problemas sociales que abordaremos en el primer capítulo, así como las razones por las que estamos convencidas de que una crianza compartida es una buena solución. En el capítulo 2 describiremos los hechos básicos del embarazo, el paso por la consulta de la comadrona y las complicaciones más habituales; además, hablaremos sobre los diagnósticos prenatales y las enfermedades fetales. En el capítulo 3 analizaremos científicamente los consejos que suelen dárseles a las embarazadas; podemos adelantar ya que no todos esos consejos soportan una revisión rigurosa, pero que otros son sin duda muy importantes. El capítulo 4 se centra en el parto. El capítulo 5 trata sobre la alimentación del recién nacido: la lactancia materna y el biberón, qué hacer para que la alimentación del bebé funcione; además, desmontaremos bulos alrededor de la lactancia materna y el empleo del biberón. En el capítulo 6 trataremos de la introducción de alimentos diferentes de la leche materna o el biberón, y veremos cuándo y con qué es adecuado comenzar. En el capítulo 7 hablaremos del ritmo de sueño del bebé y haremos una revisión científica de los numerosos métodos para dormir a los niños. El capítulo 8 incluye una guía sobre las cacas, los vómitos, el llanto y el cólico de los bebés, qué es normal y qué no lo es, y qué dice la ciencia sobre las diferentes maneras de tratar el cólico. A esto le siguen tres capítulos sobre las infecciones, el sistema inmunitario, las vacunas y las alergias, temas que hay que conocer para no correr el riesgo de dejarse llevar por las opiniones y las leyendas que se cuentan.

En el capítulo 12 abordaremos las cosas que son realmente peligrosas para el bebé, lo que hoy en día puede causarle la muerte y lo que solo son cuentos para asustar. Y, por último, en el capítulo 13 veremos qué dice la investigación actual sobre la personalidad y el desarrollo de los niños. En qué aspectos puedes influir como progenitor y en cuáles no. Qué es importante para los bebés y qué situaciones puedes tomarte con calma.

Nuestro deseo es dar respuesta a la mayoría de las dudas que tengas acerca del embarazo, el parto y el primer año de vida de tu bebé. No solo queremos incidir en lo que es esencial y explicar por qué, sino también en lo que son falacias, moralismos o simples cosas sin importancia. Con ello esperamos ayudarte a hacer frente a tu propia inquietud y a los pájaros de mal agüero de tu entorno, así como a ahorrar tiempo y dinero. Tener un hijo exige mucha dedicación, y en esa etapa de la vida es fundamental, quizá más que en ningún otro momento, centrarse en lo que es absolutamente necesario. Y para ello hay que saber filtrar el raudal de consejos, publicidad e historias terroríficas. ¡Esperamos que este libro te ayude a conseguirlo!

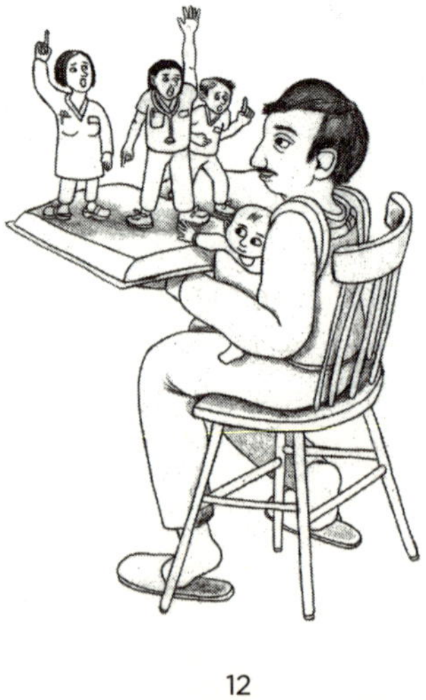

- 1 -

Contrato entre progenitores

Cuando estás esperando un hijo te conviertes en blanco de un sinfín de consejos. Internet está inundada de blogs de embarazadas y chats para mamás. Si los lees es fácil que creas que lo más importante es preparar la habitación del bebé a la perfección, comprar un coche de los que ofrezcan la más alta seguridad y que el progenitor que no da a luz al niño trabaje lo necesario para poder mantener a la familia durante los próximos años. Pero adquirir objetos no es prioritario. Dos cosas son realmente fundamentales: que los progenitores sean capaces de mantenerse por sí mismos ahora y en el futuro, y que sienten las bases para una colaboración equilibrada. En este primer capítulo os daremos las herramientas para conseguirlo y comentaremos algunas otras cosas que conviene preparar con antelación.

Cuando no tienes niños basta con ganar el dinero suficiente para la comida y el alquiler; por lo demás, puedes dedicarte a lo que quieras. Sin embargo, cuando te conviertes en progenitor la mayor parte de tu tiempo libre desaparece de un plumazo. Cargas con la responsabilidad de cuidar a una nueva persona y de mantenerla hasta que sea capaz de hacerlo por sí misma. Esta obligación terminará en un momento u otro, pero la relación entre progenitores e hijo, buena o mala, durará toda la vida.

RESPONSABILIDAD DEL PADRE Y DE LA MADRE Y LA LABOR DE ASISTENCIA

El mayor cambio para quien tiene un hijo es la gran cantidad de trabajo y la responsabilidad que conlleva el hecho de cuidarlo. El tiempo dedicado al hogar y a la familia aumenta de manera drástica, mientras que el tiempo para el trabajo asalariado y para el ocio disminuye. Estos cambios deben repartirse entre los progenitores. Y, en nuestra opinión, la forma en que se haga ese reparto desde el principio tendrá una importancia capital para el resto de su vida.

En la mayoría de los casos es una pareja la que espera al niño, y aquí explicaremos lo que pensamos que hay que tener en cuenta en ese caso. Si esperas sola a tu hijo, puedes saltarte lo que no tiene que ver con tu situación. Por el contrario, si sois más las personas que esperáis juntas la llegada del bebé, quizá sea aún más importante poneros de acuerdo sobre cómo vais a colaborar en el cuidado del niño antes de que nazca. En este caso, adaptad nuestros «los dos» y «la mitad» a vuestra situación.

Muchas relaciones funcionan bien durante el tiempo apacible y cómodo que precede a la llegada del primer hijo. Puede que el reparto, analizado en detalle, no haya sido del todo igualitario, pero ninguna de las partes ha tenido razones para cuestionar las tareas del otro. Han tenido tiempo y dinero suficiente para satisfacer las necesidades de ambos.

Otras relaciones funcionan peor, pero también de ellas nacen niños. En este caso es aún más importante hacer una planificación conjunta, de lo contrario existe un gran riesgo de que la relación colapse bajo la presión de la crianza. Si tenéis una relación conflictiva, tal vez os convenga pedir ayuda a un asesor familiar.

En la mayoría de las parejas existe un desequilibrio biológico intrínseco: uno de los dos lleva al bebé en su vientre y el otro no. Por alguna razón, es habitual que ese desequilibrio continúe cuando el bebé ha nacido: quien ha llevado al niño en su seno durante el embarazo continúa también, «por inercia», cargando con la mayor parte de los cuidados, y su libertad y su economía se reducen más que las del otro progenitor.

Desaconsejamos seguir este método de «por inercia» y, al contrario, aconsejamos organizar el día a día después de dar a luz. A continuación ofreceremos las herramientas necesarias para planificar una vida familiar justa y provechosa, una colaboración que dé a ambos progenitores la oportunidad de contribuir al cuidado del niño y obtener su cariño en recompensa, de modo que este sienta que tiene dos progenitores felices de serlo. Ningún niño debe sentir que es una carga por la que sus progenitores se pelean para zafarse de su cuidado.

LA IGUALDAD: UNA VACUNA CONTRA LA ENVIDIA

La envidia surge cuando uno de los miembros de una relación siente que no recibe su parte equitativa de algo, sea libertad, tiempo o dinero. Es un mecanismo de defensa sano y natural, una señal de alarma que nos protege de ser utilizados, y por tanto debe tomarse en serio. En el mejor de los casos, la envidia conduce a que la persona que se siente en inferioridad de condiciones luche por alcanzar una posición de igualdad. Pero si esa persona perjudicada no tiene fuerzas o no es capaz de reivindicar su parte, la injusticia permanecerá y la envidia aumentará. En el peor de los casos, con el tiempo eso puede envenenar la relación entre los progenitores, pues se convertirá en acritud y quizá incluso en desprecio.

Por fortuna hay un excelente remedio contra esa envidia dentro de la pareja: compartir la responsabilidad de la crianza, el trabajo doméstico y los permisos de maternidad y paternidad de manera equitativa. Y con una precisión milimétrica. Llegará un momento en que no recordaréis cuándo fue la última vez que dormisteis una noche entera, en que el cesto de la ropa sucia nunca estará vacío y la montaña de platos y cazuelas en el fregadero será tan alta que puede caerse en cualquier momento. Y entonces no bastará con que el reparto sea «más o menos justo»: los milímetros —los segundos— serán fundamentales.

Hablar de equidad milimétrica suele parecer pueril y mezquino. Si hay amor, no importa ceder un poco, ¿no? No caigáis en esa trampa: nunca os arrepentiréis de compartir todo a partes iguales. Sin embargo, si el reparto es desigual, corréis el riesgo de que uno de los dos lo lamente. Lo peor que puede pasar es que ambos os sintáis engañados por el otro. Es como cuando das golosinas a dos hermanos: puedes darle tres piruletas a uno y una al otro y que no pase nada, pero es mucho más probable que ninguno se queje si cada uno recibe dos piruletas. Y a ser posible del mismo color.

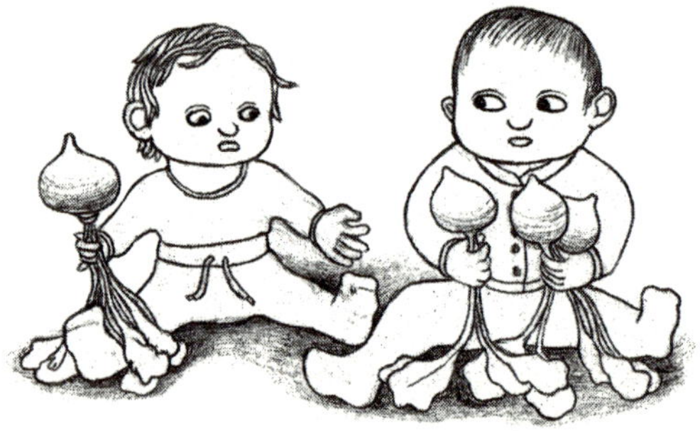

A TODOS LOS PROGENITORES LES SIENTA BIEN PEDIR EL PERMISO

Antes de 1974, en Suecia, solo las madres podían solicitar el permiso de maternidad. En la Universidad de Umeå han realizado un seguimiento de la evolución de los hombres que solicitaron el permiso de paternidad, cuando se les ofreció esa posibilidad en los años setenta del siglo pasado, y de los que renunciaron a ese derecho. El resultado muestra que los hombres que solicitaron el permiso de paternidad tenían menos riesgo de sufrir una muerte prematura que los que renunciaron a ese derecho. Esto, naturalmente, puede depender de otras causas subyacentes, pero los investigadores tuvieron en cuenta al menos factores como el nivel de formación, la situación económica y el país de nacimiento, y el aumento de la esperanza de vida para los padres que habían disfrutado del permiso de paternidad se mantenía. Nosotras solo podemos hacer conjeturas acerca de las razones que hay detrás. Quizá los padres que aprendieron a cuidar a sus hijos aprendieron también a cuidar mejor de sí mismos y de su salud. Quizá establecieron una relación más cercana con sus hijos y sus nietos, lo que les permitió conservar las ganas de vivir en el otoño de su vida.

APRENDER A SER PROGENITORES

En realidad, solo hay una forma eficaz de aprender: asumir toda la responsabilidad del cuidado del niño sin que el otro progenitor esté presente para echar una mano, corregir o comentar. Solo así aprendes a conocer a tu hijo y a ser su padre o madre.

Es pura biología, los experimentos con ratas muestran cómo funciona. En 1960, el investigador Jay Seth Rosenblatt quiso averiguar qué hormonas eran las responsables de que las hembras de los mamíferos se hicieran cargo de su descendencia. Una rata que acaba de parir muestra varios comportamientos dirigidos a proteger y alimentar a sus crías. Las lame, construye un nido para ellas y se acuesta de lado para que se acerquen a mamar. Rosenblatt suministró diferentes hormonas a ratas que nunca habían estado preñadas para comprobar su efecto en el comportamiento materno. Y luego les asignó crías recién nacidas. Dado que esas hembras no tenían leche, cambiaban las crías con regularidad para que no murieran de hambre. Pasados unos días, el investigador vio que esas hembras de rata se comportaban como «mamás» aunque no hubieran parido. Se acostaban de lado para dar de mamar, disponían la madriguera y lamían a las crías. Ocurrió lo mismo con ratas a las que no se les había suministrado ninguna hormona y a las que el investigador había extirpado los órganos productores de la hormona sexual antes de iniciar el experimento.

Quedaba por hacer la prueba definitiva en las ratas macho. Pusieron crías de rata recién nacidas dentro de sus jaulas y, sorprendentemente, pasados unos días también ellos adoptaron la postura de dar de mamar, lamían a las crías y preparaban la madriguera. Este comportamiento tampoco se vio afectado por la extirpación de los testículos.

La conclusión fue que los mamíferos tienen circuitos nerviosos en el cerebro que regulan «el comportamiento maternal» y que se activan al entrar en contacto con crías indefensas. Existe en ambos sexos, por lo que en vez de «comportamiento maternal» debería denominarse «comportamiento parental». Los círculos nerviosos se activan cuando se utilizan, en caso contrario permanecen adormecidos. No se necesita ninguna hormona sexual para ponerlos en funcionamiento. Al igual que ocurre con otras muchas cosas controladas por el cerebro, el comportamiento paternal mejora mucho con la práctica. El hecho de que las ratas macho no se comporten como las hembras se debe a que en la naturaleza ellos nunca tienen que ocuparse de las crías.

Los humanos somos tan mamíferos como las ratas, lo que significa que nuestro cerebro está programado para atender a bebés indefensos que están a nuestro cuidado. Pero esos circuitos nerviosos necesitan activarse, y cuanto más se ejercitan, mejor funcionan: el cuidado parental exige practicar, igual que para aprender a montar en bicicleta hay que practicar.

Por eso se puede desarrollar rápidamente una desigualdad alarmante en la competencia parental cuando uno de los progenitores se queda en casa y el otro se va al trabajo. El que se queda en casa ejercita su programa de comportamiento parental hora tras hora. El bebé recién nacido también tiene circuitos nerviosos en el cerebro que lo convierten en un especialista a la hora de conseguir que los niños mayores y los adultos sientan ternura y quieran cuidar de él. Personas diferentes son sensibles a señales distintas, y al bebé no le lleva mucho tiempo aprender qué funciona exactamente con el progenitor que está allí. La naturaleza sería estúpida si no se asegurara de que el bebé invirtiera más en cautivar y exigir cuidados del adulto que está a mano nueve de cada diez veces. Dado que solo son dos personas —uno de los progenitores y el bebé— las que adaptan la una a la otra sus propios circuitos nerviosos, el proceso se desarrolla con una eficacia asombrosa.

El progenitor que solo está en casa unas horas por la noche tiene pocas posibilidades de ejercitar sus circuitos nerviosos de comportamiento parental y de interpretar las señales del bebé. El niño tampoco se entrena en jugar con su registro emocional ni en recurrir a gestos que harían que a esa persona se le cayera la baba. No lo necesita porque casi siempre está cerca el otro progenitor, bien entrenado y al que el niño ha aprendido a conocer muy bien. Bastan unas pocas semanas de ausencia para que el progenitor ausente durante el día quede desplazado: durante ese tiempo el niño y el otro progenitor han desarrollado su relación y se entienden bien, mientras que el otro se queda al margen. Naturalmente, es posible recuperar el terreno perdido, pero si se tarda demasiado, el patrón de un progenitor que capta las señales del bebé y de otro al que le cuesta entender lo que hay que hacer se reforzará. Hemos hablado de lo terrible que es el veneno de la envidia: estar con un bebé que llora desesperadamente y se revuelve para alejarse de ti, pero se calma y se pone contento en cuanto aparece el otro progenitor, no es divertido. El que ambos progenitores pasen en casa la misma cantidad de tiempo, de modo que su competencia parental y el conocimiento del niño crezcan por igual, es una inversión para el futuro.

Por supuesto también es posible desarrollar una relación profunda y buena si esta empieza cuando el niño ya tiene unos años. Pero la experiencia demuestra que en esa situación es muy difícil ponerse al día y se corre el riesgo de que el niño permanezca amablemente desinteresado por el progenitor que no ha estado allí desde el principio. Así pues, si uno quiere ser un buen progenitor, lo mejor es que empiece a ejercer con el bebé recién nacido.

Una diputada sueca ha contado que ella se quedó en casa con tres de sus cuatro hijos, porque entonces solo las madres podían solicitar el permiso de maternidad. Cuando nació el pequeño, la ley había cambiado, los padres también tenían derecho a quedarse en casa acogiéndose al permiso de paternidad, y la pareja se repartió el permiso a partes iguales. Cuando los hijos, ya adultos, llamaban por teléfono a casa, solo el pequeño hablaba indistintamente con el progenitor que contestara la llamada en ese momento. Los tres mayores pedían siempre hablar con su madre si era el padre quien respondía al teléfono. ¿Cuántas entrevistas de radio habremos escuchado en las que los padres, ya mayores, cuentan que se arrepienten de no haber pasado más tiempo con sus hijos cuando eran pequeños?

Quedarse con un recién nacido que llora desesperadamente sin que uno entienda por qué ni sepa qué hacer con él puede asustar, pero todos estamos igual de desorientados y somos igual de torpes al principio, solo con la práctica se mejora y se adquiere seguridad. Se sabe que en el pasado los seres humanos cuidaban no solo de sus hijos, sino también de los hijos de otros. Piensa en la rata macho: fue capaz de cuidar a su camada; si hubiera tenido un biberón a mano, las crías habrían pensado que habían tenido una infancia estupenda con su padre.

Para los niños es mucho mejor mantener una relación profunda con los dos progenitores que solo con uno. Muchos expertos opinan públicamente que es mejor que la madre asuma la responsabilidad principal del cuidado del bebé, «al menos al principio», y que el niño debe ir creando lazos con los progenitores de uno en uno, pero no existe ningún estudio que avale esa afirmación. Esa línea de pensamiento procede en gran parte del psicoanálisis de los años cincuenta del siglo pasado. En Estados Unidos y en otros países occidentales esa década estuvo marcada por una fuerte reacción contra las mujeres que trabajaron fuera de casa durante la Segunda Guerra Mundial: debían volver a casa y no competir con los hombres en el mercado laboral. La figura de la mujer como ama de casa se idealizó y los psicólogos adaptaron sus teorías para explicar que esta forma de vida, con la madre como progenitor principal y el padre en el papel de simple huésped en la casa, era la mejor para el niño. De hecho, lo cierto es que los niños, a lo largo de la historia de la humanidad y en la mayoría de las culturas, han estado al cargo de las madres, las tías, las hermanas y demás familiares.

PLANIFICAR EL PERMISO DE MATERNIDAD Y PATERNIDAD

En Suecia tenemos uno de los seguros de maternidad y paternidad más generosos del mundo. Cada uno de los progenitores dispone de 240 días pagados por la Seguridad Social para cuidar a su hijo. Por 180 de esos días reciben una compensación del 77,6% del salario ordinario (a lo que normalmente hay que añadir lo que paga el empresario según los convenios colectivos). Un progenitor puede ceder días al otro. Quienes afrontan la crianza en solitario disponen de 480 días. Además de esos días pagados, los padres y las madres con hijos menores de un año tienen derecho a pedir el permiso sin compensación, por ejemplo cuando el otro progenitor está en casa cobrando la ayuda.*

El permiso de maternidad y paternidad en Suecia admite muchas modalidades, por lo que conviene organizarse bien durante el embarazo. Se supone que los primeros catorce días ambos miembros de la pareja estarán en casa juntos con el recién nacido. La Seguridad Social paga diez días laborables al progenitor que no ha dado a luz al bebé; eso, junto con dos fines de semana, hace que los tres puedan pasar juntos los primeros catorce días.

Ese tiempo es muy especial. El bebé todavía no tiene un ritmo sueño-vigilia, el cuerpo de la madre que acaba de dar a luz está cansado y empieza su recuperación tras nueve meses de embarazo, y por lo general ambos progenitores se sienten desbordados. La sensación de caos a menudo se mezcla con momentos de asombro, alegría y gratitud por el bebé que han tenido.

* En España, la nueva normativa, publicada en el BOE el 5 de julio de 2018, concede al padre cinco semanas de permiso de paternidad con motivo del nacimiento de su hijo. El padre dispone también de un permiso de nacimiento de dos a cuatro días. El padre puede elegir estas cinco semanas dentro del período de permiso de maternidad, que es de dieciséis semanas, o una vez finalizado este. Recibirá como remuneración el 100 % de la base de cotización de la nómina del mes anterior (http://www.seg-social.es/Internet_1/Masinformacion/TramitesyGestiones/PrestaciondePaterni51457/index.htm). *(N. de la E.)*

Lo único que hay que planificar para esos días es la posibilidad de estar en casa los dos y que el progenitor que no ha dado a luz haga la mayor parte tanto del trabajo doméstico como del cuidado del recién nacido. Quizá con la ayuda de familiares y amigos, si están disponibles. Quien tenga tiempo y energía antes del parto puede cocinar o comprar comida precocinada y guardarla en el congelador. Realmente, preparar comida durante las primeras semanas después del parto puede parecer una tarea imposible, y una madre que amamanta tiene un hambre voraz.

Es aconsejable que los dos progenitores se queden juntos en casa algo de tiempo después de las dos primeras semanas. Solo en casos excepcionales, la madre que acaba de dar a luz está descansada y repuesta, la alimentación del bebé funciona y el niño duerme suficientemente bien después de catorce días. Para quien todavía tiene el cuerpo agotado, padece falta de sueño y se siente confundida por el comportamiento del recién nacido, puede parecer una pesadilla que su pareja la abandone y se vaya a su trabajo y al «mundo adulto» mientras ella tiene que intentar poner orden en el caos.

En Suecia existe la posibilidad de utilizar el permiso y quedarse los dos en casa con el recién nacido durante seis semanas. A nosotras nos parece una idea excelente; nunca hemos oído hablar de nadie que se haya arrepentido de haber pedido uno o dos meses para estar juntos al principio. Al final del primer mes, normalmente se ha conseguido poner un poco más de orden en el caos y hay más momentos para disfrutar. Todo lo bueno es mejor si es compartido, por eso, tomar un permiso compartido al principio puede ser una inversión beneficiosa. Por alguna razón el sistema sueco, extremadamente generoso con los permisos de maternidad y paternidad, hace que muchos progenitores estén casi obsesionados en alargarlo todo lo posible. Nos cuesta comprenderlo: un mes más o menos, al final de ese período, en realidad no tiene apenas importancia. Sin embargo, uno o, por qué no, dos meses juntos al principio son un regalo maravilloso que puede constituir un excelente comienzo para una paternidad compartida.

Una posibilidad en la que no suele pensarse es que el permiso de maternidad y el de paternidad se puede dosificar: puedes trabajar media jornada, cada dos días o cada dos semanas. Quienes lo han experimentado a menudo recomiendan encarecidamente esta opción. Por una parte, porque ambos progenitores mantienen el contacto con su trabajo o con sus estudios, con la vida adulta y con las rutinas que muchas personas necesitan para sentirse bien. Y, por otra, porque ambos aprenden a desempeñar este nuevo papel en su vida. Compartirás con tu pareja la misma evolución, los mismos motivos de alegría y los mismos problemas. Podréis ayudaros y discutir los problemas, lo cual hace que sean mucho más fáciles de solventar que en soledad. Si combináis la vida laboral y la familiar, ambos evolucionaréis como padres y ambos pasaréis también unas horas cada día fuera de casa, algo que no debe despreciarse como medio para subirle a uno el ánimo.

Si uno de los progenitores toma el permiso muchos meses seguidos al principio, mientras el otro acude a su trabajo, corren el riesgo de llegar a tener distintos puntos de vista sobre las cosas. El que permanece en casa puede enfadarse con el que trabaja porque no se toma en serio las tareas del hogar y el cuidado del bebé cuando regresa. El que trabaja es fácil que imagine que el progenitor que se ha quedado en casa ha disfrutado de un día tranquilo, agradable y a su aire, mientras que él ha estado expuesto a presiones y conflictos en el trabajo, ha tenido que soportar los atascos del transporte público y necesita descansar.

LOS BENEFICIOS DE VOLVER PRONTO AL TRABAJO

Antes de tener hijos es muy difícil, por no decir imposible, imaginar que todo lo que uno da por supuesto le puede ser arrebatado. Cuesta creer que se pueda perder el derecho a dormir por la noche, a ir al baño con tranquilidad, a ducharse cuando uno quiere y a tener la ropa limpia más de tres minutos.

A la mayoría de los progenitores les va bien seguir en contacto con su vida social y laboral: volver al trabajo media jornada hace que la vida con el niño y las tareas de la casa sean mucho más agradables y al mismo tiempo el viejo y tranquilo empleo se convierte en algo muy atractivo.

Además, mantener el contacto con el trabajo es una gran ventaja por otras razones. Ciertamente queda muy bien la norma que dice que hay que tener en cuenta a los trabajadores que disfrutan del permiso de maternidad o paternidad, y que estos deben compartir los mismos beneficios salariales y no quedar relegados, pero en la práctica, naturalmente, la mayoría de los jefes invierten más dinero y otras ventajas en aquellos que acuden al trabajo que en quienes no han aparecido por allí durante el último año. ¿Quién no lo haría si fuera el jefe?

La persona empleadora no tiene muchas posibilidades legales para negarse, sea cual sea el sistema que se haya elegido para disfrutar del permiso de maternidad o paternidad (según el modelo sueco), pero para mantener una buena relación laboral es recomendable no forzar una solución a la que el jefe se oponga totalmente. Al menos no sin buscar otro empleo al mismo tiempo.

¿DE VERDAD TENGO QUE MANTENERME ECONÓMICAMENTE?

Una de tus obligaciones más importantes como progenitor es asegurarte de que puedes mantenerte a ti mismo toda la vida. ¿Por qué hablamos de esto en un libro que trata de ser padres o madres? Porque todos los profesionales que trabajan con niños —pediatras, maestros, trabajadores sociales, psicólogos e investigadores— saben que si los progenitores tienen dificultades económicas, el riesgo de que el niño tenga problemas es mucho mayor que en las familias con recursos económicos suficientes. Una mala economía comporta menos libertad para elegir trabajo, educación y lugar de residencia, algo que os afectará a ti y a tu hijo. Por eso es tu obligación hacer cuanto puedas para manteneros económicamente.

Para la mayoría de los hombres ganarse la vida es algo asumido que han aprendido desde pequeños. Un hombre nunca se dejaría condicionar por ese tipo de propaganda que insinúa que es contradictorio ser cariñoso y al mismo tiempo pensar en la economía presente y futura. Sin embargo, muchas mujeres creen, por lo que han aprendido a través de películas, libros, revistas, medios de comunicación y amigas, que no está bien pensar demasiado en el dinero y en la carrera profesional. No es que no esté bien. Tal vez sea aburrido. Pero no mucho más que clasificar la ropa sucia o llevar a los niños a distintas actividades. Además, es fundamental para disfrutar de una vida buena.

Ser independiente significa que debes asegurarte un trabajo con el que te puedas mantener (tú y tus hijos) dignamente a lo largo de toda la vida. Eso no impide que elijas compartir tu economía con la de tu pareja. Al contrario, puede resultar práctico juntar los ingresos de ambos y compartir los gastos, sobre todo cuando se tienen hijos en común. También puede ser bueno ayudaros el uno al otro cuando uno de los dos pase por dificultades económicas, por ejemplo como consecuencia de una enfermedad o unos estudios. Si estáis casados, estáis obligados legalmente a manteneros el uno al otro en caso de necesidad.

Mantenerte a ti misma quiere decir no descuidar la vida laboral y, sobre todo, no renunciar a tu propio desarrollo profesional para que tu pareja pueda invertir en su carrera, en la creencia de que eso os beneficia a los dos. En una pareja en la que uno de los dos tiene buenos ingresos y el otro los tiene peores aparece fácilmente la envidia. Luego, si la relación se termina (lo cual ocurre en una de cada tres parejas con hijos antes de que estos sean mayores de edad), la persona que no puede mantenerse sola acaba en una mala situación. Es posible que no puedas permitirte una vivienda decente para ti y para tus hijos. Es posible que nunca te puedas permitir viajar en vacaciones. Puedes verte obligada a vivir con una pensión miserable los últimos treinta años de tu vida. Y lo peor de todo: quizá, por carecer de recursos económicos, no seas capaz de poner fin a una relación que, con el tiempo, llega a caracterizarse por el aborrecimiento, el desprecio e incluso la violencia. Así pues, por tu propio bien y por el de tus hijos, asegúrate de defender tu vida profesional de manera que puedas mantenerte a ti misma. Toda la vida.

EL MODELO SUECO DE DESIGUALDAD ENTRE PADRES Y MADRES

Compartir el permiso de paternidad y maternidad a partes iguales está lejos de ser una realidad; los hombres suecos, en general, ceden a sus mujeres cientos de días pagados por la Seguridad Social. En Suecia, que a menudo se precia de ser un país igualitario, las mujeres solicitan el 80 % de los permisos de paternidad y maternidad para padres con hijos menores de dos años. Cuatro chupachups para uno de los padres y uno para el otro. El caramelo tanto puede ser el niño como la vida laboral, pero no es una buena estrategia si quieres compartir el cuidado de los hijos y tener una buena vida laboral.

Con frecuencia se oye hablar de los sorprendentes logros de los padres suecos que se involucran en el cuidado de sus hijos. Sí, claro, hace cincuenta años los hombres solicitaban menos días de permiso de paternidad de los que piden hoy en día. Pero lo que se olvida a menudo es que las madres de entonces, de hecho, también estaban en casa al cuidado de sus hijos bastantes menos días que las de ahora. A principios de la década de 1970, el permiso de maternidad era de seis meses en total, y hasta mediados de la década de 1980 era de nueve meses. Una mujer que en 1980 asumía el cien por cien del permiso, estaba, pues, alejada de su trabajo nueve meses, lo cual es la mitad del tiempo que muchas de las madres actuales, que permanecen alejadas, como mínimo, dieciocho meses. Por eso resulta bastante paradójico que un permiso de maternidad y paternidad tan generoso como el sueco, pensado para compartirlo de manera justa, al permitir un reparto desigual de los días si los progenitores lo acuerdan así, haya contribuido a que las mujeres suecas pierdan más el contacto con el mercado laboral.

La desigual participación en la vida laboral puede acarrear consecuencias desastrosas para el nivel salarial y para la pensión de jubilación. Las mujeres que se jubilaron en 2016 recibieron de media una pensión de 13.000 coronas* al mes (¡antes de impuestos!); los hombres, 19.000. Todos ellos nacieron en torno a 1950 y tuvieron hijos en la década de 1970, cuando ya existía la posibilidad de que tanto los padres como las madres pudieran solicitar el permiso de paternidad/maternidad.

La investigadora Ylva Moberg, de la Universidad de Uppsala, ha investigado cómo cambian los ingresos de los padres suecos después del nacimiento del primer hijo. Ha comparado padres de parejas heterosexuales con madres de parejas lesbianas. En las parejas lesbianas, las mujeres tienden a compartir más equitativamente el permiso de maternidad, y en otro estudio sueco sobre las familias formadas por dos madres, la mayoría compartía el permiso de maternidad a partes iguales. Las parejas que compartían a partes iguales tenían también un fuerte deseo de igualdad en el cuidado de sus hijos.

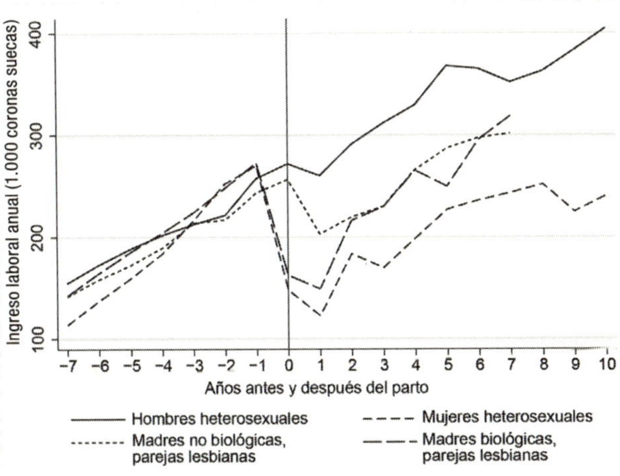

Desarrollo de los ingresos laborales anuales en miles de coronas suecas (salarios de 2008) para progenitores de parejas heterosexuales y parejas lesbianas. El año 0 es el del nacimiento del niño. (Y. Moberg, «Är lesbiska föräldrar mer jämställda?», IFAU Rapport, 2016.)

* 10 coronas suecas corresponden aproximadamente a 1 euro. (*N. de la E.*)

En el diagrama vemos que las mujeres heterosexuales ganaban tanto como su pareja el año anterior al nacimiento del niño. Después de nacer este, los ingresos de estas mujeres disminuían de manera drástica. Los ingresos de los hombres disminuían un poco durante el primer año, pero después continuaban creciendo. La brecha entre los ingresos de la madre y del padre se prolonga a lo largo del período en que se centra el estudio, durante diez años al menos. En las parejas lesbianas, el patrón era por completo diferente. Inmediatamente después del nacimiento del niño disminuían los ingresos de la madre que había dado a luz, casi tanto como los de las mujeres heterosexuales. Pero a los dos años habían alcanzado a su pareja, y después no había diferencias entre las dos madres lesbianas. Al contrario, seguían una tendencia en la evolución de sus ingresos que estaba en la media entre las madres y los padres heterosexuales.

El estudio es una ilustración importante de cómo el reparto «normal» del permiso de maternidad/paternidad en las relaciones heterosexuales —que siguen el método que hemos denominado «por pura inercia»— puede dar lugar a grandes diferencias económicas entre hombres y mujeres. El salario es la base de la pensión, y la actual epidemia de mujeres con pensiones de miseria puede deberse a los bajos salarios de las mujeres, pero también al hecho de no haber repartido en su momento el cuidado de los hijos a partes iguales entre los progenitores. Y no creas que esto solo pasaba antes; como hemos dicho, hoy en día las mujeres solicitan más días del permiso de los que pidieron, cuando tuvieron niños, las mujeres que se jubilan ahora.

¿ES RENTABLE LA DESIGUALDAD PARA LA FAMILIA?

Desde un punto de vista puramente económico, convertirse en padres es un mal negocio. La primera gran pérdida es la disminución de los ingresos laborales. Es muy importante repartir a partes iguales esta pérdida de poder adquisitivo entre los progenitores. Aunque podáis cubrir solidariamente esa bajada de ingresos mientras viváis juntos, la futura pensión depende de lo que cada uno ha ganado a lo largo de su vida. Puede parecer extraño pensar en la futura pensión cuando el test de embarazo da positivo, pero de hecho es importante. ¿Qué tipo de abuelo o abuela quieres ser para tus nietos dentro de treinta o cuarenta años? ¿Un jubilado pobre que apenas pueda pagar sus gastos diarios, o un jubilado acomodado que pueda ir a la pastelería con sus nietos e invitar a comer o a unas vacaciones a sus hijos ya adultos?

El argumento más habitual para justificar el modelo sueco del 80/20, es decir, que la madre biológica pida la mayor parte del permiso, sería que el hecho de que el hombre solicite muy pocos días y la mujer muchos beneficia a la economía familiar. Pero la Seguridad Social sueca ha demostrado minuciosamente que ese argumento no se sustenta. Los padres con ingresos bajos piden menos días del permiso que los padres con ingresos altos. E incluso si es la madre quien tiene unos ingresos altos eso no impide que sea ella quien solicite más días del permiso.

Un experto en economía familiar, portavoz de la Seguridad Social sueca, dice a propósito del tema: «El mito de que económicamente es más ventajoso para la mujer quedarse en casa al cuidado de los hijos pervive, pero nosotros sabemos que en realidad muchas familias ganarían más desde un punto de vista económico si compartieran más equitativamente el permiso aun cuando uno de ellos gane más. Además, observamos que incluso cuando es la mujer la que tiene ingresos mayores, suele ser ella quien se queda en casa un período de tiempo más largo».

¿ES MÁS IMPORTANTE EL TRABAJO DE LOS HOMBRES QUE EL DE LAS MUJERES?

Se diría que mucha gente da por hecho que el trabajo de los hombres es más importante, más interesante y más enriquecedor que el de las mujeres y que por eso es mejor que sean ellas quienes asuman la responsabilidad principal en las tareas de la casa. Permítenos analizar ese argumento. Los seis trabajos más comunes entre los hombres suecos (los más habituales) son: vendedores, empleados de almacén, camioneros, programadores, carpinteros y trabajadores del metal. Los seis trabajos más comunes de las mujeres son: auxiliares de enfermería, maestras, auxiliares de guardería, maestras de preescolar, cuidadoras y secretarias. Podemos constatar que hombres y mujeres tienen empleos completamente distintos y que los de las mujeres se centran sobre todo en los cuidados y la educación, generalmente en el sector público. Muchos trabajos son importantes, pero cuesta entender que los de los hombres lo sean más que los de las mujeres.

El modelo sueco 80/20 no solo priva a los padres de disfrutar de la crianza de los hijos, sino que implica también que a las mujeres les resulte difícil invertir lo suficiente en su desarrollo profesional. El que tengas un empleo aburrido o interesante dependerá en cierta medida de lo poco o mucho que hayas apostado por él. Si estás fuera de tu puesto de trabajo mucho tiempo, es posible que las tareas te resulten extrañas, las cosas cambian y puede que tú no te reconozcas en tu lugar de trabajo cuando vuelvas a él. Habrán contratado a nuevos empleados que quizá hayan acaparado las tareas más divertidas y te hayan dejado las más aburridas. Estudios del Instituto Karolinska sobre mujeres que han estado largos períodos de baja demuestran que cuando estas se reincorporan a su puesto no se sienten a gusto y piensan que no son capaces de hacer bien sus responsabilidades. Son mujeres que trabajan a tiempo parcial mientras cargan al mismo tiempo con la responsabilidad principal de las tareas de la casa y del cuidado de los hijos. Nosotras creemos que estas cosas están relacionadas: quien siempre da prioridad a la familia y a las tareas del hogar se arriesga a perder terreno en el ámbito laboral y a quedar desplazado cuando se producen cambios en su trabajo. Ocurre lo mismo que con el cuidado de los niños y las tareas domésticas: si no lo practicas, pierdes la competencia.

Las mujeres suecas tienen de media más años de estudios que los hombres suecos, y así ha sido desde la década de 1980. Eso debería haber sido un argumento para que las mujeres no renunciasen a su carrera profesional en favor de su pareja, pero evidentemente no es lo que ha ocurrido.

Que el trabajo de los hombres no se pueda combinar con el permiso de paternidad es una tontería; hoy en día incluso los dirigentes de los partidos políticos piden el permiso de paternidad. Pero, aun cuando los trabajos a ojos de un extraño son bastante parecidos, hemos tenido que oír que el trabajo del hombre era sumamente importante.

En una familia que conocemos estaba claro que la madre tenía que quedarse en casa porque era profesora de informática, empleo que, según el padre, podía compaginar bien con el permiso de maternidad. ¿Y cuál era el trabajo de él, tan poco apropiado para ausentarse y pedir el permiso de paternidad? Pues era pedagogo de tecnología de la información.

LA LACTANCIA COMO ARGUMENTO PARA UN REPARTO DESIGUAL DE LA RESPONSABILIDAD DE LOS PROGENITORES

El número dos en la lista de razones para una distribución desigual de los permisos de maternidad y paternidad es que la lactancia materna supondría un obstáculo. Este libro contiene un capítulo en el que profundizamos en la alimentación del bebé, pero aquí queremos analizar el mito de que la lactancia materna sea un impedimento para la igualdad entre los progenitores.

Para empezar, las mujeres suecas que amamantan a sus hijos tienen derecho a pausas en el trabajo para dar el pecho, por tanto, incluso las mujeres que deciden alimentar así a su hijo pueden empezar a trabajar muy pronto. También es posible usar un sacaleches. La madre que está amamantando se extrae la leche una o dos veces y el padre se la da al bebé en un biberón cuando la madre está en el trabajo. Otra opción es combinar la leche materna con la leche de sustitución (véase el capítulo 5).

Pero sobre todo el argumento de amamantar al bebé solo estaría justificado en la primera parte del permiso por maternidad. A los seis meses, el bebé no debe alimentarse principalmente de leche materna, porque corre el riesgo de padecer carencias nutricionales (véase el capítulo 6). Muchas mujeres quieren seguir amamantando después de los seis meses, pero en esos casos se trata de dar el pecho al bebé por la mañana y por la noche. Así pues, pasados los seis primeros meses (una tercera parte del permiso) no hay nada que impida que una madre que amamanta a su hijo se incorpore al trabajo a tiempo completo.

Curiosamente, se emplea ese argumento incluso entre las parejas del mismo sexo que no quieren compartir el permiso de manera equilibrada. Del estudio mencionado anteriormente, una pequeña parte de las familias de lesbianas seguían el modelo 80/20 en los permisos de maternidad. Esas parejas razonaban más o menos como las parejas heterosexuales en las que la madre disfruta de la mayor parte de los días del permiso (lo más frecuente entre las familias suecas). Ellas afirmaban que la lactancia materna o el embarazo eran motivos para que la madre que había dado a luz permaneciera en casa más tiempo, mientras que el trabajo sería el motivo de que la madre no biológica estuviera menos tiempo en casa.

Sin embargo, la mayoría de las familias lesbianas del estudio compartían los cuidados de una manera más igualitaria. Daban el pecho a sus hijos en la mayor parte de los casos, pero no les parecía que amamantar al bebé fuera un argumento para un reparto desigual. Entre las parejas de lesbianas que no compartían el permiso de maternidad de forma igualitaria también se esgrimía el argumento del trabajo de cada una de ellas. Una madre no biológica de las que participaban en el estudio alegó que ella era la representante sindical de seguridad y salud laboral en su trabajo y que por eso era imposible que pidiera el permiso de maternidad.

PACTO DE COLABORACIÓN

Cuando nace el bebé, siempre se produce una situación más o menos caótica. Es muy importante que planifiques de antemano con tu pareja cómo vais a organizaros para evitar caer en el modelo 80/20 por pura inercia. Antes de que nazca el niño, estableced un contrato de colaboración que incluya un plan para el reparto de los permisos de maternidad y paternidad y del cuidado del bebé durante el primer año. De este modo sentaréis las bases para la paternidad y maternidad de ambos y es importante para los niños a lo largo de su vida, tanto si continuáis viviendo juntos mucho tiempo como si os separáis. Si el niño ha desarrollado una relación con ambos progenitores desde su nacimiento, hay muchas posibilidades de que ese vínculo permanezca para siempre.

Si te parece que lo de pensar en una separación suena deprimente quizá sea un consuelo saber que la investigación ha demostrado que existe menor riesgo de divorcio cuando los progenitores comparten el permiso con el primer hijo. ¿Por qué? No podemos estar seguras de las razones, pero, como hemos explicado, es muy probable que favorezca la relación de la pareja el compartir equitativamente tanto las tareas como los motivos de alegría, así como el tener una opinión más o menos similar de qué es importante y qué no lo es. Si crecéis como progenitores el uno al lado del otro, tendréis mayores posibilidades de debatir y llegar a un entendimiento que una pareja en la que uno de los dos ha desarrollado una competencia paternal que evoluciona continuamente mientras que el otro apenas sigue el crecimiento del niño. El mismo estudio ha demostrado también que en las familias que comparten el permiso de maternidad y paternidad con el primer hijo es mayor la probabilidad de tener un segundo hijo en comparación con aquellas familias en las que solo la madre ha estado en casa siempre.

No hagas caso a quienes dicen que pensar en cómo se armonizará el cuidado del niño con la vida laboral de cada progenitor antes de que nazca el bebé es frío y calculador, nada romántico. No hay nada menos romántico que dejarse llevar por una maternidad desigual solo porque no tuvisteis tiempo o no os atrevisteis a trazar un plan cuando era el momento. Nunca te arrepentirás de hacer una planificación sensata, y el mero hecho de que os organicéis no significa que no podáis cambiar el plan si ocurre algo inesperado. Si uno planifica sus vacaciones y la compra de su casa, ¿por qué no habría de planificar una de las cosas más importantes de su vida? A saber, la futura paternidad y cómo van a repartirse los cuidados de los hijos.

EL PUZLE DE LA VIDA: DE MUCHAS PIEZAS A SOLO DOS

Se habla desde hace unos años del puzle de la vida para ilustrar lo complicado que puede parecer encajar todos los aspectos de la vida, con niños o sin ellos. Pero el puzle de la vida no existe. Solo hay dos cosas que debes asegurarte a toda costa si tienes un hijo: cuidar al niño y poder mantenerte a ti misma y a tu hijo a corto y a largo plazo. Todo lo demás puedes dejarlo a un lado y retomarlo más tarde en otro momento de tu vida: entrenamientos, viajes, círculos de lectura, Twitter, amasar pan, preparar comidas familiares, renovar la cocina y trabajar en organizaciones o en sus juntas directivas. No es necesario que vivas en una casa limpia ni que comas platos bien cocinados. Eso son detalles que pueden esperar hasta que tengas tiempo, más adelante.

¿Cómo podemos decir que la vida no es un puzle? ¿Por qué hay tantos blogs de decoración, cuentas de Instagram e incontables publicaciones dedicadas a la decoración si no es importante? ¿Por qué las revistas están llenas de consejos y hablan sobre lo fundamental que es para la salud hacer ejercicio, si se puede dejar de lado? Sobre esto solo podemos hacer conjeturas. En parte, es evidente que hay intereses económicos. El sector del mueble y la decoración tiene un volumen enorme de facturación anual en Suecia. Si viviéramos hoy como se hacía antes, cuando una familia renovaba y amueblaba la casa cuando se instalaba en ella, a los treinta años, y mantenía esa decoración hasta el final de su vida, cuando el hijo la vendía a otras personas que la renovaban y la amueblaban, muchas personas perderían su trabajo y sus ingresos.

No son tan obvios los intereses económicos que están detrás de la comercialización de «necesidades» como hornear magdalenas de colores, limpiar o empaquetar cada año veinticuatro regalos diminutos e introducirlos en un calendario de Adviento hecho a mano. Tareas que se espera, claro está, que las haga una madre sin cobrar nada. La escritora norteamericana Susan Faludi describe en su libro *Backlash*,* todo un clásico publicado en 1991, cómo cada avance que consiguen las mujeres en la vida social va seguido de una reacción violenta —un *backlash*— en la que se insinúa que la mujer debería volver a quedarse en casa. Una de esas típicas reacciones contra los avances del movimiento feminista durante las décadas de 1970 y 1980 fue la moda del *cocooning*, donde lo importante era que el individuo se refugiara en su pequeño mundo y disfrutara de la paz del hogar. Claro que puede resultar muy agradable acurrucarse en el sofá de vez en cuando, pero eso no requiere mayores inversiones de tiempo ni de dinero. Basta con una manta.

El ejercicio físico es saludable en su justa medida. Pero practicarlo es mucho más importante para los adolescentes, que de lo contrario se pasan el día delante del ordenador, o para las personas de mediana edad que van en coche al trabajo y allí se pasan el día sentadas, que para los padres con hijos pequeños. Ellos ya hacen suficiente actividad física —muchos niños se empeñan en que los tengas en brazos, como un peso extra, mientras cocinas, recoges las piezas de Lego o haces la compra—, de modo que el riesgo de que la falta de ejercicio afecte a su salud es mínimo. Y mientras que el cuidado del niño y trabajar para ganarse la vida no pueden posponerse para más tarde, el ejercicio físico puede esperar unos años. Por suerte, aunque parezca mentira, entonces todavía puede surtir efecto.

* *Backlash*, traducido al castellano por Francesc Roca y publicado por Anagrama en 1993 con el título: *Reacción. La guerra no declarada contra la mujer moderna.* *(N. de la T.)*

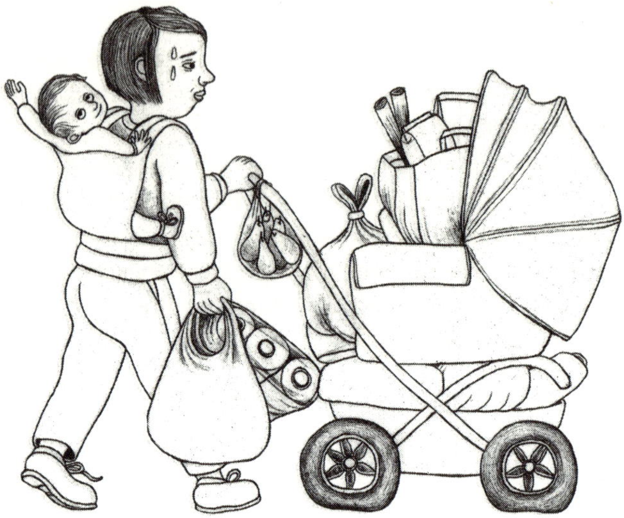

Por tanto, no hay ninguna razón para que tengas mala conciencia si no sales a correr o no vas al gimnasio cuando tienes hijos pequeños. No obstante, si el ejercicio físico es una de tus mayores aficiones y forma parte de tu estilo de vida, inclúyelo entre las cosas que puedes hacer cuando tengas un poco de tiempo libre, al igual que otros necesitan leer el periódico o ir a algún concierto de vez en cuando. Lo más sensato es darse cuenta de que la mayoría de esas necesidades deberán esperar durante el primer año de vida del bebé. Ya tendrás tiempo después.

Comparar la vida con un puzle puede parecer inofensivo y un poco ridículo. Pero es una forma insidiosa de poner a la misma altura las dos cosas más importantes de tu vida —el cuidado de tu hijo y tu trabajo— con otras que son bastante menos importantes. Eso te llevará a tomar decisiones equivocadas. Decisiones que afecten incluso a tu vida profesional y al tiempo posterior. Así, por ejemplo, cabe la posibilidad de que pienses que es igual de importante ir al gimnasio una vez a la semana que acudir a tu puesto de trabajo un día a la semana. Nada es más erróneo: lo primero puede ser beneficioso, pero sus efectos habrán desaparecido al cabo de un año. Lo segundo es una inversión en tu carrera laboral y en los ingresos de toda tu vida. Piensa un momento por qué la metáfora del puzle de la vida aparece con tanta frecuencia en las revistas que van dirigidas a las mujeres y es tan inusual en las conversaciones de los hombres. ¿Puede eso estar relacionado con que el trabajo asalariado de las mujeres y sus carreras profesionales se vean como algo que tiene más o menos la misma importancia que ir al cine? Algo bastante trivial. ¡No caigas jamás en esa trampa!

LA RELACIÓN DE PAREJA ¿NO ES UNA PIEZA IMPORTANTE DEL PUZLE?

A menudo terapeutas profesionales o expertos autoproclamados con grandes blogs aconsejan cuidar la relación con el otro progenitor cuando se tienen hijos pequeños. Podéis hacerlo si queréis, pero nosotras creemos que lo más importante durante el primer período es desarrollar entre los padres una *colaboración* que funcione bien. Al principio no te quedará mucho tiempo para ti ni para atender la relación, pero cuando hayáis puesto en marcha el engranaje de los cuidados del bebé y consigáis dormir lo suficiente, entonces habrá tiempo también para esas cosas.

Como hemos dicho, la investigación demuestra que las parejas que compartieron por igual el permiso de maternidad/paternidad y la vida laboral se separan menos que aquellas que hicieron un reparto desigual. Creemos que eso tiene que ver con que la responsabilidad compartida, la solidaridad y la colaboración funcionan como una masilla en la relación. Por otro lado, no conocemos ninguna investigación que demuestre que cuidar la relación de pareja con cosas como salir a cenar juntos, viajar o dedicar el tiempo a aficiones comunes disminuya el riesgo de divorcio. Puede que sea así. Pero, con todo, una maternidad/paternidad igualitaria es una inversión mucho más importante, porque es algo positivo con independencia de que viváis juntos el resto de vuestra vida o decidáis seguir caminos distintos pasados unos años. Tener puntos de vista comunes y compartir la responsabilidad como progenitores es la base principal para poder colaborar tanto en una relación de pareja como en una relación parental después de una separación. Además, es un gran beneficio para el hijo.

Si os da tiempo a hacer cosas juntos como hacíais antes de tener el bebé, pues estupendo. Algunos lo consiguen, sobre todo los que tienen cerca abuelos u otros cuidadores voluntarios, o una economía que les permita pagar a un canguro. Pero, si no tienes tiempo más que para cuidar de tus hijos y atender tu trabajo durante los primeros años, no pienses que has actuado mal y que eso necesariamente perjudicará tu relación de pareja. Al contrario, has dado prioridad a las dos piezas más importantes de la vida.

Como hemos dicho, creemos que la norma debería ser una maternidad/paternidad compartida por igual. En la actualidad la norma en Suecia es 80/20, lo cual, al parecer, se considera lo bastante igualitaria. Es lamentable que quienes comparten al 50 % puedan verse expuestos a una serie de bromas de mal gusto por parte de sus compañeros de trabajo o de familiares y sobre todo por parte de aquellos que han compartido 80/20, 90/10 o 99/1. Naturalmente, eres más sensible a esas cosas cuando estás agotado y ocupado cuidando a un bebé. Pero si os habéis puesto de acuerdo en seguir el modelo 50/50 tendréis que procurar apoyaros el uno al otro. No olvides que quienes se irritan al ver a una pareja de progenitores que comparten el cuidado de los hijos de forma igualitaria no se apoyan en hechos, sino en prejuicios.

LA VIDA TRAS EL PERMISO DE MATERNIDAD

El permiso de maternidad se acaba y es hora de retomar tu vida laboral en serio. Actualmente, muchas mujeres tienen a sus hijos tan tarde que para entonces ya cuentan con una formación y un empleo más o menos estable cuando se convierten en madres. En ese caso, continúa desarrollándote en tu trabajo para conseguir mejor sueldo y tareas más interesantes. Si no tienes una buena formación, o no te gusta tu puesto, este es el momento ideal para cambiar tu situación. Una trampa en la que definitivamente no debes caer —como por desgracia hacen muchas mujeres en este país no tan igualitario— es quedarte en casa cuando se acabe el permiso de maternidad remunerado. Porque entonces llega el trabajo a tiempo parcial no retribuido, lo cual es la vía más segura para tener un salario miserable, peores condiciones de ascenso laboral y, al final de tu vida laboral, una pensión baja.

Hoy en día en Suecia más de un tercio de las mujeres trabajan a tiempo parcial. Es curioso que esto ocurra no solo durante los primeros años después de ser madres (entonces la cifra es aún más alta), sino después incluso de que el menor de los hijos haya empezado a ir a la escuela. ¿Cómo pueden acabar así tantas mujeres suecas que estadísticamente tienen mejor formación que los hombres? Creemos que esto guarda relación con una lógica perversa inconsciente: se empieza con la regla del 80/20. La mujer tiene al menos un año seguido del permiso de maternidad. Naturalmente, consigue un entrenamiento maravilloso en el arte de ser madre. El niño empieza a dirigirse a ella incluso cuando el padre está en casa, porque el pequeño sabe que eso lleva a un resultado más rápido y eficaz, mientras que el padre es un poco torpe y manazas y no le salen tan bien las cosas. Después todo sigue rodando por pura inercia. Quien se ausenta del trabajo durante mucho tiempo, algo que hacen muchas mujeres en la actualidad, corre el riesgo de perder parcialmente el contacto con su vida laboral. Por supuesto, es posible esforzarse y recuperar lo perdido, pero no es fácil sentir el mismo entusiasmo que antes de la baja maternal. El jefe tendrá menos alicientes para invertir en cursos de formación en alguien que no trabaja la jornada completa y además tiene mucho que hacer en casa. El empleado que ha estado ausente no sigue totalmente los cambios que se han llevado a cabo en el trabajo y se siente menos capacitado, o le parece que sus funciones se han vuelto aburridas.

Trabajar a tiempo parcial se asocia con asumir la responsabilidad principal del cuidado de los hijos y de las tareas del hogar. Esto refuerza el círculo vicioso: el trabajo parece cada vez menos interesante, al tiempo que las exigencias del hogar nunca tienen fin. Hacerse cargo de la mayor parte del cuidado de los hijos y trabajar a tiempo parcial está relacionado con largos períodos de baja por enfermedad entre las mujeres suecas. En ciertos empleos donde predominan profesionalmente las mujeres, el trabajo a tiempo parcial está tan institucionalizado que a las mujeres ni siquiera se les ofrece la jornada completa. También puede ocurrir en algunas profesiones que el ritmo sea tan exigente que resulte difícil trabajar más de seis horas al día. Si es tu caso: ¡únete a los representantes sindicales y reivindica mejores condiciones laborales o busca otro empleo que las tenga! Existe un círculo vicioso en el que los trabajos para las mujeres son tan duros que nadie aguanta una jornada completa, y el hecho de que muchas mujeres trabajen a tiempo parcial hace que el empleador pueda mantener unas condiciones laborales inaceptables. Si no aguantas en tu puesto más de seis horas al día, ¡busca en otro sector!

En Suecia, algo que combina muy bien con tener hijos pequeños es estudiar. Horarios flexibles, la posibilidad de estudiar cuando el niño duerme, tasa cero en la guardería por ser estudiante y un crédito de estudios extra son solo algunas de las ventajas. Además en este país disfrutamos de un gran lujo: los estudios superiores son gratis (no se pagan tasas de matrícula), se pagan con los impuestos de todos. Así que, si tienes un trabajo aburrido y no te atrae la idea de volver a él o no puedes hacer la jornada completa: matricúlate en alguna carrera. Lo ideal es empezar cuando el bebé haya cumplido seis meses (si le das el pecho, entonces se le suele dar solo una toma por la mañana y otra por la noche, y el padre puede hacerse cargo del niño durante el día). Normalmente es menos cansado estudiar un curso completo que trabajar a jornada completa, y da también mayores dividendos en forma de mejores ingresos a lo largo de la vida laboral y después una pensión mejor.

ENSERES QUE (NO) NECESITAS PARA EL NIÑO

Hemos constatado que desde un punto de vista puramente económico tener hijos es un negocio ruinoso. En el ámbito familiar no se puede evitar una reducción de los ingresos. Sin embargo, lo que sí puedes moderar son los gastos en los enseres para el bebé. Durante el primer tiempo no tienen por qué ser gastos muy elevados. Un recién nacido necesita un poco de ropa, un montón de pañales, algo en lo que llevarlo o transportarlo y una silla para el coche, si tienes coche o lo utilizas. Si decidís alimentarlo con leche de sustitución, sabed que cuesta dinero, y los biberones, otro dinero que hay que sumar; si decidís dar el pecho al bebé, la madre comerá más y los gastos en comida serán un poco más altos. Quizá os venga bien tener un cambiador, pero no es absolutamente necesario. Comprar una cuna parece razonable, pero en realidad las casas están llenas de cunas en las que no ha dormido nunca un bebé (véase el capítulo 7), así que espera con eso. Hay otras opciones que pueden resultar mejor al principio.

Actualmente hay muchas empresas especializadas en vender enseres para el bebé y que viven de que los futuros padres quieren ser buenos y previsores y no saben lo poco que necesita un recién nacido. Esas empresas financian a través de la publicidad de sus productos las revistas y las páginas web dirigidas a los progenitores. Sé un consumidor inteligente y no te dejes atrapar por sus campañas publicitarias. No compres nada si no estás absolutamente segura de que lo necesitarás, y espera hasta que lo necesites. Sé escéptica en epecial hacia todo tipo de productos que aseguran que vigilan o mejoran la salud del bebé; a menudo es tirar el dinero, y muchas pantallas en lugar de tranquilizar inquietan.

No compres ropa para el bebé si tienes amigas o familiares de los que la puedas heredar, los niños crecen muy rápido y la ropa enseguida se les queda pequeña. La ropa es también el clásico regalo de familiares y amigos, así que puedes esperar algo por ese lado cuando nazca el bebé. Por favor, compra ropa de segunda mano. Dado que los enseres y la ropa de bebé se usan tan poco tiempo, no llegan a gastarse, suponen un gasto elevado y siempre hay disponible ropa de segunda mano, aun cuando tengas tus preferencias de marca y calidad. Si aun así decides comprarle ropa bonita a tu bebé: adelante, pero ten claro que lo haces por tu propio capricho y que no se trata de una necesidad del pequeño.

Después de unos años, sobre todo si tenéis más hijos, necesitaréis una vivienda más espaciosa. Y si dependéis del coche, quizá necesitéis uno más grande. Sin embargo, el consejo más económico es buscar primero una silla de bebé más pequeña y comprobar si cabéis todos en el coche viejo, o quizá cambiarlo por una bicicleta eléctrica con carro.

A medida que los niños crecen, los gastos corrientes van aumentando. Para estar preparados, lo mejor es hacer una planificación económica: un presupuesto. Elaborad un presupuesto mensual realista con los ingresos que tendréis durante el permiso de maternidad/paternidad. Ajustad los gastos a ese nivel durante el embarazo. Ahorrad el resto, os vendrá muy bien más adelante. Encargaos de que la suma destinada al ahorro se transfiera todos los meses automáticamente desde la cuenta corriente cuando entre el salario; si uno espera a que termine el mes, pocas veces queda algo que ahorrar.

EN RESUMEN...

... es importante que tengas control de tu economía personal, hazte autosuficiente si aún no lo eres y planifica el permiso de maternidad y el cuidado del bebé de manera justa ya en el embarazo. Antes de que nazca el niño tendrás que comprar pañales, un cochecito o algo para transportarlo, un poco de ropa y leche de sustitución y biberones si has decidido no darle el pecho. Aprovecha para comprar artículos de segunda mano y no compres nada que no estés segura de que lo vayas a necesitar. No creas en el mito del puzle de la vida; prepara una habitación bonita para el niño solo si realmente eso te hace feliz y si lo puedes combinar con tu trabajo a tiempo completo.

- 2 -

Datos sobre el embarazo

Esperar un hijo no es solo preparación mental, planificar los cuidados y estar lleno de esperanza. En la mayoría de las familias que están esperando un hijo, uno de ellos —la mujer— está embarazada y lleva al niño en su vientre durante nueve meses. Que su cuerpo albergue a un feto que va creciendo es un estado que no se parece a ningún otro, y la experiencia puede ser muy diferente, hay embarazos fáciles y otros complicados. En este capítulo podrás leer sobre lo que sucede en las distintas fases del embarazo, sobre las molestias más comunes y las complicaciones menos habituales, así como sobre los controles en las consultas de las comadronas. Todo aquello que la mujer embarazada y su pareja deben saber. El capítulo termina con una sección detallada sobre los diagnósticos prenatales y las infecciones que pueden afectar al feto, pues sabemos que muchos tenéis dudas sobre este tema. Por eso está aquí este capítulo para quien quiera leerlo. Si no es tu caso, salta hasta el capítulo siguiente.

En el capítulo anterior profundizamos en el tema de repartir la maternidad/paternidad a partes iguales. El embarazo es un esfuerzo que no se puede compartir. En las parejas en que las dos madres pueden quedarse embarazadas, la injusticia se puede reparar en la siguiente gestación, pero en la mayoría de las familias solo uno de los progenitores tiene útero y tiene que cargar con todos los hijos de la familia. Independientemente de cuál sea tu caso, es importante valorar el embarazo como el gran esfuerzo que es en favor de la humanidad. Durante el embarazo, la gestante presta su cuerpo a una placenta, que controlará de muchas maneras todo su organismo para satisfacer las necesidades del feto, a costa de las suyas propias. Eso lleva consigo grandes cambios hormonales cuya finalidad es que el embarazo funcione como es debido, pero que a menudo provocan cambios de humor y cansancio, náuseas, necesidad de orinar con frecuencia, estreñimiento y dolor de espalda. Estos efectos secundarios del embarazo no se pueden compartir, pero hay que procurar que la embarazada reciba un plus de cuidados y atenciones, y la pareja no embarazada puede contribuir con afecto y ayuda efectiva. Que tu pareja se haga cargo de una parte mayor de las tareas domésticas durante tu embarazo es otra manera de crear un poco de justicia.

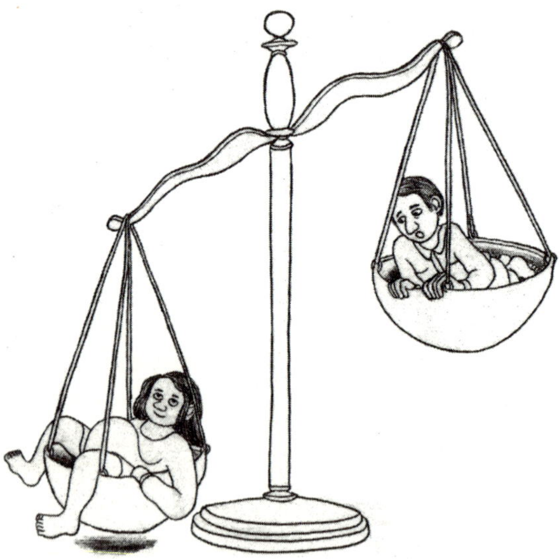

En una perspectiva histórica a nivel global, el embarazo no solo ha supuesto una carga, sino una verdadera amenaza para la vida de la mujer. Por fortuna, no es ese nuestro caso. Si estás esperando un hijo en Suecia, debes alegrarte de dar a luz en uno de los países más seguros del mundo. Suecia y en general el mundo occidental tienen una mortalidad maternoinfantil excepcionalmente baja.

NUEVE MESES O CUARENTA SEMANAS

La mayoría de los embarazos duran aproximadamente cuarenta semanas, lo cual equivale a poco más de nueve meses. Si se calcula desde el momento de la fecundación, el embarazo completo dura treinta y ocho semanas, pero por tradición se calcula que el embarazo comienza el primer día de la última menstruación, lo cual ocurre dos semanas antes de la ovulación.

Si tienes la menstruación con regularidad y te haces una prueba de embarazo el primer día de falta, estarás en la cuarta semana de embarazo cuando el test muestre un resultado positivo, a pesar de que el embarazo en realidad sea de dos semanas. La fecundación se produce en las trompas de Falopio y el óvulo fecundado empieza a dividirse mientras baja hacia el útero. Una semana después de la fecundación el óvulo se ha fijado a la pared del útero y ha empezado a formarse la placenta.

Hacia la cuarta semana, la placenta ya produce una cantidad suficiente de hormona hCG (gonadotropina coriónica humana) para que se pueda medir en la orina con una prueba normal de embarazo para uso casero. Hay también pruebas (más caras) que miden niveles aún más bajos de hCG y que pueden detectar un embarazo incluso una semana antes de que se produzca la primera falta de la menstruación.

Si tienes un ciclo menstrual irregular o no llevas un buen control de él, puedes estar, claro está, en cualquier semana cuando descubras que estás embarazada. Una ecografía en la consulta de la comadrona puede medir el tamaño del embrión y calcular de esa manera en qué semana de gestación te encuentras. Las pruebas más caras de embarazo que venden en las farmacias también muestran aproximadamente la semana de gestación; estas se basan en la medición de la cantidad de hCG, que aumenta semana tras semana al principio del embarazo (véase la figura de la página 48). Los resultados de estas pruebas solo muestran si el embarazo es de una a dos semanas, de dos a tres semanas o más de tres semanas después de la fecundación. Este tipo de pruebas no determinan si estás embarazada de seis semanas, de doce o de dieciocho; para eso se necesita una ecografía. Una vez obtenido el resultado, consulta al médico para que te realice los exámenes necesarios.*

Los nueve meses de embarazo se dividen en trimestres. En este capítulo haremos un repaso detallado de lo que ocurre con el feto y la embarazada durante los tres trimestres.

PRIMER TRIMESTRE (DE LA SEMANA 1 A LA 12)

Durante el primer trimestre, el óvulo fecundado se convierte en un feto y se forman todos los órganos del cuerpo. Al final del primer trimestre el feto mide aproximadamente 6 centímetros de largo y pesa unos 60 gramos. La mayoría de las mujeres embarazadas tienen una serie de síntomas durante este período, sobre todo cansancio y náuseas, pero el vientre no ha aumentado demasiado, por lo que muchas gestantes prefieren mantener el embarazo en secreto, ya que el riesgo de aborto es elevado durante este primer período.

* En España, una vez confirmado el embarazo, la Seguridad Social realiza un análisis de sangre general, detección de toxoplasma, rubéola, hepatitis, sífilis y VIH, así como un análisis de orina. A las doce semanas se realiza la primera ecografía para comprobar el número de embriones, la situación, el latido fetal y detectar un posible síndrome de Down u otras malformaciones. Los exámenes se repiten cada trimestre. *(N. de la E.)*

Náuseas

La mitad de las embarazadas sienten náuseas y vomitan y una cuarta parte más sienten náuseas aunque no vomiten. Se dice que el malestar es peor por la mañana y puede que sea cierto, pero en principio ese malestar aparece y desaparece durante todo el día. Aproximadamente una de cada tres mujeres embarazadas sufre problemas serios que reducen su capacidad en el trabajo y afectan a sus relaciones más próximas.

La forma más grave de malestar en las mujeres gestantes se llama hiperémesis gravídica y afecta del 0,3 al 1 % de las embarazadas. Las afectadas vomitan de manera continuada, pierden peso y sufren deshidratación.

Si se tiene en cuenta lo habituales que son las náuseas y los vómitos y cuántas molestias causan, cabría esperar que una investigación intensa hubiera aclarado a qué se debe y hubiera desarrollado tratamientos eficaces. Pero hoy en día no se sabe con exactitud cuál es la causa.

Es probable que no sea el feto en sí mismo el que produce ese malestar, sino más bien la placenta. Existe un trastorno muy poco frecuente, que se llama mola hidatiforme o embarazo molar, en el que la embarazada forma la placenta de un óvulo fecundado pero no se desarrolla ningún feto. Esas mujeres sufren náuseas, aunque no tienen ningún feto en el útero. Por otra parte, las mujeres fumadoras y de mayor edad tienen por término medio placentas más pequeñas que las madres jóvenes no fumadoras y presentan también una menor propensión a sentir náuseas y malestar.

Además, existe una correlación muy grande entre el nivel de hCG en la sangre en las distintas semanas del embarazo y el número de embarazadas que tienen náuseas durante esas semanas. La hormona hCG se forma en la placenta, aunque no tiene por qué ser justo esta hormona la que provoque las náuseas, sino que puede ser cualquier otro componente de la placenta.

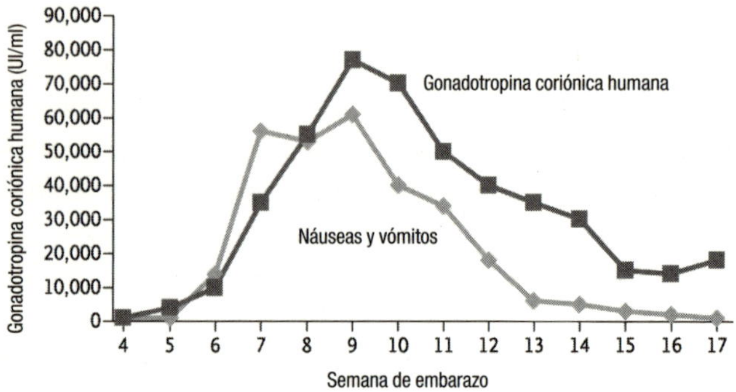

Cantidad de mujeres que se sienten mal durante las distintas semanas del embarazo y nivel de gonadotropina coriónica humana (hCG) en esas semanas, al mismo tiempo que se forma la hormona hCG en la placenta. (Según el diagrama de Niebyl, N Engl J Med, 2010.)

¿Tiene alguna finalidad sentirse mal? Tal vez sí. Según parece, las náuseas durante el embarazo están relacionadas con el hecho de que en ese estado el sentido del olfato se vuelve hipersensible; muchas embarazadas detestan los olores penetrantes y estos les provocan náuseas. Hay personas que han nacido sin el sentido del olfato, la denominada anosmia. Un investigador observó en un reducido estudio que las mujeres que carecían del sentido del olfato muy pocas veces tenían náuseas durante el embarazo. Así pues, la hipersensibilidad de las embarazadas a los olores y la fuerte propensión a tener náuseas pueden estar relacionadas y su objetivo sería evitar que la embarazada coma alimentos en malas condiciones o ingiera otras sustancias peligrosas.

Las náuseas se controlan desde el cerebro, y existe abundante investigación sobre fármacos que pueden detener las náuseas y los vómitos, pero no para las mujeres embarazadas, cuyas náuseas parecen curiosamente poco interesantes para los científicos, sino para aliviar el malestar en los tratamientos con quimioterapia y al despertar después de una intervención quirúrgica. Hay medicamentos eficaces para esos casos, pero el problema es que no está probada la seguridad de muchos de ellos para su administración durante el embarazo.

Los estudios de los efectos de diferentes tratamientos contra las náuseas en el embarazo no aportan una guía clara, las investigaciones son escasas y reducidas. El jengibre ha tenido cierto efecto positivo en algunos estudios, pero no está claro en qué dosis. La vitamina B6 (piridoxina), en dosis de 10 miligramos diarios, parece que ha funcionado más o menos bien en varios estudios.

Por desgracia, no contamos con ninguna investigación extensa y bien realizada sobre el tema de si puedes aliviar las náuseas comiendo o bebiendo algo en particular o distribuyendo las horas de las comidas de alguna manera concreta. De hecho, solo hemos encontrado un estudio experimental sobre cómo afectan los diferentes tipos de alimentos a las náuseas del embarazo. Los investigadores analizaron a catorce mujeres a quienes proporcionaron diferentes tipos de alimentos y descubrieron que los que eran ricos en proteínas provocaban menos náuseas que los ricos en hidratos de carbono o grasas con la misma cantidad total de calorías. Descubrieron también que los alimentos líquidos provocaban menos problemas que la comida normal.

La falta de conocimientos significa que tendrás que ir probando tú misma; pregunta a tus amigas qué les ha funcionado a ellas. Un consejo clásico es que tengas unas galletas o algo así al lado de la cama, tal vez un termo con lo que te guste, para que puedas tomar algo mientras aún estás acostada. Otra recomendación es comer más a menudo y en porciones más pequeñas. Hemos oído que el agua con gas y las zanahorias crudas podrían funcionar; es cuestión de probar. Procura evitar el olor de los fritos y el humo de los cigarrillos y de cualquier cosa que te produzca náuseas. Quienes están a tu alrededor deben respetar la repugnancia de la embarazada a los malos olores.

Si tienes problemas serios, pídele a tu comadrona una cita con el ginecólogo. Si vomitas tanto que no puedes retener líquidos, acude a urgencias. Tal vez tengan que ingresarte y rehidratarte por vía intravenosa. Hay varios medicamentos que se dispensan únicamente con receta médica que te ayudarán a aliviar las náuseas del embarazo si son ligeras, aunque su efecto en los casos más graves no suele ser muy eficaz.

Si puedes, continúa trabajando. Si te quedas en la cama, las náuseas harán que tu situación se vuelva más deprimente y el embarazo se te hará todavía más largo y más triste que si ocupas tu mente con proyectos del trabajo y de vez en cuando vomitas en el servicio, en las papeleras públicas o en una bolsa de plástico que lleves preparada. Quizá sea un pequeño consuelo saber que los embarazos acompañados de náuseas terminan en aborto espontáneo más raramente que los embarazos sin malestar. Pero no pienses en eso si eres de las embarazadas que no tienen náuseas. También un embarazo sin náuseas termina bien la mayoría de las veces y probablemente tú perteneces a esa cuarta parte de las mujeres afortunadas que tienen un embarazo sin náuseas.

Sangrados y abortos espontáneos

Aproximadamente una de cada cuatro embarazadas tiene pérdidas de sangre alguna vez durante la primera parte de la gestación. Un sangrado muy pequeño no suele significar nada, pero sangrados más abundantes o repetidos pueden ser una señal de que algo va mal.

Embarazo ectópico

En uno de cada cien embarazos el óvulo fecundado no se fija en la pared del útero sino en otro lugar. Lo más frecuente es que quede atrapado en las trompas antes de alcanzar el útero. Es lo que se llama embarazo extrauterino o embarazo ectópico. Un embarazo así no puede gestar un bebé, porque el embrión no puede desarrollarse completamente fuera del útero.

Al principio la mujer no nota nada anormal y el test de embarazo da positivo porque se forma una pequeña placenta que secreta la hormona hCG, que es la que miden las pruebas de embarazo. En nueve de cada diez casos, el embarazo ectópico se descubre por la aparición de dolor en la parte baja del abdomen. Por lo tanto, si estás embarazada de pocas semanas y sientes un dolor manifiesto debes acudir al ginecólogo para que te haga una ecografía. Si por lo demás te encuentras bien, puedes ir durante el día. Pero si sufres fuertes dolores abdominales, tienes sudores fríos y te sientes cada vez más mareada e indispuesta, llama a urgencias para que te envíen una ambulancia que te traslade al hospital más cercano sea la hora que sea. Podría tratarse de una hemorragia interna grave y podría llegar a ser muy peligrosa, incluso mortal. A menudo, una trompa rota da lugar a un sangrado a través de la vagina, pero no siempre. Por tanto, podrías tener una hemorragia interna en el abdomen que no se haya manifestado con un sangrado vaginal. El ginecólogo puede salvarte con una cirugía de urgencia y transfusiones de sangre.

Sangrados abundantes sin dolor abdominal

En caso de pérdidas abundantes sin dolor abdominal, cuando la sangre mancha una compresa tras otra, se impone acudir inmediatamente al ginecólogo de urgencias. Una hemorragia de esas características suele deberse a un aborto espontáneo. Si por lo demás te encuentras bien y no tienes dolor abdominal, no necesitas una ambulancia, puedes ir a urgencias en taxi. En cambio, si te sientes mareada, cansada o tienes sudores fríos, es un indicio de que has perdido mucha sangre y debes llamar a una ambulancia para que te traslade rápidamente al hospital para detener la hemorragia.

Pequeño sangrado sin dolor abdominal

Un sangrado escaso que no vaya acompañado de dolor abdominal no necesita atención médica urgente. Puede ser indicio de un aborto espontáneo, pero también puede ser un hecho del todo normal en el embarazo. Por eso es necesario que te vea un ginecólogo, a ser posible en horario de consulta con cita previa.

Hay dos razones para evitar las urgencias de ginecología en el caso de sangrados escasos durante el embarazo. La primera es que te arriesgas a tener que esperar mucho tiempo, porque las mujeres con sangrados más abundantes y peligrosos o con otros problemas acuciantes siempre serán atendidas antes. Las salas de espera de urgencias no ofrecen precisamente un ambiente acogedor, sino que están pensadas para atender con celeridad a pacientes cuya vida está en peligro; de modo que cuando llegue tu turno de exploración a las 03.30 corres el riesgo de encontrarte con un ginecólogo de guardia agotado que no se halle en las mejores condiciones para darte la cálida acogida que tú necesitas. Y pasar horas en la sala de espera de las urgencias de ginecología no es algo que anime a alguien que teme un aborto espontáneo. En ese caso es mejor tomarse un vaso de leche caliente con cacao y ver una serie de televisión en casa a la espera de una cita concertada para el día siguiente.

La segunda razón es que el médico que te atenderá en el horario de tarde o de noche en urgencias, en Suecia, suele ser un ginecólogo en prácticas. Tienes más posibilidades de obtener un diagnóstico exacto del estado del feto si acudes a una consulta con cita previa en el horario habitual, que es cuando trabajan los especialistas con más experiencia.

Causas de un aborto espontáneo

Los abortos espontáneos son habituales: aproximadamente el 15 % de los embarazos detectados terminan en un aborto espontáneo; el 80 % de ellos ocurren antes de la semana 12 del embarazo. A estos hay que añadir muchos que se producen de forma tan prematura que ni la mujer sabe que está embarazada. Eso es lo que se ha observado en estudios realizados con mujeres que querían quedarse embarazadas y a las que se les había pedido que enviaran muestras de orina varias veces a la semana al laboratorio donde se realizaban pruebas de embarazo de todas esas muestras de orina. Si se han constatado los latidos del corazón del feto por medio de una ecografía, el riesgo de aborto espontáneo es de un porcentaje muy bajo.

Muchos abortos espontáneos se deben a que el embrión que se ha formado no reunía las condiciones necesarias para convertirse en feto. Esto ocurre sobre todo en los abortos tempranos; se cree que entre el 50 y el 80 % de estos se deben a daños en los cromosomas del feto. Por tanto la inmensa mayoría de los abortos espontáneos son una manera natural de compensar los fallos que se han producido en el complicado proceso que conduce a la formación de óvulos y espermatozoides, fecundación y desarrollo de un embrión. Por eso, no debes pensar que tienes la culpa de sufrir un aborto espontáneo, casi siempre es la naturaleza quien toma la decisión. Un feto y una placenta que están bien tienen una capacidad enorme para permanecer en el útero y hace falta tomar medidas drásticas para que eso cambie. Todas las mujeres que a lo largo de la historia han intentado provocar un aborto demuestran que se trata de algo muy difícil.

La mayoría de las mujeres que sufren un aborto espontáneo lo tienen una sola vez y el siguiente embarazo es normal. Solo el 1 % de las embarazadas sufre tres abortos espontáneos seguidos; si te ocurre, acude a una clínica de obstetricia para que estudien tu caso. Merece la pena que se investigue cualquier enfermedad subyacente y si existe algún tratamiento que pueda reducir el riesgo de aborto en futuros embarazos.

Factores que aumentan el riesgo de aborto espontáneo y factores que lo reducen

El factor más asociado con el riesgo de aborto espontáneo es la edad de la embarazada: cuanto mayor es la mujer, mayor es el riesgo. Una prueba de ello es que alrededor del 10 % de los embarazos de jóvenes de veinte años terminan en un aborto espontáneo, mientras que en los de mujeres de cuarenta años esto ocurre hasta en el 40 % de los casos. Esto se explica entre otras cosas porque el riesgo de alteraciones en los cromosomas, que está detrás de gran parte de los abortos espontáneos, aumenta con la edad de la madre.

Tanto la delgadez como la obesidad de la madre están relacionadas con un mayor riesgo de sufrir un aborto espontáneo, pero se trata de un riesgo bastante limitado. Otros factores asociados con un mayor peligro de abortar son el alcohol y la cafeína. No se han realizado ensayos clínicos aleatorizados (descritos más adelante en el libro) para investigar si el riesgo de aborto espontáneo puede disminuir si la embarazada toma menos café o alcohol, por lo que no sabemos si estos son de verdad los culpables si se produce un aborto.

Se han efectuado pruebas con suplementos vitamínicos, pero no han demostrado su capacidad para prevenir los abortos espontáneos. Las mujeres que han sufrido un aborto espontáneo pueden obtener cierto beneficio del tratamiento preventivo con progesterona, la hormona sexual femenina, pero no se ha observado ningún efecto positivo al administrársela a todas las mujeres, con independencia de su historia de abortos espontáneos previos.

SEGUNDO TRIMESTRE (DE LA SEMANA 13 A LA 26)

En el segundo trimestre, que empieza en la semana 13 del embarazo, el cansancio y las náuseas suelen desaparecer, el vientre crece, pero por lo general tú no te sentirás muy pesada, lo que hace que muchas mujeres consideren este trimestre como el mejor del embarazo. Todos los órganos están formados, pero el feto y los órganos tienen que crecer y desarrollarse. El cerebro sobre todo experimenta un gran desarrollo durante el segundo trimestre. Con el tiempo el bebé empieza a dar patadas y a hacerse notar cada vez más a menudo.

Durante el segundo trimestre te citarán para que acudas regularmente a la consulta de la comadrona, donde te pesarán y te medirán. Entre las semanas 18 y 19 se suele hacer una ecografía. Controlarán además tu presión arterial, lo cual es importante para ver si hay señales tempranas de preeclampsia, una complicación grave del embarazo que puede llevar a que te tengan que practicar una cesárea o un parto inducido de manera urgente. Afortunadamente, la preeclampsia o hipertensión inducida por el embarazo siempre se cura cuando se extraen el bebé y la placenta, pero es fundamental que acudas a la comadrona para que puedan detectar los síntomas a tiempo. Un aumento de la presión arterial requiere más controles, pero lo habitual es que la cosa no vaya a más y que el embarazo se desarrolle con normalidad. A veces los síntomas de la preeclampsia se manifiestan de pronto en forma de dolor de cabeza grave, visión borrosa, edemas o dolor agudo en la parte superior del abdomen. Si tienes esos síntomas en horario laboral, llama a tu comadrona, y si te dan por la noche o en fin de semana, acude a las urgencias de obstetricia para que te hagan una revisión.

Tu comadrona te ayudará con los propósitos que te resulten difíciles de conseguir, como dejar de fumar, controlar el peso y abandonar las adicciones. Además, te ofrecerá participar en grupos de padres y madres en los que se proporcionan conocimientos sobre el parto y la crianza de los hijos. Asistir a esos encuentros es una buena opción porque, cuando estés de baja por maternidad, agradecerás tener una amiga que se halle en la misma situación.

Parto prematuro

En la actualidad es imposible salvar a un feto que nazca antes de la semana 21. Con los cuidados neonatales que ofrecen las clínicas de maternidad hoy en día se puede salvar a recién nacidos de veintidós semanas y en algunos pocos casos también han sobrevivido después del nacimiento bebés que se encontraban al final de la semana 21 de gestación. Un exhaustivo estudio sueco de los bebés nacidos de partos extremadamente prematuros durante el período comprendido en los años 2004-2007 muestra que solo sobrevivieron un 10 % de los nacidos en la semana 22 del embarazo, en comparación con el 85 % de los nacidos en la semana 26. La obstetricia ha seguido mejorando desde entonces, por lo que en la actualidad las posibilidades de supervivencia son mayores.

Los niños extremadamente prematuros corren mayor riesgo de padecer problemas tanto físicos como psíquicos en comparación con los nacidos tras una gestación a término; aun así, muchos de ellos se desarrollan bien, pueden acudir a la escuela como los demás, mantenerse de adultos y convertirse a su vez en padres.

Si te ves en la situación en la que tu hijo va a nacer entre las semanas 21 y 23 del embarazo, es decir, donde se sitúa la frontera de la supervivencia, recibirás información detallada del pronóstico en tu caso concreto tanto del médico especialista en embarazos (obstetra) como del especialista en neonatología.

Si viajas al extranjero durante ese tiempo, comprueba cuál es la cobertura de tu seguro si te pusieras de parto. Muchos seguros no cubren el viaje de vuelta a casa, una eventualidad que puede resultar muy cara.

TERCER TRIMESTRE (DE LA SEMANA 28 A LA 40)

En el tercer trimestre el bebé empieza a crecer y a menudo el embarazo comienza a hacerse muy largo. El cuerpo crece y la barriga discreta de la embarazada puede llegar a adquirir un volumen extraordinario. Las hormonas del embarazo relajan la estabilidad de la pelvis, lo cual es una ventaja para poder dar a luz, pero puede ser un inconveniente para caminar un trecho largo sin sentir dolor. A estas alturas los pechos suelen haber aumentado bastante, y en algunos casos incluso producen un poco de leche. El estreñimiento suele ser más la regla que la excepción, y eso se debe a que las hormonas mantienen en estado relajado la musculatura lisa (el tipo de músculos no controlados por la influencia de la voluntad que se localizan en el aparato excretor y en el útero). Lo cual, en combinación con un bebé que pesa y que presiona contra la vagina y las nalgas, hace que el riesgo de desarrollar hemorroides sea alto. A medida que va pasando el tiempo, la idea del parto a menudo se asocia también con el deseo de una pronta liberación. Sobre el parto podrás leer mucho en el capítulo 4.

Si el bebé deja de moverse

Para que el niño se sienta bien en el útero y para que siga creciendo necesita un aporte constante de sangre rica en oxígeno a través de la placenta. En algunos embarazos la placenta deja de funcionar, al feto le llega poco oxígeno y puede morir dentro del útero; se habla de muerte fetal intrauterina. Tú, como embarazada, solo puedes hacer una cosa que quizá evite la muerte del bebé: si notas que el niño está mucho más quieto que antes, acude a urgencias ginecológicas para que comprueben cuál es la situación del bebé.

Por lo general, los movimientos del feto comienzan a sentirse entre la semana 18 y la 20. A medida que el feto va creciendo, sus movimientos se notan cada vez más a menudo y son más fuertes. Cuando el feto ha crecido tanto que notas cómo se mueve, no debes aceptar que deje de moverse. Los bebés tienen en el útero períodos de sueño que normalmente duran entre 20 y 40 minutos, a veces incluso 90 minutos, y entonces están casi del todo quietos.

Si un período de sueño te empieza a parecer demasiado largo, acuéstate sobre el lado izquierdo, ya que esta posición favorece la circulación de la sangre hacia el útero debido a la ubicación de los órganos internos y de los grandes vasos sanguíneos. Fíjate en la hora que es, en cuánto tiempo hace desde que notaste movimientos y presta atención. Si pasan dos horas sin que el bebé se mueva, o se mueve muy pocas veces, tienes que acudir al hospital. Lo mejor que puede ocurrir (y lo que ocurre casi siempre) es que el niño se despierte y empiece a moverse de nuevo. Si por el contrario el niño no se encuentra bien porque la placenta ha dejado de funcionar, puede salvarle la vida el que acudas rápidamente al hospital para que lo traigan al mundo.

Cuando un equipo de investigadores preguntó a seiscientas madres que habían perdido a sus hijos en el último período del embarazo si tuvieron alguna sospecha de que algo no iba bien, el 64 % de ellas respondieron que habían notado que los movimientos fetales habían disminuido. Muchas no habían comprendido que debían acudir al hospital, y algunas intentaron pedir ayuda pero recibieron información tranquilizadora e incorrecta por teléfono. Por eso no buscaron atención médica hasta que fue demasiado tarde y el bebé ya estaba muerto.

Actualmente se está realizando un estudio en el que las mujeres embarazadas tienen que seguir un programa; una vez al día deben acostarse de lado y observar si notan los movimientos normales del feto. No sabemos aún si esto puede llevar a una reducción del número de bebés que mueren en el útero.

VACUNAS Y EMBARAZO

En general solo te debes vacunar durante el embarazo si existe una buena razón para ello; la mayoría de las vacunas pueden esperar. No obstante, un buen número de mujeres embarazadas se han vacunado porque, por ejemplo, no sabían que estaban embarazadas y no se han observado por ello efectos secundarios perjudiciales. Esta afirmación también es válida para la vacuna contra la rubéola que contiene virus vivos atenuados a pesar de que la rubéola es una enfermedad cuyos riesgos para el feto son bien conocidos.

Si estás pensando en viajar a una zona con alto riesgo de contagio de fiebre amarilla o encefalitis japonesa tal vez debas replantearte si es una buena idea viajar estando embarazada, pues en tu estado no es en absoluto recomendable contraer ninguna de esas enfermedades.

La vacuna contra la gripe es un caso especial. Todos los años se producen nuevas epidemias de gripe, normalmente de una cepa nueva contra la que no estamos inmunizados. Para estar bien protegida contra la gripe del año debes ponerte la vacuna de ese año. En la mayoría de los casos la gripe se manifiesta solo como un resfriado fuerte con fiebre alta, pero en algunos casos puede volverse realmente grave y causar una neumonía que requiera respiración asistida. Estar embarazada implica un riesgo mayor de que la gripe se agrave, por eso se recomienda a las embarazadas que se vacunen contra esta enfermedad.

Se ha realizado un seguimiento minucioso de las vacunas contra la gripe durante el embarazo para detectar posibles efectos secundarios y hasta ahora no se ha constatado ninguno. Se recomienda que las embarazadas se pongan la vacuna en el segundo trimestre o en el tercero, es decir, después de la semana 12, porque la mayoría de los estudios son de este período y por ello se considera el momento más seguro. También parece sensato hacerse una ecografía antes: si se aprecia que el feto tiene algún tipo de daño puede ser bueno saber que el problema no lo ha causado la vacuna contra la gripe.

Asimismo es recomendable administrar la vacuna contra la tosferina durante el embarazo. La tosferina es una enfermedad muy peligrosa para los recién nacidos, y no se los puede vacunar antes del segundo o tercer mes de vida. La vacunación de mujeres embarazadas se está probando en varios países para proteger al recién nacido contra la tosferina y parece que funciona bastante bien. La vacuna protege porque la madre produce anticuerpos que se transmiten al feto durante el embarazo (la información sobre cómo funciona se explica en el capítulo 9) y, además, como la madre queda protegida contra la enfermedad no se la puede contagiar al niño cuando nazca. En el capítulo 10 podrás leer más sobre la vacuna de la tosferina y el resto de las vacunas para el recién nacido.

A continuación empieza la parte dedicada al diagnóstico prenatal, acompañada de información sobre las infecciones que pueden afectar al feto. Si opinas que es un tema pesado, salta al capítulo siguiente. Si te interesa, sigue leyendo.

DIAGNÓSTICO PRENATAL

El diagnóstico prenatal trata de detectar si el feto dentro del útero está sano o enfermo. En Suecia, si estás embarazada te ofrecerán algunos diagnósticos prenatales, pero las pruebas varían mucho de unas regiones hospitalarias a otras. Todas las pruebas de diagnóstico prenatal son voluntarias. Puedes participar en el resto del programa básico de Atención a la Maternidad sin tener que dar explicaciones a la comadrona si rechazas algunas de las pruebas de diagnóstico prenatal o todas ellas.

Ecografías

En Suecia se facilita al menos una ecografía ordinaria que suele practicarse entre la semana 17 y la 18.* En la ecografía se mide al feto para confirmar la fecha del embarazo, la comadrona observa si hay uno o varios fetos, se examina la localización de la placenta y en muchas regiones sanitarias del país la comadrona también comprueba si los órganos del feto parecen bien desarrollados o si existe alguna malformación. A veces el sexo del feto ya se ve claramente en la ecografía, y en ese caso podrás saberlo. Normalmente recibirás también una fotografía o dos del bebé.

Si la comadrona sospecha que hay malformaciones graves, te citarán pronto para que un médico especialista realice más ecografías, quizá una resonancia magnética del feto y posiblemente una amniocentesis para efectuar un análisis genético.

Doble test

El doble test suele llevarse a cabo al final del primer trimestre del embarazo (semanas 11-13) y consiste en la realización de una ecografía y un análisis de sangre. En la ecografía se mide el tamaño de la translucencia nucal (un líquido situado en la parte posterior de la nuca del feto), que combinado con la concentración en el análisis de sangre de dos marcadores (β-hCG y PAPP-A) y con la edad de la madre ayudan al especialista a calcular el riesgo de que el niño tenga el síndrome de Down (trisomía 21, es decir, tres cromosomas del número 21), así como las trisomías de los cromosomas 13 y 18, que significan que el bebé tendrá malformaciones en el cerebro y en otros muchos órganos, y por lo general morirá antes de nacer o durante los primeros meses de vida.

* En España, la Seguridad Social realiza la primera ecografía en la semana 12 del embarazo, la segunda hacia las veinte semanas y la tercera entre la semana 30 y la 34. *(N. de la E.)*

Amniocentesis y biopsia coriónica

Si el riesgo calculado en el doble test supera ciertos valores te ofrecerán hacer pruebas adicionales: amniocentesis y biopsia. La amniocentesis puede realizarse como muy pronto en la semana 15 del embarazo, y la biopsia coriónica desde la semana 11. En ambos casos el médico introduce una aguja larga en el útero al tiempo que controla a través de la ecografía que esta no causa daño al feto. La muestra obtenida se envía al laboratorio para que realicen un cultivo de células fetales que baste para hacer un análisis genético, lo cual tardará unas semanas. Para las malformaciones genéticas más comunes hay pruebas más rápidas con las que puedes tener los resultados en una semana.

La amniocentesis y la biopsia coriónica no son del todo inofensivas para el feto. Digamos que en un caso de cada doscientos la toma de la muestra provoca un aborto espontáneo, por lo general en las dos semanas siguientes a dicha toma.

Test prenatal no invasivo

Recientemente se ha desarrollado un nuevo tipo de pruebas. Se basa en un análisis de sangre de la madre, y se conoce como NIPT (*Non-Invasive Prenatal Testing*) o test del ADN fetal. Durante el embarazo una pequeña cantidad de células del feto pasan a la sangre de la madre. A partir de una muestra de sangre de la madre se pueden separar dichas células fetales y utilizarlas para realizar un estudio genético. Este estudio aporta información más certera que el doble test, y su empleo como prueba diagnóstica puede evitar el alto riesgo que supone la amniocentesis. Esa es la razón por la que, cuando en el doble test se ha apreciado un riesgo alto de alteraciones en los cromosomas, en algunas regiones sanitarias se ofrece a la embarazada la posibilidad de realizar esta prueba no invasiva.

Es mucho más sencillo analizar una muestra de sangre que practicar una amniocentesis y no conlleva riesgo de aborto. El análisis puede hacerse desde la semana 10 del embarazo y se tarda unos diez días en conocer el resultado. Según el laboratorio que analice la muestra puedes obtener respuesta a distintas preguntas, pero normalmente solo sabrás si el niño tiene trisomía 13, 18 o síndrome de Down, o si tiene demasiados cromosomas sexuales o menos de lo normal. Si el análisis muestra la existencia de una alteración genética, el médico te propondrá realizar una amniocentesis para mayor seguridad.

En Suecia, algunas clínicas privadas realizan el test prenatal no invasivo por entre 6.000 y 10.000 coronas, sin un diagnóstico previo de doble test.* Por el importe mayor puedes elegir una prueba más completa en la que analizarán si el niño tiene algunos síndromes genéticos que aumenten el riesgo de que padezca ciertas malformaciones, trastornos en el desarrollo o problemas de salud.

Diagnóstico prenatal precoz

Las parejas que saben o sospechan que son portadoras de alguna alteración genética causante de enfermedades hereditarias graves pueden hacerse un examen genético en una clínica especializada antes del embarazo. Tu médico de familia te derivará a un especialista en exámenes genéticos.

Si la investigación muestra que existe un riesgo elevado de que el niño nazca con enfermedades mortales de origen genético, puedes hacer un diagnóstico prenatal precoz, por ejemplo una biopsia coriónica de la placenta en la semana 10 del embarazo. También cabe la posibilidad de realizar una fecundación asistida, previa selección de los embriones para estar seguros de que el embrión elegido no es portador de enfermedades congénitas antes de introducirlo en el útero materno. Este método se llama diagnóstico genético preimplantacional. Otra posibilidad es recurrir a la donación de óvulos o espermatozoides, de modo que el progenitor portador de la enfermedad hereditaria no aporte sus genes al niño.

También se recomienda hacerse un examen genético en una clí-

* En España, el precio del test es de 500-600 euros. *(N. de la E.)*

nica especializada cuando existe una relación de consanguinidad entre la pareja que planea tener un hijo en común. En estos casos aumenta el riesgo de que se den enfermedades genéticas, porque muchas enfermedades hereditarias requieren dos genes alterados para aparecer. Quien tiene un gen alterado y otro completo no enfermará. Si los dos progenitores aportan cada uno un gen alterado a su hijo, este padecerá la enfermedad. Los padres que son familiares entre sí comparten gran cantidad de genes comunes y el riesgo de transmitir a su hijo genes que le pueden causar alguna enfermedad es mayor que en aquellos padres entre los que no existe relación de consanguinidad.

UNA VEZ QUE TENGAS LOS RESULTADOS DEL DIAGNÓSTICO PRENATAL, ¿QUÉ HARÁS?

Las pruebas para el diagnóstico de enfermedades congénitas y malformaciones durante el embarazo pueden conllevar dos decisiones, y deberías pensar qué es lo importante para ti que estás embarazada. Tú que no llevas el embarazo también puedes reflexionar, pero es la embarazada quien tiene el derecho legal de tomar todas las decisiones. Ella te escuchará si quiere.

Tienes dos opciones: abortar, si no quieres dar a luz a un hijo con una determinada lesión; o tener a tu hijo, pero con tiempo para prepararte para el parto y el cuidado del recién nacido de la manera más segura, y también para planear tu vida como madre de un niño con necesidades especiales.

Si no lo quieres saber, no lo dudes, rechaza el diagnóstico prenatal. Sí conviene que te hagas la ecografía incluida en el programa básico para saber dónde está situada la placenta, si tienes gemelos, etc., pero puedes decirle a la comadrona que no quieres que investigue nada más. Aunque tengas una idea clara de lo que decidirás antes de que te den el resultado de alguna prueba, siempre puedes cambiar de opinión una vez que hayas recibido más información sobre el diagnóstico.

A veces es difícil decidir lo que se va a hacer con el embarazo tras recibir información de que el feto tiene malformaciones. Es importante recordar que la legislación sueca deja claro que hasta el final de la semana 17 es la mujer embarazada y nadie más quien toma la decisión de abortar. Desde la semana 18 y hasta el límite a partir del cual se considera viable la vida del feto fuera del útero materno, actualmente fijado alrededor de la semana 22, es el Consejo Jurídico de la Dirección General de Sanidad sueca quien examina el caso y aprueba o rechaza la solicitud para practicar un aborto. Generalmente, las malformaciones severas e incompatibles con la vida suelen contar con la aprobación del Consejo para practicar un aborto tardío, así como las enfermedades graves que pongan en peligro la vida de la madre. En total se practican en Suecia entre seiscientos y setecientos abortos anuales a causa de malformaciones fetales o alteraciones en los cromosomas, la mitad de ellos después de la semana 18 del embarazo. No hay datos estadísticos sobre cuál es el número de embarazadas que después de saber que el niño sufre una determinada enfermedad deciden abortar o seguir con el embarazo.*

En ocasiones la decisión de abortar no es tan difícil de tomar. La mayoría de las embarazadas que son informadas de que, por ejemplo, el feto sufre anencefalia, es decir, que no tiene cerebro, y que no tiene ninguna posibilidad de sobrevivir fuera del útero materno, deciden abortar; no obstante, esta suele ser una experiencia dolorosa en la cual la esperanza y la ilusión de tener un hijo se convierten en tristeza y sin duda también en rabia porque te haya tocado a ti. De hecho, un aborto tardío casi siempre supone una experiencia triste y conmovedora.

* En España, también la mujer es la única que puede tomar una decisión libre e informada sobre el aborto. Hasta la semana 14 de embarazo puede practicarse la interrupción voluntaria de la gestación. En caso de grave riesgo para la salud de la madre o del feto, el plazo se prolonga hasta la semana 22. En el supuesto de malformaciones del feto incompatibles con la vida o de enfermedad extremadamente grave e incurable del feto, puede superarse este plazo, siempre que lo acepte un comité competente. *(N. de la E.)*

En los casos en que el feto presenta malformaciones con las que puede sobrevivir pero precisa mucha atención médica, o síndromes con los que la mayoría sobreviven hasta llegar a la edad adulta pero no podrán mantenerse por sí mismos, como ocurre con el síndrome de Down, la decisión es más difícil de tomar para muchas madres. Y hay que comprenderlo. Pero precisamente porque puede ser muy duro, creemos que lo acertado es dejar que sea la propia embarazada quien tome la decisión, si bien podrá recibir asesoramiento y apoyo de quien ella estime oportuno.

Si vives en un círculo familiar o cultural en el cual no se acepta el aborto, recuerda que la legislación también rige para ti; tú tienes derecho a decidir qué embarazos quieres llevar hasta el final, y no tienes por qué dar explicaciones a nadie sobre tu decisión. Si tú misma estás en contra del aborto y quieres seguir con el embarazo de un bebé que no sobrevivirá después del parto, puedes hacerlo. Pero si quieres abortar, tienes todo el derecho a mantener el aborto e incluso el embarazo en secreto en la medida de lo posible; a muchas mujeres les sirve de gran ayuda hablar con el trabajador social, que tiene la obligación de mantener la confidencialidad, y cuyos servicios están disponibles en todas las clínicas de maternidad. Si eres creyente, quizá una conversación con un sacerdote o líder religioso de tu propia confesión —o si fuese necesario de una confesión más liberal que la tuya— te sea útil.

INFECCIONES QUE PUEDEN PROVOCAR DAÑOS FETALES

Las malformaciones del feto son poco frecuentes y la mayoría de ellas se deben a alteraciones de los cromosomas que aparecen en la formación de los óvulos y los espermatozoides. En los casos en que las malformaciones del feto aparecen durante el embarazo, las infecciones víricas suelen ser la causa. La rubéola antes era una causa común de lesiones fetales, pero afortunadamente la vacunación ha hecho que desaparezca y no representa ninguna amenaza real para ti que estás embarazada en Suecia.* A continuación repasamos otras infecciones causadas por virus que pueden provocar problemas serios al feto.

Citomegalovirus

El citomegalovirus (CMV) es una infección muy común que se transmite a través de los fluidos corporales. A menudo los síntomas son tan leves que uno no nota nada, pero se puede demostrar que se ha padecido la infección si en la sangre se encuentran anticuerpos contra el citomegalovirus. La infección no es peligrosa para personas con un sistema inmunitario normal. Uno de cada tres niños de un año ha tenido una infección por CMV. Aproximadamente siete de cada diez embarazadas han sufrido una infección por CMV y tienen anticuerpos contra él. Al principio, después de haber sido contagiado, el virus está en la sangre, pero luego permanece inactivo en el interior de las células del cuerpo.

Si una mujer se contagia con CMV durante el embarazo, tendrá el virus en la sangre y en el 30-40 % de los casos lo transmitirá al feto, que se infectará. Los síntomas de la infección por citomegalovirus pueden ser fiebres prolongadas. Los virus que están en el interior de las células del cuerpo no pueden infectar ni al feto ni a nadie. Pero los virus latentes se pueden activar durante el embarazo, de manera que algunas partículas del virus pasen a la sangre e infecten al feto. El riesgo de que esto ocurra está aproximadamente entre el 1 y el 3 %.

En Suecia, cada año nacen alrededor de doscientos treinta niños infectados por CMV durante el embarazo (uno de cada quinientos embarazos). En ocho o nueve casos de cada diez no presentan ningún síntoma al nacer, mientras que algunos presentan indicios, tales como pequeñas hemorragias en la piel, trastornos hepáticos o bajo peso. De los bebés que nacen con CMV y no presentan ningún sínto-

* En España siguen registrándose casos de rubéola, por lo tanto esta enfermedad es un riesgo para la mujer embarazada, pues puede causar aborto espontáneo, muerte fetal intrauterina y malformaciones fetales. *(N. de la E.)*

ma al nacer, entre un 10-20 % desarrollará daños más tarde, durante su desarrollo. La pérdida de audición, los problemas de visión y la discapacidad intelectual son los problemas más habituales, y la infección por el CMV es una causa relativamente frecuente de la pérdida de audición desde el nacimiento.

No existe ningún tratamiento para las embarazadas con infección por CMV que haya demostrado su eficacia para proteger al feto. Los medicamentos antivirales administrados después del nacimiento han mostrado resultados prometedores a la hora de reducir la pérdida de audición en los niños que nacen con infección por citomegalovirus. Esperemos que haya pronto una vacuna.

Parvovirus humano B19

El parvovirus humano B19 causa en los niños una enfermedad conocida como eritema infeccioso o quinta enfermedad. Causa los síntomas de un resfriado y erupciones cutáneas en las mejillas, que al principio suelen ponerse muy rojas y luego se extienden como guirnaldas por los hombros, el cuello, el tórax y los brazos. Alrededor del 70 % de las mujeres embarazadas ha tenido la quinta enfermedad. Entonces han desarrollado anticuerpos contra el virus que las protegen de por vida de sufrir nuevas infecciones.

Por lo tanto aproximadamente una de cada tres mujeres embarazadas corre el riesgo de contagiarse con el parvovirus humano B19 y, entre las contagiadas, una de cada tres corre el riesgo de contagiarle el virus al feto. En al menos nueve casos de cada diez eso no causa ningún problema, el feto supera la infección. En el caso de que el feto se vea afectado, el mayor problema suele ser la falta de producción de células sanguíneas. Esto puede conducir a una anemia importante que afecta sobre todo al corazón y al hígado y que aumente incluso el riesgo de un aborto espontáneo y provoque la muerte fetal. Una mujer embarazada que se ha infectado con este virus precisa controles especiales en la clínica de maternidad para ver si el feto presenta algún síntoma de anemia, la cual puede tratarse con transfusiones de sangre a través del cordón umbilical.

Por desgracia, no existe ninguna vacuna contra el parvovirus humano B19, y las madres que no tienen anticuerpos pueden infectarse, generalmente en casa al estar en contacto con sus hijos o en el trabajo si trabajan con niños. Si un niño de la familia sufre la típica erupción y se diagnostica la infección, es muy probable que la madre también esté contagiada. Evitar el contagio en casa es muy difícil, por no decir imposible, pero si estás embarazada conviene evitar el contacto cercano con niños ajenos a tu familia que tengan la quinta enfermedad. El parvovirus humano B19 se propaga siempre, pero de manera más intensa a modo de epidemias con intervalos de unos años. Si trabajas en preescolar o en un hospital infantil durante un período de epidemia, solicita que te trasladen a un puesto donde no tengas contacto con niños afectados si no eres inmune a la enfermedad (lo cual se puede comprobar con el análisis de sangre).

Virus del Zika

Un virus que se ha reconocido recientemente que puede ser dañino para el feto es el virus del Zika, que se propaga a través de la picadura de mosquitos infectados. El virus del Zika se conocía desde hacía tiempo, pero había suscitado muy poco interés por parte de los investigadores porque provoca una enfermedad bastante benigna, parecida a una gripe ligera.

Entre 2014 y 2015 se propagó por Brasil, donde anteriormente no había existido. Como nadie tenía anticuerpos, toda la población estaba expuesta y estalló una epidemia provocada por este virus. Durante el otoño de 2015 se registró un fuerte aumento en el número de niños que nacían con graves malformaciones cerebrales y se demostró que sus madres habían estado infectadas por el virus del Zika durante el embarazo. El virus existe sobre todo en el hemisferio sur y durante mucho tiempo se extendió por el continente africano y el Sudeste Asiático. Desde Brasil el virus ha seguido extendiéndose por Sudamérica y América Central. En Suecia no existen actualmente las especies de mosquitos que propagan el virus del Zika, sin embargo sí que las hay en Mallorca y en todo el Mediterráneo, pero hasta ahora no se han tenido noticias de que se haya producido en estas zonas ninguna infección por este virus.

El virus puede permanecer en el cuerpo durante meses, aunque aún no se sabe exactamente cuánto tiempo. Se ha detectado en el esperma de un hombre 188 días después de regresar a casa tras un viaje a una zona afectada. Se puede transmitir por vía sexual; tanto hombres como mujeres.

Se ha puesto en marcha un trabajo de investigación intensivo para encontrar una vacuna o medicamento contra este virus. Pero mientras no haya una vacuna, si estás o planeas quedarte embarazada, la única manera segura de prevenir el contagio es que tú y tu pareja evitéis viajar a países donde se haya constatado la presencia del virus. El Centro Europeo para la Prevención y el Control de Enfermedades (ECDC) publica en su página web los datos actualizados de las zonas afectadas; si estás embarazada, visítala antes de planificar un viaje al extranjero.

EN RESUMEN...

... el embarazo es un estado en el que la placenta se adueña del cuerpo, lo cual tiene su parte positiva (para el feto) y su parte negativa (para la embarazada). No se puede hacer gran cosa para influir en el proceso, pero sigue los controles en la consulta de tu comadrona, acude al hospital si notas que disminuyen los movimientos del feto y ve a urgencias de ginecología en caso de sangrados abundantes. Sobre el tabaco, el alcohol, la dieta y el peso podrás leer más en el próximo capítulo. Recuerda que, aunque el riesgo de aborto espontáneo es del 10 % durante el primer trimestre, eso significa que las posibilidades de llevar a buen puerto tu embarazo son del 90 %. Y a medida que avanza el embarazo, menores son las posibilidades de que surjan complicaciones que amenacen la vida del bebé. En el caso de las infecciones, no puedes hacer gran cosa, salvo evitar los viajes a países donde existe la posibilidad de contagiarte con el virus del Zika.

- 3 -

Preceptos y prohibiciones para las mujeres embarazadas

Si eres una mujer independiente que decide por sí misma cómo quiere vivir, cuando te quedes embarazada te sorprenderás. Muchas personas, tanto particulares como trabajadores del sector sanitario y autoridades públicas, de pronto consideran que tienen mucho que decir en lo que se refiere a ti y a tu vida. No resulta fácil diferenciar entre lo que se basa en conocimientos reales y lo que no son más que mitos, moralismo y ganas de entrometerse. En este capítulo analizaremos lo que es razonable pedirle a la embarazada que acepte, en forma de consejos, preceptos y prohibiciones. Te explicaremos cómo funciona la investigación como fuente de conocimiento y cómo esta se puede analizar desde una postura crítica. Y haremos un repaso a los consejos de los organismos públicos: ¿se sustentan realmente en una base científica sólida?

Los consejos sobre el modo de vida que ha de llevar una embarazada vienen de antiguo y ya aparecen documentados en el Antiguo Testamento. El Libro de los Jueces, en el capítulo 13:3-4, dice: «A esta mujer se le apareció el ángel de Jehová, y le dijo: "He aquí que tú eres estéril, y nunca has tenido hijos; pero concebirás y darás a luz un hijo. Ahora, pues, no bebas vino ni sidra, ni comas cosa inmunda"».

El Libro de los Jueces nos habla de una sociedad profundamente patriarcal. Narra sobre todo las guerras entre distintos pueblos, pero a veces aparecen las mujeres. Por ejemplo, la hija de Jefté, ofrecida en sacrificio a Dios por haberlo ayudado a vencer a los amonitas. Y la concubina del levita, entregada a una pandilla de pervertidos para que la violaran y lo dejaran a él en paz. Aquellos hombres la violaron, abusaron de ella toda la noche, y después el levita, en agradecimiento, descuartizó su cuerpo en doce trozos cuando regresaron a casa tras el viaje.

En el Éxodo se revela que el feto pertenecía al marido y que era él quien le ponía precio: «Si unos hombres, en el curso de una pelea, dan un golpe a una mujer embarazada provocándole un aborto, sin que muera la mujer, serán multados conforme a lo que pida el marido ante los jueces».

Las mujeres suecas casadas fueron declaradas mayores de edad con derecho a decidir hace casi cien años, en 1921, al mismo tiempo que todas las mujeres suecas consiguieron el derecho a votar en las elecciones. Las embarazadas son en la mayoría de los casos mayores de edad, y tienen derecho a decidir sobre su propio cuerpo. Mucho ha llovido desde los tiempos del Antiguo Testamento. Pero la norma para las mujeres gestantes de no beber vino ni bebidas alcohólicas y no comer nada impuro ha pervivido hasta nuestros días.

Muchas mujeres embarazadas cuentan que el derecho a su propio cuerpo no siempre se respeta. La barriga redonda se ve a menudo como un bien público, y personas desconocidas o poco conocidas se creen con derecho a tocarla o hablar de ella. Un comportamiento que sería impensable al tratar con una persona que no estuviera embarazada.

Incluso dentro del sistema sanitario y en el ámbito de la medicina preventiva se ve el embarazo como una oportunidad para poner en marcha los cambios en el estilo de vida que se consideran beneficiosos para la salud pública en general. De hecho, se supone que las mujeres gestantes son más receptivas a esos consejos que el resto de la población, lo cual es cierto, porque temen que le pase algo al feto por su culpa.

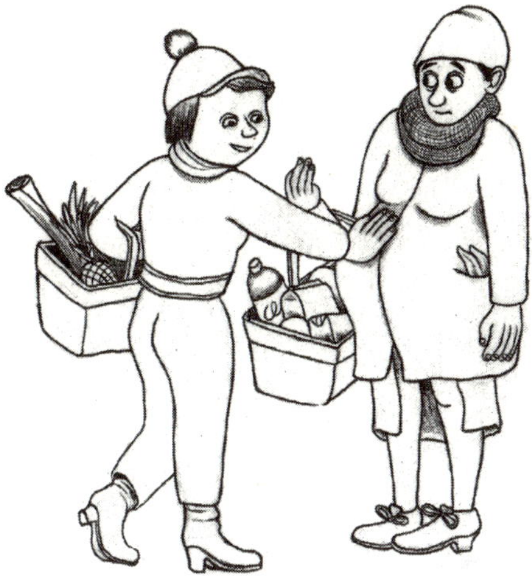

El embarazo es un estado especial. Nosotras pensamos que la embarazada tiene la obligación moral de evitar en la medida de lo posible cualquier cosa que pueda causar daño al feto. Pero también consideramos que los organismos públicos que ofrecen consejos tienen la obligación específica de valorar con sentido crítico que esas recomendaciones tengan una base científica antes de publicar que algo es nocivo para el feto. Precisamente porque la sensibilidad de las embarazadas es muy grande.

También consideramos que los consejos sobre cómo se debe vivir durante el embarazo solo tienen que ir orientados a proteger a la gestante y a su hijo. La embarazada no tiene por qué cargar con la responsabilidad de la salud pública en general y tiene derecho a elegir si quiere mejorar su manera de vivir durante el embarazo o si prefiere dar prioridad a otras cosas.

En este capítulo repasaremos los consejos actuales sobre los alimentos impuros y las bebidas alcohólicas, y qué dice actualmente la ciencia al respecto; qué consejos son importantes para proteger al bebé y cuáles se lanzan más bien con la esperanza de mejorar la salud pública en general. Pero empezaremos explicando cómo trabajan los investigadores para llegar a la conclusión de si algo es verdadero o falso.

VERDADES CIENTÍFICAS Y MEDIAS VERDADES

El método científico se desarrolla en los países occidentales desde el siglo XVII, cuando los investigadores comenzaron a hacer experimentos, en vez de usar solo la razón, para explicar cómo funcionaba el mundo y todo era expresión del gran plan de Dios.

La experimentación es la fuente más segura de conocimiento, a condición de que el experimento se realice correctamente. Para que un ensayo clínico sea perfecto tiene que haber un grupo de control. Los participantes se distribuyen aleatoriamente: unos recibirán un tratamiento activo y otros un placebo; estos últimos son los que forman el grupo de control. Sin embargo, ni los participantes ni quienes realizan el estudio deben saber a qué grupo pertenecen. Un estudio así se conoce con el nombre de ensayo controlado aleatorizado a doble ciego y tiene el mayor valor probatorio dentro de la investigación clínica.

ESTUDIOS CLÍNICOS OBSERVACIONALES

Muchas de las preguntas a las que nos gustaría dar respuesta no pueden ser investigadas mediante ensayo controlado aleatorizado a doble ciego. Lo impide la ética profesional de los investigadores. Supongamos que queremos saber cuánto alcohol se puede beber durante el embarazo sin que ello afecte al feto. Es imposible hacer una prueba experimental. Ningún comité de ética científica aprobaría un estudio en el que mujeres embarazadas fueran distribuidas aleatoriamente en grupos de control para beber distintas cantidades de alcohol, o nada, durante el embarazo, para investigar qué cantidad de alcohol puede causar efectos nocivos al feto.

Cuando los experimentos no son posibles, tenemos que conformarnos con los estudios observacionales, en los cuales los investigadores hacen un seguimiento de un grupo de mujeres embarazadas y observan lo que ocurre. En este ejemplo, el objeto del estudio serían aquellas gestantes que beben mucho, poco o nada, y los investigadores observarían lo que ocurre en cada caso durante el embarazo y con sus futuros hijos.

Los estudios observacionales aportan muchos conocimientos, pero tienen sus limitaciones y sus trampas. Por ejemplo, nos planteamos qué factores se requieren para determinar el riesgo que existe para el feto tras la ingesta de alcohol durante el embarazo.

En primer lugar, los investigadores necesitan seleccionar un grupo de personas con un perfil similar al del grupo al que se quiere asesorar después. Si se quieren sacar conclusiones que sean relevantes para las mujeres suecas, habrá que estudiar a mujeres bien nutridas de países industrializados ricos. Los estudios sobre mujeres que viven en barrios marginales de un país pobre donde el 40 % consume cocaína y el 70 % padece desnutrición no sirven para sacar ninguna conclusión sobre los efectos que tiene el alcohol en los embarazos de las mujeres suecas.

En segundo lugar el consumo de alcohol debe medirse de la mejor manera posible. Un análisis de sangre no puede mostrar cuánto alcohol ha bebido una persona, por lo que los investigadores tienen que preguntar a la embarazada. Para que la respuesta sea lo más sincera posible, es una ventaja realizar el estudio en un entorno donde la ingesta de alcohol durante el embarazo esté más o menos aceptada, al menos en pequeñas cantidades, de lo contrario no todas las mujeres gestantes se atreven a contar la verdad. Es importante preguntarles durante el embarazo y no pasado el tiempo, pues en ese caso muchas mujeres lo han olvidado y, además, se corre el riesgo de que las madres que tienen hijos con alguna dificultad se sientan culpables, la memoria las traicione y magnifiquen su consumo de alcohol, mientras que por el contrario las madres con hijos más tranquilos olvidan fácilmente buena parte de su consumo real de alcohol.

En tercer lugar se deben tener en cuenta las variables o los factores de confusión. Un factor de confusión es una variable que influye en la probabilidad de tener un niño con lesiones que estén relacionadas con la ingesta de alcohol. Por ejemplo, fumar. El hábito de fumar es una causa de que los hijos nazcan con bajo peso. Además, el tabaquismo y el alcohol están relacionados entre sí: quienes fuman beben con más frecuencia, y viceversa. Así pues, las mujeres que beben alcohol fuman más a menudo. Si dan a luz un bebé con menos peso, puede deberse al tabaquismo o a la ingesta de alcohol (o a ambas cosas). Si el investigador no tiene en cuenta los efectos del tabaco en su análisis, puede llegar a la conclusión de que el alcohol es el responsable del bajo peso del bebé al nacer. Hay métodos estadísticos para eliminar el efecto de los factores de confusión, pero solo de aquellos que el investigador conoce e incorpora a su estudio. Existen muchos factores de confusión que no conocemos, o no podemos medir, y por tanto no se pueden eliminar del análisis. Este problema añadido hace que sea muy difícil demostrar la relación causa-efecto en los estudios observacionales.

A menudo los investigadores no se ponen de acuerdo en cómo deben interpretarse los resultados de los estudios observacionales ni los resultados obtenidos en experimentos con animales. A pesar de ello, profesionalmente están dispuestos a cambiar su opinión si aparece un estudio que demuestra que estaban equivocados. Un solo ensayo aleatorizado controlado a doble ciego realizado con personas puede echar por tierra de un plumazo miles de viejos estudios de observación. Un estudio de ese tipo puede demostrar que todo era justo al contrario de lo que se creía. Un ejemplo: los investigadores y los médicos creían que era beneficioso para las mujeres que llegaban a la menopausia tomar hormonas sexuales femeninas, hasta que se hizo un ensayo controlado aleatorizado a doble ciego y se descubrió que eso era muy peligroso, porque aumentaba el riesgo de sufrir trombosis y cáncer de mama.

Tras esta larga introducción, en este capítulo queremos ofrecerte una interpretación actual del punto en que se encuentra la investigación con respecto a las bebidas alcohólicas y los alimentos impuros durante el embarazo. Añadiremos también lo referido a medicamentos, complementos vitamínicos y abuso del tabaco, puesto que son temas muy relacionados.

LOS CIGARRILLOS SON PERJUDICIALES PARA EL FETO

Hay algunas cosas que una mujer embarazada debe tratar de evitar por completo y acerca de las cuales las investigaciones son claras e indiscutibles. Entre estas se encuentra el tabaco. Fumar durante el embarazo aumenta el riesgo de que el feto muera en el útero; también está asociado estadísticamente con el hecho de que los bebés nazcan antes de tiempo y pesen menos que si no fumaras.

El número de mujeres que fuman disminuye cada año; si no lo has dejado antes, el momento de hacerlo es cuando estás embarazada. O al menos reduce el consumo de cigarrillos al mínimo. Solicita ayuda en tu centro de salud o en la consulta de tu comadrona si no eres capaz de dejarlo por ti misma.

Por el bien del feto, lo mejor es que intentes minimizar la ingesta de nicotina tanto como puedas. Por las mismas razones, los medicamentos que contienen nicotina (chicles, pastillas, etc.) son una opción mucho peor que dejar totalmente la nicotina durante el embarazo. Pero no dejes que lo deseable te estropee lo conseguido: ¡cada cigarrillo no fumado es un paso en la buena dirección!

LAS BEBIDAS ALCOHÓLICAS DURANTE EL EMBARAZO

Quizá el consejo del ángel en el Libro de los Jueces se basó en que ya en los tiempos anteriores al cristianismo habían observado que los hijos de madres alcohólicas tenían cierta tendencia a nacer pequeños y a desarrollarse peor que los demás. En 1973 la revista científica *Lancet* publicó un estudio en el que se describía el síndrome alcohólico fetal,[1] y en Suecia, en 1979, un médico de Gotemburgo, Ragnar Olegård, mostró las graves consecuencias que sufrían los niños cuyas madres habían abusado del alcohol durante el embarazo.[2, 3]

El síndrome alcohólico fetal afecta a una gran parte de los hijos de madres con alcoholismo grave.[4] Los síntomas son baja estatura, daños cerebrales y un aspecto facial característico: el surco poco marcado debajo de la nariz, el labio superior delgado y los ojos rasgados. Los niños con este síndrome presentan con frecuencia trastornos de conducta graves y una capacidad intelectual baja. Los problemas cardíacos también están sobrerrepresentados en el grupo.

Según un estudio reciente de la Dirección Nacional de Sanidad y Bienestar Social, en Suecia nacieron 140 bebés con el diagnóstico de síndrome alcohólico fetal según el registro de diagnósticos de los años 2001 al 2009, realizados a la población nacida entre 1987 y 2008.[5] La mitad de ellos habían nacido fuera de Suecia, la mayoría eran hijos adoptados procedentes de Europa del Este. Es probable que la propia cultura tolerante con el alcohol que impera en los países del este, quizá en combinación con las restrictivas leyes de aborto que existen en algunos de esos países, desempeñen un papel importante en la elevada incidencia del síndrome alcohólico fetal en los niños de esos países. En Suecia se diagnostican cada año unos nueve casos nuevos de síndrome alcohólico fetal. En el país nacen aproximadamente 120.000 niños anualmente.

Por lo tanto es muy perjudicial para el feto que bebas grandes cantidades de alcohol durante el embarazo. Si abusas de la bebida es fundamental que trates tu problema antes de quedarte embarazada, o por lo menos tan pronto como descubras que lo estás. De la misma manera, es muy relevante que las comadronas, los servicios de atención a las adicciones y los servicios sociales dispongan de recursos para tratar a las pocas mujeres que mantienen conductas adictivas y quieren seguir adelante con la gestación. Un buen acceso a anticonceptivos y al aborto para las mujeres alcohólicas o drogadictas que no deseen tener hijos tal vez sea la mejor forma de prevenir el síndrome alcohólico fetal, y es probable que esta sea la principal razón de que ese síndrome sea extremadamente raro en Suecia hoy en día (< 1 /10.000 nacimientos).*

* En España, la incidencia del síndrome alcohólico fetal es de 2 por 1.000 nacidos vivos. *(N. de la E.)*

¿SON PELIGROSAS LAS BEBIDAS ALCOHÓLICAS EN PEQUEÑAS CANTIDADES?

En la actualidad las autoridades sanitarias suecas dan una serie de consejos estrictos: por seguridad una mujer embarazada no debe probar el alcohol en absoluto y bajo ninguna circunstancia. Estos consejos se justifican con el hecho de que no existe ningún umbral mínimo seguro para la ingesta de alcohol, o con el principio de solidaridad que considera que las embarazadas sin problemas de alcoholismo deben ser solidarias con las embarazadas con problemas y abstenerse por ello de tomar alcohol.

El argumento de la solidaridad nos parece bastante curioso. Una persona con una adicción consolidada está controlada por la droga, no por las normas generales de la sociedad en relación con esa droga. Para quienes tienen o han tenido adicción al alcohol o a las drogas es fundamental, por supuesto, mantener el principio de precaución y evitar hasta donde les sea posible arriesgarse a una recaída. En general, una manera fundamental para conseguirlo es abstenerse totalmente de probar el alcohol. Una persona adicta que quiere comprobar si es capaz de beber menos alcohol sin recaer es mejor que lo haga a una distancia adecuada del embarazo, tanto el suyo como el de su pareja. Pero pensar que se ayuda a las mujeres con problemas de alcoholismo si otras mujeres embarazadas se abstienen de brindar con champán en la boda de sus hermanas o amigas es una idea bastante peregrina.

El principio de que «no hay ningún umbral mínimo seguro» que se defiende en la actualidad suele deberse a la falta de investigación sobre este tema que pueda decirnos qué dosis son inocuas. Pero eso no es del todo cierto. Una búsqueda bibliográfica demuestra que hay muchos estudios de observación muy bien elaborados, y nosotras hemos decidido recogerlos aquí. Tal vez resulte una revisión algo exhaustiva; si no te interesa este asunto, salta al siguiente apartado, que trata de la alimentación durante el embarazo.

Esta revisión demuestra que, salvo un riesgo ligeramente más elevado de sufrir un aborto espontáneo al principio del embarazo, no hay ninguna relación causal probada entre las malformaciones fetales y la ingesta de cinco o seis vasos de vino a la semana, si se beben menos de tres vasos en cada ocasión.

Muchos estudios han investigado con diferentes métodos el efecto de beber cantidades de alcohol entre bajas y moderadas durante el embarazo. Es un campo de investigación difícil.[6] Naturalmente, como ya hemos dicho, por razones éticas no se pueden realizar estudios experimentales en los que los investigadores distribuyan aleatoriamente a las mujeres en distintos grupos y les den a beber diferentes cantidades de alcohol durante el embarazo para ver qué ocurre con sus hijos, aunque ese método aportaría los resultados más fiables. Así pues, tenemos que guiarnos por diferentes tipos de estudios de observación.

Por pura casualidad siempre habrá estudios aislados que muestren efectos tanto positivos como negativos de beber pequeñas cantidades de alcohol. Por tanto los investigadores nunca basan sus trabajos en ese tipo de estudios aislados, sino que hacen una recopilación de muchos estudios y valoran también su calidad. Con ayuda del metaanálisis los investigadores calculan el resultado cuantitativo de los diferentes estudios, mientras que los artículos de revisión resumen los resultados de diferentes estudios, generalmente junto con una valoración del punto donde se halla la investigación sobre un tema concreto.

La unidad de medida del consumo de bebidas alcohólicas se define de manera distinta en diferentes estudios, pero para hacer una revisión general hemos reconvertido todas las unidades de medida en lo que es un vaso normal de alcohol en Suecia (12 gramos de alcohol, que equivale a un vaso de vino de 15 centilitros, a una cerveza de alta graduación de 33 centilitros o a 4 centilitros de bebidas alcohólicas de alta graduación).

Como hemos dicho, no existe una relación segura entre las malformaciones del feto y el hecho de beber menos de cinco o seis vasos normales de alcohol a la semana, siempre y cuando se beban menos de tres vasos en una misma ocasión. Un metaanálisis de 2011, que incluía 36 estudios sobre el tema,[7] no halló ningún efecto negativo en el peso de los niños al nacer ni partos prematuros con un consumo igual o menor al equivalente a 5,8 vasos normales a la semana. Una revisión sistemática sobre el tema publicada en 2007 tampoco halló efectos negativos como aborto espontáneo, muerte fetal, inhibición del crecimiento, parto prematuro, bajo peso o malformaciones, incluido el síndrome alcohólico fetal, con un consumo de alcohol menor de siete vasos normales a la semana.[8] Cuando los investigadores compararon en un metaanálisis que incluía más de 130.000 embarazos[9] la proporción de niños nacidos con malformaciones cuyas madres habían bebido de dos a catorce vasos a la semana durante el primer trimestre del embarazo con los hijos de madres que no habían bebido nada en absoluto, no hallaron ninguna diferencia. Un metaanálisis de 2014 que incluía 34 estudios[10] no encontró ninguna relación entre el consumo de alcohol hasta un máximo de 6,8 vasos normales a la semana y una serie de resultados neuropsicológicos en los niños (atención, comportamiento, inteligencia, vista, desarrollo de la motricidad y dominio del lenguaje). Los investigadores que hicieron en 2010 una revisión sistemática de 39 artículos científicos concluyeron en su resumen que no había ninguna diferencia en el desarrollo de la motricidad entre los niños cuyas madres se habían abstenido de tomar alcohol y los niños cuyas madres habían bebido hasta un máximo de siete vasos normales a la semana durante el embarazo. Los niños tenían entre cuatro meses y cuatro años cuando les hicieron el reconocimiento.[11]

Por otro lado, varios estudios muestran que el consumo de más de un vaso de alcohol diario durante el embarazo se asocia con mayor riesgo de daños para el niño. El metaanálisis de 2011 al que nos referíamos arriba muestra que el riesgo de que el niño nazca con bajo peso aumenta a partir de los 5,8 vasos normales a la semana, y el riesgo de nacimiento prematuro, con los 8,7 vasos a la semana.[12] El metaanálisis de 2014[13] muestra que existe una relación entre menor inteligencia de los niños y el llamado *binge drinking* o consumo intensivo (beber de vez en cuando más de cuatro vasos y medio normales de alcohol en una misma ocasión). La revisión sistemática de 2010 muestra la relación entre un menor desarrollo de la motricidad en el niño cuando se beben más de diez vasos normales a la semana.[14]

La mayoría de los estudios sobre los efectos del alcohol han incluido a mujeres que estaban al final del tercer trimestre del embarazo, cuando el riesgo más alto de sufrir un aborto espontáneo ya ha pasado. Por lo cual no se han podido estudiar precisamente los efectos del alcohol en los abortos espontáneos tempranos. Un estudio danés que incluye a más de 90.000 mujeres[15] demuestra que existe una relación entre beber pequeñas cantidades de alcohol, como medio vaso a la semana, y un riesgo ligeramente mayor de tener un aborto espontáneo antes de la semana 16 del embarazo, pero a partir de esa semana no se ha podido constatar ninguna relación de ese tipo. Un estudio de esta tipología es imposible que muestre si se trata de una relación causa-efecto o no, pero quien quiera evitar un aborto espontáneo temprano hará bien, por seguridad, de abstenerse de tomar alcohol.

Si has bebido pequeñas cantidades de alcohol estando embarazada y no has sufrido un aborto espontáneo temprano, será un alivio para ti saber que no hay ningún estudio que demuestre que puedes haber causado algún daño a tu bebé. En la mayoría de los países occidentales, las autoridades sanitarias aconsejan actualmente no beber nada de alcohol durante la gestación, pero en el Reino Unido, por ejemplo, esos consejos no llegaron hasta 2016.[16] Antes el consejo de las autoridades era no beber más de uno o dos vasos a la semana.

LA ALIMENTACIÓN DURANTE EL EMBARAZO

El segundo consejo del Libro de los Jueces, no comer alimentos impuros, es también de plena actualidad para las embarazadas de hoy en día. En la mayoría de los países se dan consejos a las embarazadas acerca de lo que deben comer y lo que deben evitar durante el embarazo. En Suecia, la Agencia Estatal de Seguridad Alimentaria y Nutrición publica folletos con consejos que luego se distribuyen a las embarazadas por medio de las comadronas.

Resulta que los consejos sobre lo que debes comer cuando estás embarazada son los mismos que la Agencia recomienda también para cuando no lo estás. Mucha fruta y verdura, medio litro de productos lácteos desnatados a diario, pescado dos o tres veces a la semana, carne, aves, lentejas o alubias a diario, así como pasta, arroz, patatas o cereales, a ser posible integrales, a diario. Además, productos etiquetados con el símbolo de alimentos saludables y con grasas insaturadas.

Si sigues más o menos los consejos de la Agencia Estatal, comerás lo que necesitas desde el punto de vista de la nutrición. No es preciso que seas estricta en exceso, pues no todas las recomendaciones están basadas en pruebas científicas aplicables en concreto para las mujeres embarazadas. Si sueles tomar productos lácteos grasos y prefieres los cereales no integrales, puedes seguir tomándolos tranquilamente durante la gestación sin que por ello pongas en riesgo tu salud ni la del bebé. Lo cierto es que no hay ningún estudio científico que diga que justo las embarazadas han de tomar leche desnatada, es solo que a la Agencia Estatal de Seguridad Alimentaria y Nutrición sueca le parece que el embarazo es un momento apropiado para inculcar lo que ellos llaman «buenos hábitos alimentarios».

Los niños son muy listos para sacar de ti y de tus reservas los nutrientes que necesitan. Si descuidas tu alimentación, serás tú la que estarás desnutrida, tu hijo solo se vería afectado en situaciones de inanición. Por eso no puedes optimizar las condiciones del bebé siguiendo ningún tipo de dieta, la placenta se encarga de ello a partir de lo que tú ingieres.

Si antes del embarazo seguías algún régimen específico o evitabas comer ciertos alimentos, piensa si estás dispuesta a relajar tus normas durante la gestación. Una dieta estricta que excluya muchos alimentos aumenta el riesgo de malnutrición. Si tienes que seguir una alimentación especial (a causa de alguna alergia o enfermedad) o estás decidida a continuar con tu dieta, consulta a un dietista para que te dé consejos individuales de nutrición antes y durante el embarazo.

COMPLEMENTOS NUTRICIONALES Y VITAMINAS

Es evidente que los fabricantes de complejos multivitamínicos y de complementos nutricionales invierten mucho en marketing dirigido precisamente a las mujeres gestantes. Existe un gran mercado para los complementos nutricionales en Suecia y en buena parte de los países ricos del mundo, y muchos de ellos se comercializan específicamente para embarazadas. Sin embargo, nadie sabe si estos tienen algún efecto positivo para las mujeres bien alimentadas de los países con un PIB alto.

Una revisión científica de 2015 de los estudios sobre los complementos nutricionales y vitamínicos durante el embarazo muestra que la mayoría de ellos están realizados en países con ingresos medios y bajos. Solo dos trabajos habían analizado el efecto de los complementos multivitamínicos (que contienen varias vitaminas y minerales, hierro y ácido fólico) en el período de gestación en países ricos, ambos en el Reino Unido. El estudio más importante se realizó en 2010 e incluía a 410 mujeres que tomaron multivitaminas o pastillas de azúcar. En dicho análisis no se apreció ninguna diferencia en los resultados del embarazo entre ambos grupos, lo cual desmiente que las píldoras de vitaminas sean beneficiosas para las mujeres gestantes. Otra investigación se publicó en 1937, cuando en el Reino Unido la situación nutricional era significativamente peor que la que se tiene en la bien nutrida Suecia de hoy en día; por eso nos parece que este estudio es menos relevante para nosotros. En los países pobres, donde gran parte de la población sufre un estado nutricional deficiente, se ha demostrado que la ingesta de pastillas multivitamínicas que contienen hierro y ácido fólico reduce el riesgo de dar a luz a bebés con un peso extremadamente bajo, al contrario que si solo se toma hierro y ácido fólico.

Algunas vitaminas y ciertos minerales se consideran más importantes que otros; cabe citar la vitamina D, el hierro y el ácido fólico. A continuación haremos un repaso detallado de ellos.

Vitamina D

La vitamina D se sintetiza en la piel cuando esta se expone al sol. Es importante para absorber el calcio, el cual a su vez es fundamental para tener un esqueleto fuerte. Además, esta vitamina tiene muchas otras funciones en el organismo. No está claro el efecto que puede tener su carencia durante el embarazo, pero solicitar una prueba de la vitamina D en el centro de salud vale la pena para ver si tienes carencia de esta vitamina y tratarla, si es el caso, con un complemento vitamínico preventivo.

Hierro

El cuerpo necesita hierro para formar la hemoglobina, la proteína que hay en los glóbulos rojos que transportan el oxígeno desde los pulmones a todas las células del cuerpo, y la mioglobina, una proteína de color rojo que se concentra sobre todo en los músculos y absorbe el oxígeno de la hemoglobina. La falta de hierro es muy común entre las mujeres que menstrúan, especialmente si son vegetarianas (la carne roja es sin duda la mayor fuente de hierro). Esta carencia afecta negativamente a las mujeres durante el embarazo, ya que implica un mayor riesgo de tener un parto prematuro y de que el niño nazca con bajo peso. Por eso, las comadronas controlan el nivel de hierro por medio de una muestra de sangre al principio del embarazo y recomiendan suplementos de hierro si los niveles son bajos. A pesar de los suplementos, generalmente los niveles de hierro no llegan a ser tan altos como antes de quedarte embarazada; probablemente sea algo que regula el propio cuerpo. Toma el suplemento de hierro si te lo recomiendan, pero no te preocupes en el caso de que sigas teniendo valores bajos del contenido de hemoglobina en sangre, y si este te provoca efectos secundarios (normalmente estreñimiento o diarrea), pregunta si hay otro. (Todos los suplementos que contienen hierro provocan heces oscuras, por desgracia es algo inevitable.)

Ácido fólico

A todas las mujeres que planean quedarse embarazadas se les recomienda que tomen un suplemento de ácido fólico con el objetivo de minimizar el riesgo de que el niño nazca con espina bífida. Esta recomendación no está basada en ningún ensayo controlado aleatorizado a doble ciego. Se fundamenta, en cambio, en estudios de observación que muestran una disminución del número de bebés que nacen con espina bífida en los países donde se empezó a añadir ácido fólico a la harina. Sin embargo, en esos países se introdujo al mismo tiempo el diagnóstico de la espina bífida por medio de ecografías durante el embarazo y la legalización del aborto. Por eso no está claro si fue el ácido fólico el que contribuyó a disminuir los casos de espina bífida o si se debió al diagnóstico a través de ecografías o a la liberalización de la legislación sobre el derecho al aborto. Hoy en día en Suecia se interrumpen la mayoría de los embarazos en los que el feto tiene espina bífida.

Así pues nadie sabe si los suplementos de ácido fólico contribuyen a minimizar los casos de espina bífida o no. Hasta que no tengamos una respuesta clara, parece sensato seguir la recomendación y tomar el suplemento. La dosis sugerida es aproximadamente diez veces más alta de la que se ingiere con la comida, por lo que es imposible conseguir la misma cantidad cambiando de dieta. Se aconseja tomar el suplemento desde el momento en que decides tener un bebé, pero si te quedas embarazada sin planearlo, no pienses que has expuesto a tu hijo a ninguna enfermedad por no haber tomado suplementos de ácido fólico.

¿CUÁNTO DEBES COMER? ¿ES PELIGROSO TENER SOBREPESO?

Durante el embarazo necesitarás comer un poco más de lo habitual, y para la mayoría de las mujeres embarazadas, pasadas las náuseas del primer trimestre, el hambre regula de maravilla la necesidad creciente de alimentos. El aumento de peso durante el embarazo varía mucho, pero suele estar alrededor de los 12 kilos.

Si tenías sobrepeso (IMC por encima de 30) antes del embarazo, tendrás mayor riesgo de sufrir enfermedades como diabetes gestacional, preeclampsia y más probabilidades de que tengan que practicarte una cesárea. También es habitual en caso de sobrepeso que los fetos sean demasiado grandes para su tiempo de gestación, e incluso que mueran en el útero. Cuanto más sobrepeso tenga la embarazada, mayor es el riesgo para el niño de sufrir lesiones cerebrales, en concreto parálisis cerebral, lo cual depende en gran medida de la falta de oxígeno a la hora del parto.

Si ya estás embarazada no es buena idea empezar una dieta de adelgazamiento pensada para mujeres que no lo están, pues eso aportaría muy pocos nutrientes para ti y para el feto, que está creciendo. Necesitarás aumentar de peso, pero puedes mejorar las expectativas para ti y para el bebé con un control activo del peso durante el embarazo.

Hay muchos estudios de programas para embarazadas con sobrepeso basados en recomendaciones y ayuda para cambiar la dieta y aumentar la actividad física. Estos programas contribuyen a una cierta pérdida de peso y una discreta reducción del riesgo de hipertensión y quizá de la diabetes gestacional, pero los efectos no son espectaculares. Se ha comprobado algún efecto positivo en el riesgo de dar a luz a bebés con demasiado peso, pero no en otros muchos aspectos estudiados. Aunque los beneficios de participar en estos programas sean escasos, no se ha visto que entrañen ningún peligro. Si te sientes con fuerzas y motivada, pregunta a tu comadrona si hay algún grupo al que puedas incorporarte para aligerar un poco el sobrepeso durante el embarazo.

Recuerda que nadie tiene derecho a exigirte la participación en uno de esos programas. Es parte del trabajo de la comadrona hablar contigo del tema, pero no es competencia de los vecinos, de los familiares ni de los amigos hacer comentarios sobre tu peso si tú misma no has decidido hablar de ello con esa persona en concreto. Si no te sientes con fuerzas o no tienes posibilidades de trabajar activamente para controlar tu peso durante el embarazo estás en tu derecho de renunciar a ello. La mayoría de las comadronas lo entienden y lo respetan si tú se lo explicas, y si te ha tocado alguien insensible que te reprende en vez de apoyarte, ¡cambia de comadrona!

Si padeces o has padecido algún trastorno alimentario, existe un gran riesgo de que se agudice durante el embarazo, cuando el cuerpo cambia y el aumento de peso está ordenado por la naturaleza del propio estado. La comadrona y los expertos en psiquiatría tienen mucha experiencia en estos temas, pero asegúrate de contarle a tu comadrona que has tenido ese tipo de problemas, y ponte en contacto con la unidad de tratamiento de trastornos alimentarios si aún padeces alguno. Cuéntaselo también a tu pareja y pídele que esté atento por si tuvieras una recaída y en caso de necesidad te ayude a solicitar ayuda médica. Es más fácil tratar el problema al principio del proceso, pero puede resultar muy difícil buscar apoyo una misma, es algo característico de estas patologías.

Si sientes náuseas, tienes muchas ganas de comer determinados alimentos o te produce repugnancia comer algo en concreto, procura encontrar aquellos que te satisfagan. La aversión a ciertos alimentos puede llegar a ser extremadamente intensa durante el embarazo: evítalos en la medida de lo posible. Si tomar medio litro de leche desnatada al día no funciona para ti, prueba a poner requesón en la salsa para la pasta. Si no te gusta la ensalada, prueba un batido con fruta. ¡Y no olvides que eso es algo que se pasa!

También hay consejos sobre lo que deberías evitar específicamente durante el embarazo, o lo que podrían considerarse «alimentos impuros» para las embarazadas de hoy. Estas recomendaciones se basan en prescindir de comer pescado con altas dosis de contaminantes medioambientales y tratar en lo posible de no infectarte con la bacteria listeria y el toxoplasma, un parásito. A continuación hablaremos de ello.

PESCADOS QUE APARECEN EN LA LISTA DE LA AGENCIA ESTATAL DE SEGURIDAD ALIMENTARIA Y NUTRICIÓN

La Agencia estatal sueca desaconseja consumir pescados grasos con concentraciones relativamente altas de bifenilos policlorados (PCB) o tóxicos medioambientales similares, así como pescados que contienen mercurio, que son menos grasos. Basándose en el contenido de mercurio, la Agencia considera que la mujer embarazada no debe comer pescados como la perca, el lucio, la lucioperca y la lota, ni pescados grandes como atún fresco, pez espada, halibut grande, tiburón y raya más de dos o tres veces al año. El atún en conserva pertenece a una especie diferente del que se vende fresco y no contiene cantidades altas de mercurio.

Las recomendaciones relacionadas con el mercurio están siendo debatidas por los científicos que investigan los alimentos. Aunque las personas que comen gran cantidad de pescado pueden ingerir más mercurio de lo aconsejable, también se sabe que el pescado en sí es bueno para el feto y probablemente esto compensa los posibles efectos de los tóxicos medioambientales. Lo cierto es que no se ha observado ningún efecto negativo entre los niños que nacen en lugares donde se come muchísimo pescado y por lo tanto se han visto expuestos a ingerir cantidades relativamente altas de mercurio. Al contrario, los hijos cuyas madres incluyen mucho pescado en su alimentación se desarrollan un poco mejor.

En este contexto cabe mencionar que en un estudio exhaustivo realizado en Gotemburgo las mujeres mayores y de mediana edad presentaban índices de mortalidad más bajos, en especial por enfermedades cardiovasculares, cuanto mayores eran los niveles de mercurio que tenían en sangre. Naturalmente, no cabe decir que el mercurio sea beneficioso en sí mismo sino que este procedía en parte del pescado que esas mujeres habían comido, y en parte de sus empastes de amalgama. Quienes conservan muchos de sus dientes suelen tener más empastes y por lo tanto niveles más altos de mercurio en la sangre.

En resumen, casi todo apunta a que el pescado es un alimento saludable y que es una tontería abstenerse de comerlo por miedo a los productos tóxicos que pueda contener, pues sus beneficios compensan.

Quienes prefieran una mayor seguridad ante todo deberán consumir pescados que no se encuentren en la lista negra de la Agencia, como bacalao, eglefino, solla y caballa.

LA LISTERIA

La listeria es una bacteria que se encuentra en casi todas partes y no es particularmente peligrosa, excepto si estás embarazada, eres mayor o tienes problemas con el sistema inmunitario; en esos casos puede provocar, de forma excepcional, una septicemia, es decir, una infección generalizada. Tener una infección de listeria durante el embarazo significa un gran riesgo de que el feto muera en el útero, pero se producen muy pocos casos; en Suecia se registran uno o dos casos al año, de los 115.000 embarazos que llegan a término.

La listeria se diferencia de otras bacterias que necesitan calor para desarrollarse, pues crece bien incluso en la nevera. A menudo se pueden encontrar listerias en embutidos, salmón ahumado o cualquier otro alimento que haya estado en el frigorífico durante un tiempo.

En la mayoría de los casos de infección por listeria se ignora de dónde procedían las bacterias, dado que están por todas partes.

A veces se producen «brotes», es decir, un aumento de los casos de infección. Los brotes que se han registrado en las últimas décadas se han relacionado con productos de charcutería, con una partida de quesos elaborados con leche no pasteurizada, con salmón marinado envasado al vacío y con salmón ahumado. En Noruega se produjo también un brote más importante con queso elaborado con leche pasteurizada de una empresa láctea concreta. La listeria se encontró en ese caso en los quesos tipo camembert, brie y queso azul de dicha empresa, pero no en los quesos prensados ni en los quesos blandos tipo feta.

El riesgo de infección por listeria es lo que explica que se aconseje a las embarazadas que se abstengan de comer paté, salmón marinado, quesos blandos y comida precocinada. Esta recomendación no está avalada por ninguna evidencia científica. No hay ninguna estimación de cuántos casos de listeria se evitan al dar estos consejos a todas las mujeres embarazadas. La sugerencia empezó a hacerse a principios de la década de 1990 y desde entonces el número de casos de listeria entre las mujeres embarazadas se ha mantenido estable, aunque aumenta entre las personas mayores. No encontramos ninguna estadística del número de casos de listeria en embarazadas durante la década de 1980, pero en una recopilación de los casos de listeria entre las mujeres gestantes entre 1958 y 1974, por tanto mucho antes de que se dieran esos consejos, el número de casos era de 2,8 al año, pero entonces había menos embarazos que ahora. Si se tienen en cuenta a todas las embarazadas que restringen diariamente su dieta para seguir las pautas de alimentación con el fin de prevenir la listeria, no estaría de más realizar una revisión científica sobre la eficacia de dichos consejos.

En cualquier caso, si estás embarazada tampoco corres un riesgo muy alto por comer un poco de pastel con salmón marinado. Si quieres controlarlo todo lo posible y te limitas a los quesos duros y evitas los productos de charcutería y los alimentos envasados al vacío que se conservan en la nevera, estás definitivamente en el terreno más seguro. Los alimentos envasados al vacío y los quesos elaborados con leche no pasteurizada puedes añadirlos en algún pastel y calentarlos, pues entonces todas las posibles listerias mueren.

EL TOXOPLASMA

El toxoplasma es un parásito común que se encuentra en el intestino de los felinos, tanto de los gatos domésticos como de los linces que viven en el bosque. Los gatos no se ponen enfermos, pero los huevos del parásito son liberados con las heces y pueden infectar a las personas, las ratas, las liebres y otros mamíferos. Aproximadamente, una de cada cinco personas en Suecia ha sido infectada con este parásito, pero, por lo que sabemos, esto no causa ninguna enfermedad importante. Sin embargo, si una mujer embarazada se contagia, el feto puede sufrir una infección dentro del útero y desarrollar lesiones graves en el cerebro, los ojos y el oído.

En Suecia, entre cinco y diez niños enferman cada año en el útero materno después de infectarse con el toxoplasma. Este parásito puede encontrarse en la carne, sobre todo si es de caza, oveja o cerdo, y los huevos del toxoplasma pueden hallarse en las hojas de lechuga y en las bayas. Por eso se recomienda asar bien la carne y lavar la ensalada cuidadosamente.

El toxoplasma se encuentra pocas veces en la carne de vacuno, y es esta carne la que uno quiere comer poco hecha. Por eso, el consejo de comer la carne bien hecha no está muy bien pensado: el riesgo de contagiarse con el toxoplasma por comer precisamente carne de vacuno es bajo.

Si quieres asegurarte al máximo de no infectarte con el toxoplasma, puedes calentar la carne como mínimo a sesenta y siete grados o congelarla durante tres días antes de cocinarla, así no tendrás que freírla tanto, pues el parásito muere en el congelador.

El riesgo de contagio con el toxoplasma justifica también que se aconseje a las mujeres embarazadas no vaciar el cajón de arena del gato. Pero si vives con un gato y su cajón de arena, y el gato es portador del toxoplasma, es probable que ya te hayas contagiado. En ese caso tienes anticuerpos y por tanto no hay riesgo de que contraigas una nueva infección durante el embarazo. Sin embargo, nos parece buena idea que te libres de vaciar el cajón de arena del gato y de su limpieza si estás embarazada y vives con otra persona adulta. Si vives sola desde luego que puedes vaciar el cajón, pero lávate las manos después.

En principio solo hay riesgo de que el feto se infecte si tú te contagias durante el embarazo. Los síntomas más comunes de la toxoplasmosis en una mujer gestante son inflamación de los ganglios linfáticos y fatiga extrema, pero también pueden aparecer dolores musculares, dolor de cabeza y otros síntomas parecidos a los de la gripe. Si la infección se descubre durante el embarazo, hay tratamientos con antibióticos para combatirla, lo cual parece que reduce el riesgo de consecuencias graves para el niño. Si estás embarazada y notas esos síntomas, acude a tu centro de salud y pide que te hagan un análisis de sangre para comprobar si te has contagiado con el toxoplasma. Si se demuestra que tienes una infección sospechosa, te harán más pruebas y cuando se constate la existencia de toxoplasmosis te ofrecerán seguir un tratamiento.

MEDICAMENTOS

Todos los medicamentos conocidos que causan lesiones graves al feto se dispensan únicamente con receta médica. Si estás tomando algún fármaco con receta, pregúntale a tu médico lo que debes hacer cuando te quedes embarazada. Si ya lo estás, ponte igualmente en contacto con él y consúltale. Los facultativos tienen la responsabilidad de informar previamente a las mujeres en edad fértil cuando les prescriben uno de esos medicamentos que pueden provocar lesiones al feto, por tanto ya deberías saber si estás tomando alguno de ellos.

Pero hay medicamentos que es posible adquirir sin receta médica que también pueden ser poco recomendables durante el embarazo; es el caso de los analgésicos como el ibuprofeno, el diclofenaco o el naproxeno. Se sospecha que esos medicamentos pueden aumentar el riesgo de aborto espontáneo al principio del embarazo y causar efectos secundarios en el corazón y los riñones del feto si se toman en los últimos meses. Los analgésicos que contienen paracetamol (e incluso los medicamentos que contienen morfina, opiáceos, sujetos a receta médica) son más seguros para el niño.*

* Ante cualquier duda, es conveniente consultar al médico. Más información en https://inatal.org. *(N. de la E.)*

REMEDIOS NATURALES A BASE DE HIERBAS MEDICINALES Y MEDICAMENTOS ADQUIRIDOS EN LÍNEA

Los remedios a base de hierbas medicinales parecen inofensivos, pero a veces las apariencias engañan. Muchos de esos «remedios naturales» pueden contener altas dosis de principios activos de medicamentos comunes, a menudo de aquellos que solo se administran bajo prescripción médica, lo cual no se indica en el envase. Que algo proceda de plantas medicinales tampoco es una garantía de que sea inofensivo; evidentemente es una exigencia que los remedios naturales no entrañen ningún peligro, pero abundan los casos en que tales preparados han provocado efectos secundarios graves.

Lo mismo se puede decir de las farmacias no autorizadas que funcionan a través de internet, donde venden pastillas que pueden contener otras sustancias diferentes de las que anuncian. Así pues, comprar ese tipo de preparados es como jugar a la lotería. Por esta razón recomendamos evitarlo.

LA DEPRESIÓN

Todos los que trabajan con mujeres embarazadas o con las que acaban de dar a luz están de acuerdo en que la depresión es un problema habitual en este grupo de mujeres y en que les causa mucho sufrimiento. Cabría esperar que hubiera numerosos estudios bien realizados sobre lo habitual que es la depresión durante el embarazo, pero no los hay.

Entre una y dos de cada diez mujeres sufre algún grado de depresión durante el embarazo o el puerperio. Pero no está claro si la incidencia es mayor entre las mujeres embarazadas o que han tenido hijos que entre las que no han estado antes embarazadas ni han tenido hijos. Por lo tanto, la depresión posparto podría ser un mito.

En cualquier caso la depresión es algo común, especialmente entre las mujeres, tanto si están embarazadas como si no. Como los síntomas son bastante parecidos a los del embarazo —cansancio, dolores físicos, estreñimiento, malestar, insomnio y poco apetito—, resulta fácil pasarlos por alto y no darse cuenta de que en realidad se trata de una depresión. Sobre todo si es una depresión en la que los síntomas de desánimo no son los más acentuados.

No dudes en pedir consejo si te sientes triste, si no le ves ningún sentido a tu embarazo o a la vida en general y si crees que nadie entiende cómo te sientes. Habla primero con tu comadrona, ella te ayudará a seguir buscando ayuda. Si la situación es grave y tienes pensamientos suicidas recurrentes, no puedes dormir o padeces una ansiedad constante, dirígete directamente a un especialista en psiquiatría. Llama a urgencias y pregunta adónde debes acudir.

Un síntoma característico de depresión es sentir que todo es decepcionante y que no tiene sentido buscar ayuda porque nadie puede ayudarte. Cuando una persona tiene una depresión profunda puede llegar a sentir que no vale la pena salvar su propia vida. Los sentimientos de culpabilidad y de vergüenza suelen acompañar también este tipo de depresión y actúan como barreras eficaces para hablar de lo que uno siente.

La desesperanza se debe a que el cerebro no funciona como es debido cuando estás deprimida. Si sigues un tratamiento, esta desaparecerá: la depresión es una de las enfermedades que actualmente se pueden tratar de forma eficaz. Por lo general hace falta tomar medicamentos, pero es probable que también necesites ayuda para conciliar el sueño, despertar el apetito y empezar a ocuparte de algunas cosas. Cuando tienes una depresión es fácil acabar en un círculo vicioso que te lleva a aislarte de los amigos, darle la vuelta al horario, comer menos, más o peor comida y no salir de casa. Y todo esto no hace más que empeorar la situación. Es imposible romper sola este círculo vicioso cuando estás deprimida; necesitas ayuda médica.

En caso de depresión profunda, a veces es necesario ingresar un tiempo en un hospital para seguir un tratamiento con medicamentos o con terapia electroconvulsiva (TEC) y obtener un primer brote de energía y empezar la recuperación. Si la depresión es moderada, se puede tratar con medicamentos, bajas a tiempo parcial y terapias de apoyo o más enfocadas a la psicoterapia. Las depresiones más leves se suelen solucionar al seguir los consejos de dormir lo suficiente, mantener un horario regular de comidas, salir con los amigos y hacer ejercicio.

Trata la depresión también durante el embarazo

Muchas mujeres embarazadas con depresión o trastornos de ansiedad tienen mucho miedo de que los medicamentos o la terapia electroconvulsiva dañen al feto. En realidad, es muy importante para el bebé que la depresión se trate durante el embarazo: para reducir el sufrimiento de la mujer que la padece, pero también para aumentar las posibilidades de que tenga fuerzas para cuidar a su hijo de una manera apropiada y pueda superar el gran cambio que implica la maternidad. Un metaanálisis ha puesto de manifiesto que entre las mujeres embarazadas que no siguen ningún tratamiento para combatir su depresión existe un mayor riesgo de partos prematuros y de que los bebés nazcan con bajo peso.

Asimismo, el futuro padre necesita ayuda, por las mismas razones, para tratar cualquier depresión o problema de ansiedad que pudiera presentarse durante el embarazo de su pareja. La comadrona o el centro de salud le indicarán adónde tiene que dirigirse.

Los medicamentos antidepresivos del tipo ISRS (como la sertralina, el citalopram y la paroxetina) se han estudiado minuciosamente y parece que no causan ningún efecto a largo plazo en el desarrollo del feto. Un estudio reciente muestra que el bebé no corre un riesgo mayor de padecer autismo si se trata a la madre con antidepresivos del espectro ISRS durante el embarazo. Esta investigación se ha realizado con un ensayo minucioso: se ha comparado el riesgo de padecer autismo entre hermanos, hijos de la misma madre, donde ella estuvo deprimida y tomó ISRS en uno de los embarazos pero no en el otro. Y se observó que no había ninguna diferencia en el riesgo de nacer con autismo entre el niño que había nacido del embarazo «tratado» y el resto de los embarazos de la misma madre. Este estudio es muy importante porque en varios trabajos anteriores se había observado una relación entre el tratamiento con antidepresivos del grupo

ISRS durante el embarazo y los trastornos del espectro autista en el niño. (Puedes leer más sobre lo que son los trastornos del espectro autista en el último capítulo del libro.) El nuevo estudio demuestra que la relación no tiene nada que ver con los efectos secundarios de esos medicamentos, sino con otros factores.

Los trastornos del espectro autista son en gran medida hereditarios, y una madre con trastornos de ese tipo puede dar a luz a hijos con el mismo problema. Padecer trastornos del espectro autista aumenta también el riesgo de depresión y ansiedad. Una madre con depresión puede tener una forma leve de trastorno del espectro autista que no ha requerido diagnóstico pero que se manifiesta como depresión y conduce al tratamiento con ISRS. Al mismo tiempo, debido al carácter hereditario del trastorno, la mujer tiene un riesgo mayor de dar a luz hijos diagnosticados con trastornos del espectro autista.

Si padeces depresión, ansiedad o trastorno obsesivo-compulsivo y necesitas seguir un tratamiento con medicamentos, debes seguir tomándolos incluso durante el embarazo, al menos si son del tipo ISRS. Y ello tanto para sentirte bien tú misma (¡tienes derecho a ello!) como para optimizar las posibilidades de hacerte cargo de tu hijo de una forma correcta cuando seas madre. Existe un mayor riesgo de que el niño tenga ciertas dificultades para pasar de la vida intrauterina a la vida fuera del útero, es decir, el bebé tal vez necesite cuidados en la sección de neonatos por dificultades respiratorias o bajo nivel de azúcar en la sangre, pero eso es algo transitorio. Por eso, si has tomado medicamentos ISRS durante el embarazo, debido a los mayores riesgos, es aún más importante que des a luz en un hospital. Si tomas otro tipo de medicamentos, háblalo con tu psiquiatra.

A veces es necesario el tratamiento con electrochoques incluso durante el embarazo. Lo cual implica ciertos riesgos, sobre todo porque se realiza mientras estás anestesiada, pero es el método más rápido y eficaz y en ocasiones el único que ayuda en casos de depresión profunda. Dado que una depresión grave es peligrosa tanto para la madre como para el feto, los beneficios del tratamiento con electrochoques son mucho mayores que los riesgos. La relajación suele ser enorme cuando te despiertas después de pasar cinco minutos sedada y todo te parecerá mucho menos pesado de lo que lo ha sido durante el largo proceso depresivo. El tratamiento con electrochoques solo debe aplicarse a mujeres embarazadas después de consultar con el especialista en obstetricia y el psiquiatra. Se realiza en una sala de operaciones equipada para el parto por si se presentaran posibles complicaciones.

EN RESUMEN...

... recuerda que eres mayor de edad también cuando estás embarazada. Muchas personas querrán darte consejos más o menos bienintencionados acerca del modo de vida que debes llevar y considerarán que tu integridad personal y tu derecho a decidir de repente no son tan indiscutibles como antes. ¡No es verdad! Tus principios son tan dignos de respeto como siempre, y tu derecho a decidir permanece intacto. La comadrona tiene el deber de informarte de que hay ciertos consejos referidos a lo que debes comer y beber con el objetivo de minimizar posibles riesgos para ti y para el feto durante el embarazo, y si lo deseas te ayudará con esos consejos, pero serás tú quien decida si quieres seguirlos o no. Pero, por favor, haz lo posible por dejar de fumar, y recuerda que el abuso de las drogas y el embarazo no son compatibles, como tampoco es compatible la maternidad con el abuso de las drogas.

NOTAS

1. K. L. Jones y D. W. Smith, «Recognition of the fetal alcohol syndrome in early infancy», *Lancet*, 1973, 302(7836):999-1001.
2. R. Olegard, *et al.*, «Effects on the child of alcohol abuse during pregnancy. Retrospective and prospective studies», *Acta Paediatr Scand Suppl*, 1979, 275:112-121.
3. M. Kyllerman, *et al.*, «Children of alcoholic mothers. Growth and motor performance compared to matched controls», *Acta Paediatr Scand*, 1985, 74(1):20-26.
4. C. Hollstedt, L. Dahlgren y U. Rydberg, «Outcome of pregnancy in women treated at an alcohol clinic», *Acta Psychiatr Scand*, 1983, 67(4):236-248.
5. *Fetalt alkoholsyndrom (FAS) och Fetala alkoholspektrumstörningar (FASD) – tillstånd och insatser: En systematisk översikt och utvärdering ur ettsocialt, medicinskt, ekonomiskt och etiskt perspektiv*, 2016. SBU-rapport nr258.
6. D. T. Janerich y S. T. Mayne, «Alcohol and pregnancy. An epidemiologic perspective», *Ann Epidemiol*, 1990, 1(2):179-185.
7. J. Patra, *et al.*, «Dose-response relationship between alcohol consumption before and during pregnancy and the risks of low birthweight, preterm birth and small for gestational age (SGA)-a systematic review and meta-analyses», *Bjog*, 2011, 118(12):1411-1421.
8. J. Henderson, R. Gray, y P. Brocklehurst, «Systematic review of effects of low-moderate prenatal alcohol exposure on pregnancy outcome», *Bjog*, 2007, 114(3):243-252.
9. D. Polygenis, *et al.*, «Moderate alcohol consumption during pregnancy and the incidence of fetal malformations: a meta-analysis», *Neurotoxicol Teratol*, 1998. 20(1):61-67.
10. A. L. Flak, *et al.*, «The association of mild, moderate, and binge prenatal alcohol exposure and child neuropsychological outcomes: A meta-analysis», *Alcoholism: Clinical and Experimental Research*, 2014, 38(1):214-226.
11. B. Bay y U. S. Kesmodel, «Prenatal alcohol exposure - a systema-

tic review of the effects on child motor function», *Acta Obstet Gynecol Scand*, 2011, 90(3):210-226.

12. J. Patra, *et al.*, «Dose-response relationship between alcohol consumption before and during pregnancy and the risks of low birthweight, preterm birth and small for gestational age (SGA)-a systematic review and meta-analyses», *Bjog*, 2011. 118(12):1411-1421.
13. A. L. Flak, *et al.*, *op. cit.*
14. B. Bay y U. S. Kesmodel, *op. cit.*
15. A. M. Andersen, *et al.*, «Moderate alcohol intake during pregnancy and risk of fetal death», *Int J Epidemiol*, 2012. 41(2):405-413.
16. UK Department of Health, *Updated alcohol consumption guidelines give new advice on limits for men and pregnant women*, 2016-01-08, en https://www.gov.uk/government/news/new-alcohol-guidelines-show-increased-risk-of-cancer

- 4 -

El parto

Si estás buscando consejos y sugerencias para aumentar tus posibilidades de tener un parto agradable, no tendrás que invertir mucho tiempo. Internet, libros, revistas para padres, medios de comunicación y redes sociales ofrecen gran abundancia de métodos y preparaciones. El hipnoparto (hypnobirth), *el parto orgásmico* (orgasmic birth), *el parto natural o la preparación al parto con yoga* (yoga birth) *te prometen todo tipo de experiencias maravillosas, lo único que tienes que hacer es prepararte para dar a luz de la manera adecuada. En este capítulo podrás leer, en cambio, cómo se desarrolla realmente un parto, y te darás cuenta de que no eres la única que piensa que es grotesco comparar un parto con un orgasmo.*

Hoy en día, cuando la libertad de elección es el pan nuestro de cada día, hay una cantidad casi infinita de «métodos» para dar a luz. Quien lea esas propuestas aprenderá bastante sobre cómo se desarrolla un parto normal. Tener algo en qué pensar durante el parto, ya sea la respiración, la postura o cualquier otra cosa, puede proporcionarte una sensación de control y evitar que tengas la impresión de impotencia y caos. Un aspecto positivo de los cursos de preparación es que el otro progenitor puede colaborar y sentirse partícipe.

Sin embargo, no hay ninguna base científica que avale que los métodos para relajarse o para hacer frente al dolor proporcionan partos más rápidos y menos dolorosos; quienes te prometan algo así están utilizando publicidad engañosa. Además, esos métodos tampoco te garantizan un parto más seguro; no necesitas en absoluto respirar «correctamente» para que el niño tenga oxígeno suficiente. Por suerte, de eso se encarga el cuerpo de manera instintiva, está fuera del control de la voluntad. Así que no te preocupes si no tienes tiempo, dinero o ganas de asistir a cursos, el parto irá más o menos igual de bien de todos modos. Los conceptos básicos sobre cómo se desarrolla un parto puedes aprenderlos más rápido con la información preparatoria para el parto que ofrecen las consultas de las comadronas a las madres primerizas.

EL PARTO VAGINAL PASO A PASO

El parto suele comenzar con las contracciones uterinas. En las madres primerizas a menudo estas son irregulares durante un día, a veces más. Esta fase del parto, en que las contracciones se producen a intervalos mayores de una contracción cada tres minutos, se llama fase latente. Si esta parte se prolonga mucho resulta muy estresante. Muchas mujeres van al hospital y tienen que regresar a casa con la triste noticia de que el parto no ha entrado aún en la fase activa. Eso lo determina la comadrona al examinar cuánto se ha dilatado el cuello uterino.

Algunas veces, en cambio, el parto comienza con la rotura de aguas. Muchas parturientas explican haber oído un ruido repentino y que después pensaron que se habían orinado encima. Normalmente sale mucha agua, nada de un pequeño flujo acuoso en las bragas. En este caso puede tratarse efectivamente de flujo, pero también puede ser la expulsión del tapón mucoso que ha cubierto el cuello uterino durante el embarazo.

Si crees que has roto aguas, llama a la clínica de maternidad para que te den instrucciones. Te pedirán que acudas para hacerte un reconocimiento. Si el líquido amniótico es marrón o verdoso significa que el bebé se ha hecho caca en el líquido amniótico. Entonces tendrás que ir al hospital para comprobar que se encuentra bien. Si el líquido amniótico es incoloro y todo está bien, pero el cuello uterino no se ha dilatado lo suficiente, en la mayoría de los casos tendrás que volver a casa a esperar a que lleguen las contracciones del parto. Si estas no se producen en un par de días deberás acudir al hospital para inducir el parto.

Poco a poco el parto pasa a la fase activa, en la cual las contracciones (normalmente) se vuelven regulares y al principio llegan con un intervalo de unos tres minutos. Las contracciones suelen ser más dolorosas que en la fase latente. Este es el momento de ir al hospital si necesitas algo para aliviar el dolor; si el cuello uterino se ha dilatado más de 3 centímetros, quedarás ingresada (la comadrona lo comprobará introduciendo dos dedos en tu vagina; te harán muchos tactos vaginales de ese tipo durante un parto vaginal).

En el paritorio pueden administrarte diferentes tipos de analgésicos para aliviar el dolor. El más eficaz es la analgesia epidural: un médico te inyecta anestésicos en la parte inferior de la espalda, donde los nervios del útero y de la pelvis se unen a la médula espinal. A muchas mujeres les es de gran ayuda el óxido nitroso (gas de la risa), pero las hay que se intoxican y empiezan a tener alucinaciones. Puede asustar un poco pero no es peligroso, porque el óxido nitroso desaparece del cuerpo en cuanto dejas de inhalarlo.

La electroestimulación percutánea, conocida como TENS (por sus siglas en inglés) ayuda a algunas mujeres.

Las inyecciones de agua estéril consisten en inyectar agua esterilizada en diferentes sitios de la epidermis. Cada inyección duele mucho, pero solo durante unos segundos, imagínatelo como la picadura de una avispa; la idea es que entonces el cuerpo produzca más endorfinas analgésicas que ayuden a soportar el dolor de las contracciones.

Cuando la fase activa ha durado lo suficiente para que el cuello uterino se haya dilatado 10 centímetros, y la cabeza del bebé ha bajado a través de la vagina dilatada hasta el suelo pélvico, el parto entra en la fase de expulsión. Entonces la cabeza tiene que pasar por los músculos del suelo pélvico y la abertura vaginal (normalmente el cuerpo se desliza sin problemas). A veces esta fase causa menos dolor que la de dilatación, y muchas mujeres cuentan que es un alivio empezar a empujar, pero para la mayoría esta fase de expulsión resulta también muy dolorosa. «Un soplete entre las piernas» y «cagar un melón» son algunas descripciones de lo que se puede sentir. Normalmente, después de empujar durante entre un cuarto de hora hasta más de una hora, el niño sale solo, llora y se le pone sobre el vientre de la madre o al pecho.

La sensación de ver al bebé por primera vez suele ser indescriptible. En algunos casos las madres experimentan unos sentimientos muy fuertes y no quieren separarse del recién nacido ni un segundo; otras, en cambio, están agotadas, quieren descansar y dormir. Entonces, el padre, o la persona que acompañe a la madre en el parto, puede familiarizarse con el recién nacido y permitir que esta descanse. No hay nada malo o extraño en sentirse cansada, triste, enfadada o asustada después de un parto.

A continuación la mujer debe empujar de nuevo para expulsar la placenta, lo cual no suele ser muy doloroso, y después el médico examinará los desgarros que se hayan podido producir en la vagina y en caso de necesidad dar unos puntos.

A pesar del dolor, y a veces del temor, muchas mujeres describen su parto vaginal como una experiencia positiva y dicen que su cuerpo olvidó increíblemente rápido el sufrimiento que sintieron. Otras no olvidan ni el miedo ni el dolor y afirman que la próxima vez preferirán una cesárea.

COMPLICACIONES EN EL PARTO VAGINAL

En Suecia lo más frecuente es que tanto la madre como el hijo estén sanos y se sientan bien después del parto, pero en ocasiones pueden surgir dificultades en el proceso. Una complicación habitual es que el parto se prolongue demasiado y en ese caso haya que favorecerlo con un goteo de sustancias estimulantes por vía intravenosa o bien perforando la membrana que envuelve al bebé para que la mujer rompa aguas, lo cual suele poner en marcha el trabajo del parto. Este tipo de estimulación suele provocar que las contracciones sean más frecuentes y dolorosas que antes, pero generalmente eso significa que el parto avanza.

Otro problema es que al bebé no le llegue sangre suficiente al cerebro cuando el útero se contrae y se oprime el cordón umbilical. Esto lo controla la comadrona por medio de la monitorización del feto. Si esto ocurre en una fase temprana, se interrumpe el parto vaginal y se practica una cesárea. Si el problema se presenta más tarde, durante el trabajo de expulsión, se intenta acelerar el proceso con la ayuda de una ventosa.

La ventosa es una copa metálica de unos 5 centímetros de diámetro que se introduce en la entrada de la vagina y se fija a la cabeza del bebé haciendo el vacío. En el momento en que la madre tiene una contracción, el obstetra tira de la ventosa para que, con un poco de suerte, el niño salga. La opinión de las madres que han pasado por ello varía entre las que piensan que fue un alivio que el parto terminara de una vez y quienes creen que fue una experiencia terrible. Pero la ventosa se usa cuando es necesario sacar al bebé y cabe decir que ha evitado a muchos niños las lesiones que podían haber sufrido por la falta de oxígeno.

La placenta está pegada a la pared del útero; después de nacer el bebé, la madre tiene que empujar al mismo tiempo que la comadrona tira con suavidad del cordón umbilical para que se suelte y salga. A veces esto no ocurre y hay que anestesiar a la madre para extraerle la placenta en el quirófano. También puede suceder que la placenta sea expulsada solo en parte y se produzca una hemorragia abundante; entonces será necesario intervenir quirúrgicamente a la madre con urgencia.

Una vez que se ha extraído la placenta, el útero tiene que contraerse. La zona de la pared donde ha estado fijada la placenta es como una herida, llena de vasos sanguíneos abiertos. La hemorragia se detiene cuando se contraen los músculos del útero; a veces este no tiene fuerza suficiente y los vasos sanguíneos siguen sangrando. A menudo, la comadrona reduce la hemorragia con una inyección de sustancias que contribuyen a que los músculos del útero se contraigan, y también con masajes en el vientre. Pero en ocasiones nada de esto ayuda y la parturienta pierde rápidamente varios litros de sangre. En estos casos es necesaria una transfusión de sangre y una operación de urgencia.

Aunque las hemorragias tan copiosas son excepcionales, no se pueden prevenir; esta es una de las razones más importantes para elegir dar a luz en un hospital, donde hay quirófanos preparados y banco de sangre a tu disposición.

PARTOS RÁPIDOS Y LEJOS DE UN HOSPITAL

Algunas mujeres dan a luz muy rápido, o tienen tan pocos dolores durante la fase de dilatación, que de repente empiezan a sentir las contracciones de expulsión antes de llegar al hospital. Afortunadamente esos partos rápidos raras veces conllevan complicaciones para el niño o para la madre, aunque, come es lógico, puede ser abrumador tanto para la parturienta como para su pareja.

Si te pones de parto fuera del hospital, llama a urgencias y pide una ambulancia. En la central de emergencias te pondrán en contacto con una comadrona que te guiará en el parto a través del teléfono. Si el viaje hasta llegar al hospital es largo, aseguraos de llevar toallas para limpiar al bebé y a la madre y mantas para envolverlos en el caso de que el alumbramiento se produzca en el coche. Si hay pocas posibilidades de llegar a tiempo al hospital, es mejor quedarse en casa y pedir una ambulancia para recoger al niño y a la madre en caso de necesidad. Si ya estáis en camino y el parto se pone en marcha, llamad al 112 y pedid que la policía os escolte hasta el hospital, lo cual puede hacer que el traslado sea más seguro.

DESGARROS

Los músculos del suelo pélvico se encuentran entre el coxis y la parte delantera del suelo pélvico, son varios, van en direcciones diferentes y tienen distintas funciones. Este sistema de músculos proporciona soporte a los órganos internos; el útero, la vejiga y el recto son los que están en la parte inferior. Si no hubiera suelo pélvico, esos órganos no se sustentarían.

Un suelo pélvico eficaz mantiene la vagina cerrada en estado de reposo, de manera que no le entre aire, y provoca contracciones alrededor de la vagina durante el orgasmo. El suelo pélvico es importante asimismo para contener la orina y para mantener los gases y las heces dentro del intestino. En este último caso, también es importante el esfínter anal, que es un músculo como un anillo fuerte alrededor de la abertura del ano.

A través de este intrincado sistema muscular tiene que pasar el niño. Existe un riesgo elevado de que alguno de los músculos se rompa, especialmente en el primer alumbramiento. Los desgarros durante el parto se clasifican en cuatro grados: en el primer grado no se rompe ningún músculo, solo la mucosa de la vagina; un desgarro de segundo grado afecta a músculos del suelo pélvico, pero no el esfínter anal; el de grado tres incluye parte del esfínter anal, y el grado cuatro, todo el esfínter anal y hasta la mucosa del intestino.

Tener un parto vaginal aumenta el riesgo de padecer incontinencia urinaria en el futuro, y de que el suelo pélvico no tenga resistencia suficiente para sostener los órganos internos, lo cual conduce a que el útero se descuelgue por la vagina (prolapso uterino). Una complicación menos habitual es la incontinencia fecal. Incluso ciertas molestias sexuales, como dolor durante la penetración o la sensación de tener la vagina completamente abierta y no sentir nada en la penetración, aumentan después de un parto vaginal.

La investigación en este campo está relegada y poco financiada. Hay muchas cosas que no sabemos. Teniendo en cuenta la magnitud del problema, no estaría de más una mayor iniciativa tanto nacional como internacional inmediata. En Suecia hay bastantes indicios que apuntan a que las revisiones que se realizan después del parto no se hacen lo suficientemente bien, por eso numerosas mujeres no saben que sufrieron desgarros, lo cual es necesario para poder reparar esas lesiones. En muchas de esas ocasiones la comadrona les dice: «Has sufrido un pequeño desgarro, pero solo has necesitado dos puntos de nada», y se tranquilizan. En algunos casos la mujer ha sufrido un desgarro considerable en un músculo que habría curado mucho mejor con un tratamiento adecuado pero ella no ha sido informada. Recientemente los profesionales de las clínicas de maternidad suecas han unido sus fuerzas con el objetivo de mejorar esos reconocimientos y el tratamiento de los desgarros, algo de lo que debemos felicitarnos.

La falta de diagnóstico hace también que sea más difícil ponerse de acuerdo sobre cuál es la mejor estrategia para prevenir esos desgarros. En Suecia parece que se producen muchos desgarros: entre el 3 y el 8 % de las madres primerizas sufren desgarros de grado cuatro; por el contrario en Finlandia la incidencia está un poco por debajo del 1 %.

Algunas personas piensan que la tradición finlandesa en la que la comadrona dirige la expulsión del bebé es la razón de los pocos casos de desgarros que se producen. En Finlandia la mujer se coloca en una silla de partos con apoyo para las piernas. La comadrona corta entre 4 y 5 centímetros de la piel y el músculo pélvico (episiotomía) para que el bebé tenga espacio para salir. Durante la fase de expulsión la profesional controla constantemente la zona perineal y sujeta la cabeza hasta que los tejidos se ensanchan lo suficiente para que el bebé pueda salir sin que los tejidos de la madre se desgarren.

Otros opinan que las comadronas finlandesas son mucho peores en el diagnóstico, y que la actitud sueca, más libre en cuanto a métodos y posiciones que se pueden emplear en la fase de expulsión, es cuando menos igual de buena. Sin embargo, un exhaustivo estudio de observación realizado en Suecia muestra un mayor riesgo de desgarro en el esfínter en los partos en posición de cuclillas o en los que se utiliza un taburete de parto. La postura con la madre acostada de lado era, en ese estudio, la que estaba asociada a un menor riesgo de lesiones en el esfínter.

En los tiempos en que en Suecia se seguía el método tradicional finlandés, los informes de desgarros eran también pocos, pero de eso hace varios decenios y desde entonces generaciones de comadronas han aprendido metodologías más libres para practicar en la fase de expulsión. Cuando la obstetra finlandesa Katarina Laine se mudó a Noruega, se asustó al ver lo habituales que eran allí los desgarros del esfínter (4 %). Convenció a las comadronas noruegas y a sus colegas obstetras para que aprendieran el método finlandés y las lesiones del esfínter disminuyeron rápidamente a la mitad.

Si crees en el método finlandés, pide un parto controlado con una fase de expulsión de avance lento, protección de la zona perineal y corte si la apertura parece estrecha. Y, con independencia del método de expulsión, exige que te hagan un reconocimiento completo después del parto. Si no obtienes información clara, pregunta qué grado de desgarro has sufrido; solicita que te reparen los músculos que hayan sufrido alguna lesión y que la comadrona pida la colaboración de algún compañero con más experiencia o de un obstetra si es necesario o no está segura. Hay motivos para suponer que un reconocimiento bien realizado y el tratamiento de los desgarros a largo plazo produce menos complicaciones que el método de coser solo los desgarros superficiales.

Si tienes problemas persistentes de incontinencia de orina, gases o heces después del parto, o si sientes algo raro en las relaciones sexuales, pide cita con un ginecólogo especializado en problemas del suelo pélvico. Si el facultativo al que acudes no te da una respuesta clara, pregúntale quién es el experto en tu problema más cercano y pide que te remitan a su consulta. Siempre hay profesionales que pueden ayudarte. Si tienes molestias, no te conformes con el consejo de hacer contracciones pélvicas. Si el músculo está roto, no sirve de nada que ejercites las dos partes, por más contracciones que hagas no se arreglará.

LA CESÁREA

La alternativa al parto vaginal es la cesárea. El obstetra practica un corte de unos 10 a 15 centímetros a través de la pared abdominal y agranda el agujero tirando con fuerza con unos separadores metálicos que se fijan en el borde del corte. Aparta los intestinos y llega a la vejiga de la orina que está encima del útero. Se suelta la vejiga y el útero se corta con un bisturí. Después es importante actuar con rapidez porque el corte en la pared del útero sangra abundantemente. Se saca al niño a través de la incisión y a continuación se retira la placenta. Se masajea el útero, se cose y se vuelve a colocar en el vientre junto con los intestinos que pueden haber resbalado fuera. Finalmente se cose la pared abdominal.

La operación se realiza con anestesia epidural o general, por lo que no sentirás nada. El dolor llega después, pero no hay ningún motivo para ahorrar en analgésicos, que suelen funcionar bien. La anestesia epidural está altamente recomendada; la anestesia general en una embarazada implica un riesgo relativamente más alto de complicaciones pulmonares.

Los riesgos de la cesárea son daños en los intestinos o en la vejiga de la orina y hemorragias abdominales que pueden requerir que haya que abrir de nuevo para coser los vasos sanguíneos que sangran. Los sangrados abundantes del útero a través de la vagina son más comunes en las cesáreas que en los partos vaginales, pero se tratan de la misma manera. Como en todas las intervenciones quirúrgicas, en las cesáreas hay peligro de infecciones en la zona intervenida.

El parto por cesárea aumenta el riesgo de coágulos sanguíneos en comparación con el parto vaginal. Síntomas de la existencia de coágulos pueden ser hinchazón y dolor en las piernas o las ingles, dificultad para respirar o dolor de cabeza de difícil explicación. La trombosis se trata con medicamentos anticoagulantes.

Después de una cesárea queda una cicatriz en el útero donde el cirujano hizo el corte, y una cicatriz tiene menos resistencia que el músculo uterino. Por eso en futuros partos vaginales existe un riesgo pequeño, pero riesgo al fin y al cabo, de que el útero se rompa por la cicatriz. El riesgo está en torno a 5 casos por cada 1.000 partos vaginales después de una cesárea. Por ello es necesario reforzar el control y estar preparados para practicar una cesárea de urgencia en los futuros partos vaginales. Cuantas más cesáreas se hayan practicado a una mujer, mayor es el riesgo de que el útero se rompa; después de dos cesáreas se desaconseja el parto vaginal, el próximo parto tendrá que ser con una cesárea programada. Es poco común que un útero aguante más de cuatro cesáreas, pero a veces sucede.

En un futuro embarazo después de una cesárea existe también el riesgo de que la placenta se fije en la cicatriz del útero. En ese caso puede resultar difícil que la placenta se desprenda después del parto, lo cual implica peligro de hemorragias y en algunos casos hay que extirpar el útero.

La cesárea supone riesgos algo más elevados que el parto vaginal también para el bebé. Es mayor la probabilidad de que el niño precise ayuda para empezar a respirar, y el riesgo aumenta cuanto más prematura sea la cesárea. El sobrepeso es más común en los niños nacidos por cesárea, los cuales tienen también más posibilidades de padecer ciertas enfermedades como diabetes tipo 1, asma y probablemente alergias a los alimentos. Estas enfermedades se deben a un trastorno del sistema inmunitario. Nadie sabe por qué las cesáreas tienen esos efectos. Una hipótesis es que el parto vaginal implica un elevado aumento del estrés para el bebé, que puede afectar a muchas funciones del cuerpo. Otra teoría es que las bacterias que transmite la madre por medio del parto vaginal estimulan el sistema inmunitario del bebé durante sus primeros días de vida. Los niños nacidos por cesárea no entran en contacto con las bacterias de los genitales maternos durante el parto, sino con las bacterias de la piel de las personas de su entorno después del parto.

¿CESÁREA O PARTO VAGINAL?

En algunos casos la elección entre cesárea y parto vaginal está clara. Si el bebé viene atravesado, o la placenta se ha fijado en la salida del útero, el parto vaginal resulta imposible y la única opción es practicar una cesárea. También se suele recomendar si viene de nalgas (posición podálica). En este último caso hay un riesgo algo mayor de que el niño sufra algún daño en un parto vaginal que en una cesárea, pero quien desee un parto vaginal puede hacerlo siempre que el bebé esté bien y el parto progrese correctamente.

Si tu caso no es ninguno de los anteriores, pero quieres de todos modos tener a tu hijo por cesárea, tendrás que explicar los motivos a la comadrona y a un médico obstetra. Ellos te preguntarán si no estarías dispuesta a un parto vaginal con ciertas condiciones. Que intenten negociar contigo se debe a lo que ya hemos explicado: un parto vaginal sin complicaciones implica menos riesgos para la madre y para el bebé. El miedo al parto es una causa habitual para querer una cesárea, un temor que sin duda sienten la mayoría de las embarazadas. Si tienes tanto miedo que te afecta de una manera evidente, necesitarás ayuda de tu comadrona.

¿PUEDO MORIR DE PARTO EN SUECIA?

Sí, puedes, pero es extremadamente raro. Las clínicas de maternidad y obstetricia de Suecia hacen un gran trabajo y el riesgo de morir por complicaciones derivadas del embarazo y del parto es muy muy bajo. Una recopilación de los casos de mortalidad relacionada con el parto en Suecia entre 1997 y 2005 muestra que de los 120.000 embarazos anuales, entre seis y siete mujeres murieron durante la gestación o en las primeras seis semanas después del parto.* De ellas, entre una y dos fallecieron debido a enfermedades derivadas de la formación de coágulos en la sangre, que es la causa más común de muerte. En esos ocho años, cuatro mujeres murieron por estar afec-

* En España, la mortalidad materna es muy baja, del orden de cinco mujeres por 100.000 nacidos vivos en 2015, una de las más bajas del mundo según la OMS. Las principales causas de fallecimiento son las hemorragias graves tras el parto, la hipertensión inducida por el embarazo y el embolismo pulmonar. *(N. de la E.)*

tadas de preeclampsia durante el embarazo, pero solo una por hemorragia relacionada con el parto. Tres perecieron por «muerte obstétrica, no especificada», por tanto, eran casos relacionados con el parto. Para poner estas cifras en perspectiva: en Suecia, en 2015, 92 mujeres de entre veinte y treinta y nueve años murieron a causa del cáncer y 201 en accidentes, de los cuales 94 fueron suicidios confirmados. Estas cifras indican, pues, que para una mujer en edad fértil es unas treinta veces más normal morir en un accidente que de parto.

Otra perspectiva es la global. Las causas más comunes de muertes relacionadas con el embarazo y el parto son hemorragias, infecciones graves, preeclampsia, complicaciones en el parto y abortos inseguros. Todo esto se puede prevenir y tratar a través de una buena atención ginecológica (en la que están incluidos los abortos libres y seguros) y de una buena atención a la maternidad. En 2015, el país más peligroso para una embarazada era Sierra Leona, donde murieron 1.360 mujeres de 100.000 (más del 1 %) durante el embarazo o después del parto, lo cual supone un riesgo 270 veces superior al de Suecia. Pero incluso en Sierra Leona la mortalidad asociada al parto se ha reducido a la mitad durante los últimos quince años. Aun a riesgo de ser pesadas: todos debemos estar muy agradecidos por el buen servicio público de atención a la maternidad de que disfrutamos en Suecia.

ACOMPAÑAR A TU PAREJA EN EL PARTO

Actualmente en Suecia es habitual acompañar a la pareja durante el parto. Para muchos es aterrador ver a su mujer dando a luz, pero también es una experiencia asombrosa y conmovedora. A muchas parturientas les da seguridad estar acompañadas por su pareja durante todo el proceso; conceden gran valor a este aspecto y consideran que su pareja es la única persona con la que les gustaría hablar en esa situación. En un parto vaginal puede acompañarte alguna persona más si así lo deseas.

Por favor, hablad antes del parto de cómo pensáis que vais a reaccionar. Pensad cómo reaccionáis en situaciones estresantes y dolorosas, y qué necesitáis de la otra persona. Acudir juntos al curso para futuros padres puede prepararos para ello.

LA DOULA

Una doula es una mujer cuyo cometido es ofrecer apoyo a la parturienta. La figura de la doula se ha ido popularizando en Suecia durante los últimos años y, hasta dónde nosotras sabemos, es una ayuda bien recibida en todos los paritorios del país. Algunas regiones sanitarias, entre los servicios de atención a la maternidad, proporcionan también doulas o intérpretes para el parto a las mujeres que no hablan sueco tras comprobar que el riesgo de complicaciones en el parto es significativamente mayor en este grupo que entre las madres que hablan sueco. También se pueden contratar los servicios de una doula por cuenta propia. Si te lo puedes permitir, tal vez te venga bien; hay que tener en cuenta que la cantidad de comadronas en los paritorios suecos, por lo general, es tal que una comadrona atiende durante el parto a varias mujeres al mismo tiempo. Si no puedes permitírtelo (las doulas son bastante caras) recuerda que la seguridad médica en las clínicas de maternidad suecas es muy alta y que la mayoría de las pacientes valoran muy positivamente la ayuda y el cuidado que han recibido de su comadrona.

¿ES RECOMENDABLE ESCRIBIR UNA CARTA ANTES DEL PARTO?

Es habitual escribir una carta antes del parto en la que se recojan tus deseos sobre cómo quieres llevarlo a cabo. Puedes escribirla si quieres, pero conviene que tengas en cuenta que es difícil prever lo que vas a sentir o desear en una situación tan especial como es un parto. Sin embargo, puede ser aconsejable que expliques si tienes algún miedo en particular, o si has pasado por situaciones (abortos tardíos, partos traumáticos, violencia sexual, etc.) que crees que pueden despertar sentimientos difíciles en el momento del alumbramiento. También es conveniente comunicar si padeces alguna enfermedad psicológica debido a la cual puedas necesitar mayores cuidados y seguimiento. Si no quieres empezar a amamantar, es una buena idea que lo dejes por escrito; en los paritorios y en las clínicas de maternidad se da por supuesto que todas las madres que no han dicho explícitamente lo contrario quieren empezar a dar el pecho a su bebé.

Por favor, enséñale la carta a tu comadrona, para que te dé su opinión sobre tus deseos e inquietudes y quizá te sugiera también algún consejo.

PARIR EN CASA O EN EL HOSPITAL

Muchos partos se desarrollan sin problemas en el propio hogar con la ayuda de una comadrona con formación. En Suecia una cantidad pequeña de nacimientos tienen lugar en casa. En los Países Bajos una quinta parte de las mujeres dan a luz en casa. No existen estudios científicos de calidad (ensayos aleatorizados controlados a doble ciego) que hayan investigado si es tan seguro parir en casa como hacerlo en un hospital. Las investigaciones existentes comparan al grupo de mujeres que han elegido un parto planificado en casa con el grupo que ha decidido parir en un hospital. Algunos estudios no ven diferencias significativas, otros ven diferencias a favor de los partos en casa, y un tercer grupo aprecia diferencias a favor de los partos en el hospital. Sin embargo, las mujeres que eligen dar a luz en su hogar son tan distintas de las que eligen parir en un hospital que es imposible sacar ninguna conclusión de dicha comparación.

Las comadronas que ayudan a las mujeres durante el parto en casa suelen tener mucha experiencia en estas circunstancias y les gusta destacar las ventajas: la seguridad, el ambiente tranquilo y la atención continua de la comadrona. Sin embargo, la mayoría de los obstetras y especialistas en neonatología coinciden en que ellos habitualmente salvan la vida de madres y recién nacidos que no habrían sobrevivido si el parto hubiera tenido lugar en una vivienda sin acceso a cuidados intensivos, cirugía y banco de sangre. Así pues, los puntos de vista son diferentes; las complicaciones que pueden poner en riesgo la vida de la madre o del bebé son muy inusuales, pero los médicos de la unidad de partos saben que si se presentan esas complicaciones son necesarios los recursos que ofrecen los servicios de urgencias de un hospital. Nosotras no hemos conocido a ninguna médica de cuidados intensivos neonatales que sopesara personalmente la idea de dar a luz en casa tras su propio embarazo.

DESPUÉS DEL PARTO: EL BEBÉ DEBE EMPEZAR A RESPIRAR

Cuando el bebé ha salido del vientre de la madre tiene que respirar. En el útero materno no necesitaba hacerlo, puesto que la placenta le suministraba oxígeno procedente de la sangre de la madre, pero cuando el cordón umbilical deja de pulsar, el recién nacido tiene que utilizar los pulmones. Esto sucede instintivamente: el niño sale fuera, llora y comienza a respirar aire.

Cuando el bebé empieza a respirar, la comadrona hace un primer reconocimiento rápido, comprueba si tiene el paladar completo y el ano abierto, y a menudo lo pesa y lo mide. Además, le pone una inyección de vitamina K, necesaria para que la sangre del niño pueda coagular correctamente. La inyección de vitamina K básicamente ha erradicado por completo la temida enfermedad hemorrágica del recién nacido; antes de que se suministrara este suplemento se registraban varias hemorragias cerebrales al año entre recién nacidos suecos.

A veces los bebés, especialmente los de partos prematuros o de partos muy prolongados, no tienen fuerzas para tomar aire por sí mismos. Entonces la comadrona o el médico corre con ellos a la zona de recién nacidos, una sala con equipamiento adecuado que ayuda al niño a empezar a respirar. A menudo basta con unas pocas respiraciones artificiales para poner en marcha la respiración y si el bebé está maduro vuelve enseguida con la madre. Esto suele asustar mucho a los padres: la comadrona sale corriendo con un bebé que parece muerto. Recuerda que es algo normal y que la mayoría de los recién nacidos regresan después de unos minutos, sonrosados y sanos.

Si el bebé nace muy prematuro, es necesario ponerlo en una incubadora para que mantenga el calor y la humedad, y a veces necesita respiración asistida dentro de la incubadora. Si el parto ha sido muy complicado y el recién nacido ha sufrido falta de oxígeno, si ha respirado el meconio del líquido amniótico o si ha nacido con malformaciones de corazón o de pulmón, puede necesitar respiración asistida por un tiempo prolongado en la unidad de cuidados intensivos de neonatos.

ATENCIÓN NEONATAL

Aproximadamente uno de cada diez recién nacidos necesita cuidados en la unidad de neonatología después del alumbramiento. El parto prematuro es un motivo frecuente y puede significar una estancia prolongada en esta unidad si ha sido muy prematuro. Otra causa muy habitual es que los bebés necesiten ayuda para poner en funcionamiento los pulmones y respirar aire fuera del útero materno. Al nacer tienen los pulmones llenos de líquido amniótico. En la mayoría de los casos, la sangre absorbe ese líquido durante las primeras horas de vida, pero en ocasiones este proceso dura más tiempo y el recién nacido puede necesitar ayuda para respirar: un tubo de plástico sujeto a la nariz para introducir aire en sus pulmones y absorber el líquido durante uno o dos días.

Algunos niños, especialmente si la madre tiene diabetes o si el bebé nace demasiado temprano, no son capaces de mantener sus niveles de glucosa durante el primer día, por lo que se les debe administrar por goteo. Otros nacen con malformaciones o enfermedades que requieren observaciones, operación o tratamiento médico durante su primer período de vida. Los recién nacidos que sufren falta de oxígeno durante el parto pasan también por la unidad de neonatos. El tiempo puede variar entre unas horas (lo más habitual) y varias semanas (más raramente).

DESPUÉS DEL PARTO: ¿EN EL SÉPTIMO CIELO O DOLORIDA Y ATURDIDA?

Después del parto y cuando el útero se haya contraído, o cuando el efecto de la anestesia epidural haya cedido y puedas mover las piernas, ya como madre te conducirán a una sala de maternidad. Si perteneces al afortunado grupo del 90 % de madres que tienen un hijo que puede respirar sin ayuda, no ha nacido muy prematuro ni tiene malformaciones evidentes, podrás ir con tu hijo a una sala de maternidad.

Actualmente se recomienda el contacto «piel con piel» durante las primeras horas. Eso significa que el bebé está solo con el pañal sobre el pecho desnudo de la madre o del padre, con una manta encima y un gorro en la cabeza. El método «piel con piel», además de ser acogedor, es una manera excelente de que el recién nacido mantenga el calor corporal. Si el bebé está sobre el estómago de la madre, es posible que busque el pecho y comience a mamar en las primeras horas de vida. Aun cuando desees alimentarlo con biberón, el método «piel con piel» es bueno; en ese caso, ten preparado un biberón para alimentarlo cuando parezca dispuesto a empezar a mamar.

Antes las madres y sus recién nacidos ocupaban salas grandes junto a otras parturientas en la misma situación, pero en la actualidad la mayoría ocupa una habitación individual con su pareja y el bebé. Por supuesto es más agradable no tener que compartir habitación con alguien desconocido cuando acabas de dar a luz, te han dado puntos en la vagina, los pechos te rezuman y tienes una criatura recién nacida a la que conocer.

El otro aspecto de este cambio es que nadie sabe cómo se encuentran las otras madres. Muchas creen que en la habitación de al lado todo son nubes de color rosa, delicadeza, felicidad, amor a primera vista y el séptimo cielo, y que solo son ellas las que lloran, se sienten mal y no perciben ese amor maravilloso del que se hablaba en los libros. No es así. Todas las madres en las habitaciones de la maternidad están desconcertadas, muchas tienen dolores y la mayoría se sienten muy cansadas. Son una clara minoría las que irradian algún tipo de alegría en los controles pediátricos antes de abandonar la clínica de maternidad para volver a casa. En los controles pediátricos de los dos meses ya son bastantes más.

TU CUERPO DESPUÉS DEL PARTO

En los días posteriores al parto el útero se contrae hasta el tamaño que tenía antes de quedarte embarazada (más pequeño que el puño cerrado). Lo hace a través de los entuertos, unas contracciones uterinas que nunca son tan fuertes como las contracciones del parto pero que no obstante pueden resultar dolorosas. Aparecen sobre todo durante la lactancia, debido a que la oxitocina, la hormona que provoca la contracción del útero, se libera a la sangre cuando el bebé succiona el pezón de la madre. Pero sentirás este tipo de contracciones tanto si das el pecho a tu hijo como si no lo haces, y con independencia de que hayas tenido un parto vaginal o por cesárea. Pide alivio para el dolor, como analgésicos en forma de pastillas, si las contracciones te resultan difícil de soportar.

Cualquiera que haya sido la forma de dar a luz, hay una herida grande en el interior del útero, en el lugar donde estaba fijada la placenta. La herida sangra. Estos sangrados se llaman loquios y son como una menstruación abundante que puede durar varias semanas. Los loquios pueden oler un poco, pero si comienzan a oler realmente mal pide cita con tu médico, pues podría ser un síntoma de infección en el útero. Si además tienes fiebre, acude a las urgencias de maternidad o ginecológicas: es muy probable que tengas una infección uterina que rápidamente puede desembocar en una septicemia si no recibes un tratamiento con antibióticos. Si no tienes fuerzas para acudir al hospital, llama una ambulancia.

Si has tenido un parto vaginal, los genitales estarán hinchados, inflamados y a menudo un poco lacerados. Orinar es difícil, y defecar te parecerá misión imposible. Puede resultar más fácil orinar en la ducha. Si tienes dificultades, no dudes en preguntarle a la comadrona de la clínica de maternidad, ellas tienen mucha experiencia y a menudo buenos consejos para compartir. Si estás estreñida, más vale que trates el problema; a veces puede ser necesario aplicar un enema. La vulva perderá la inflamación y volverá a su estado habitual más rápido de lo que piensas. Ejercitar el suelo pélvico es buena idea. La comadrona te explicará cómo. Procura hacer los ejercicios de vez en cuando.

Si has dado a luz por cesárea, los genitales están intactos pero en el abdomen tienes una herida grande que duele si no tomas algún tipo de analgésico. Pídelos cuando los necesites. Los primeros días tendrás un apósito que cubrirá la zona afectada, pero cuando lo quites observa la herida a diario. Si se pone roja, inflamada, sientes calor o empieza a supurar por los bordes, acude al médico; es muy probable que tengas una infección y necesites un tratamiento con antibióticos para curarla. Durante las primeras semanas no podrás cargar con nada que pese más que el bebé porque la herida podría abrirse. Asegúrate de que otra persona se haga cargo de las tareas cuando vuelvas a casa.

EN RESUMEN...

... los niños nacen por parto vaginal o por cesárea. Aprender algo sobre el parto, plantear estrategias y prepararte para cualquiera que sea tu reacción puede ser útil, pero el parto suele ser una experiencia impresionante de evolución imprevisible. En Suecia la atención a la maternidad es muy segura, así que puedes contar con que al final, de una manera u otra, todo saldrá bien para los progenitores y para el recién nacido.

- 5 -
Alimentar a un recién nacido

Pocos temas están tan salpicados de mitos como el de cómo, cuándo y con qué alimentar a un recién nacido. Y pocas cosas pueden desquiciar tanto a una madre y a un padre como que su bebé no coma. En este capítulo repasaremos qué es verdad y qué no lo es, explicaremos cómo funciona la lactancia y daremos consejos prácticos sobre cómo puedes alimentar a tu hijo, con independencia de si quieres amamantarlo o alimentarlo con biberón. También te daremos un mensaje tranquilizador: no, la lactancia materna no es esencial para la salud de los recién nacidos suecos y europeos ni para crear lazos afectivos entre la madre y el hijo.

Hay dos opciones para alimentar a un recién nacido: darle el pecho o el biberón. Es bueno que tú y tu pareja, si la tienes, penséis de antemano cómo lo queréis hacer. Pero no tenéis por qué tomar una decisión: no hay ningún problema en combinar ambos métodos o en cambiar sobre la marcha. E incluso si tenéis una idea clara sobre cómo deseáis alimentar a vuestro hijo, ¡sed flexibles! A algunos bebés les resulta muy fácil mamar y algunas madres no tienen ningún problema con la leche. Otros niños maman peor y a otras madres les resulta imposible amamantar a sus hijos. Algunos niños solo quieren el pecho, otros solo el biberón. Para muchas familias resulta muy ágil combinar la lactancia materna con una paternidad compartida, para otras el biberón facilita enormemente el que los dos progenitores puedan cuidar al niño. Organizaos de la manera que mejor resulte para los tres. Aspirad a ser unos padres contentos con un hijo satisfecho y que crezca bien, y no os atéis de antemano a un determinado método de lactancia.

Los padres suecos están saturados de propaganda sobre la importancia de la lactancia materna para que el niño crezca sano y bien alimentado. Eso puede ser cierto en los países pobres con muchas infecciones, agua contaminada y dificultades para lavar bien los biberones. Pero eso no es aplicable a Suecia. Aquí los niños crecen sanos tanto si son amamantados por la madre como si toman biberón. El motivo de que se siga propagando este tipo de información sesgada por parte de las autoridades sanitarias es que Suecia firmó en 1981 una declaración de la Organización Mundial de la Salud (OMS), el Código Internacional de Comercialización de Sucedáneos de la Leche Materna. Ese código, en realidad, exige que las autoridades sanitarias y los profesionales de la salud informen a los padres de que la lactancia materna siempre es mejor. Sin tener en cuenta si tal afirmación es cierta. Por tanto, se ha tomado una decisión política sobre un asunto médico. Esta decisión es inapropiada y además va en contra de nuestra ley de salud y atención médica que dice que la práctica médica tiene que basarse en la ciencia y la experiencia probada.

En Suecia la Dirección Nacional de Sanidad y Bienestar Social decidió en 1983 que el personal sanitario sueco debía seguir el código de la OMS. Esto estuvo vigente hasta 2008, cuando fue reemplazado por una directiva sueca que ordena que el personal sanitario tiene que informar a todas las madres u otras personas encargadas del cuidado de los recién nacidos sobre las ventajas de la lactancia materna y sobre las desventajas que puede implicar completarla con sustitutivos de la leche materna. No existe ninguna prohibición expresa de informar sobre las desventajas de la lactancia materna y las ventajas de la leche de sustitución, pero sí que dice también: «La información que se dé a las madres u otra persona encargada del cuidado del recién nacido sobre su alimentación, ya sea a través de la lactancia materna o de empleo de leche de sustitución, ha de ser objetiva y precisa».

Los precedentes del código de la OMS fueron las terribles experiencias de la década de 1970, momento en que la empresa Nestlé lanzó por todo lo alto sus campañas de comercialización de la leche de sustitución en todo el mundo. La publicidad mostraba bebés rollizos y satisfechos alimentados con su leche de sustitución. Las madres pobres mezclaban el polvo caro con demasiada agua, que además en algunos casos estaba contaminada. El resultado fue la muerte masiva de bebés por diarreas y septicemias. Por un lado, los niños ingirieron bacterias peligrosas a través del agua contaminada. Por otro, la leche materna contiene anticuerpos IgA y otras sustancias que protegen al niño contra las infecciones, pero la leche de sustitución a partir de la leche de vaca no los contiene.

El cinismo de las empresas dedicadas a la fabricación de alimentos infantiles despertó una ola de indignación y muchos padres concienciados boicotearon a la empresa Nestlé. Para evitar este tipo de comercialización, la OMS aprobó en 1981 un código sobre la comercialización de la leche de sustitución materna. Todos los países lo firmaron, excepto Estados Unidos, que primero votó en contra pero se adhirió unos años después. El código prohibía la publicidad de la leche de sustitución materna. En vez de eso, las autoridades sanitarias deberían informar a todas las mujeres de que la lactancia materna es mejor para la salud del niño que la leche de sustitución. Al principio se recomendaron cuatro meses de lactancia materna, pero luego se aumentaron hasta seis. Al final, se decidió que los bebés no debían recibir ningún otro alimento más que la leche materna, la llamada lactancia exclusiva. Esto último se introdujo cuando se descubrió, a finales de la década de los ochenta, que los niños de los países pobres solían tomar muchos tipos diferentes de líquidos y sobres de prueba para una u otra cosa y que a menudo estaban infectados con bacterias.

La leche materna proporciona una excelente nutrición y protege contra algunas infecciones, especialmente contra las diarreas causadas por bacterias y contra las septicemias. Por lo tanto es muy importante que los niños de los países con alto riesgo de infecciones sean alimentados con leche materna. Los niños de los países occidentales, limpios y ricos, se las arreglan bien con la leche de sustitución materna. Las infecciones graves son muy raras, salvo en los bebés prematuros, y en Suecia a estos siempre se los alimenta con lecha materna, a menudo procedente de un banco de leche porque a la madre aún no le ha subido la leche. Con todo, la OMS decidió que se aplicaran las mismas reglas en todo el mundo. Supondrían seguramente que si las mujeres del mundo occidental hubieran seguido utilizando la leche de sustitución, habría sido más difícil argumentar que las mujeres de los países pobres debían amamantar a sus hijos.

A la lactancia materna se le han atribuido todos los beneficios habidos y por haber, desde que reduce el riesgo de que los niños tengan sobrepeso, hasta que sean más inteligentes y tengan una menor presión arterial. En general podemos decir que las diferencias entre los niños amamantados y los criados con leche de sustitución son tan pequeñas que resultan insignificantes para el individuo: es imposible apreciar si un niño ha sido amamantado o criado con biberón. Además, no es posible determinar si las pequeñas diferencias que se observan dependen realmente de la alimentación (ya hemos explicado en el capítulo 2 los problemas de sacar conclusiones de los estudios de observación). En las investigaciones que se han realizado las madres que daban el biberón fumaban más, a menudo tenían sobrepeso y por término medio tenían menos estudios que las madres que amamantaban. Por supuesto, esto no es un fenómeno de la naturaleza, sino una consecuencia de la propaganda que han hecho las administraciones a favor de la lactancia materna desde la década de 1980 y de que las mujeres más formadas y organizadas están más dispuestas a seguir los consejos de salud que dan las instituciones. Pero si las madres que amamantan y las que dan el biberón se diferencian en muchos aspectos, eso significa que sus hijos también van a diferenciarse un poco en lo que se refiere al peso y otras cosas que se pueden medir. Por lo tanto si las madres que dan el biberón a sus hijos, que de media pesan más que las madres que los amamantan, también tienen hijos un poco más rollizos, eso no tiene por qué depender del hecho de que tomen biberón.

A la lactancia materna también se le han atribuido erróneamente algunos efectos mágicos, como, por ejemplo, «fortalecer el sistema inmunitario del niño». Esto, sencillamente, no es cierto: la leche materna contiene anticuerpos que protegen al niño contra las infecciones mientras mama, pero no hace que su sistema inmunitario esté mejor preparado, más bien al contrario (en el capítulo 9 podrás leer más sobre el sistema inmunitario del niño y por qué necesita entrenarlo). Del mismo modo es erróneo afirmar que la leche materna protege al niño contra las alergias. Solo podemos especular sobre la razón por la que se lanza una afirmación semejante: tal vez lo único que se pretende es dar a las mujeres un argumento más para que den el pecho a sus hijos.

En resumen, las diferencias en los efectos sobre la salud entre un bebé amamantado y uno alimentado con biberón en un país como Suecia son mínimas y carecen de relevancia. Elige el método de alimentación que mejor se adapte a ti, a tu familia y a tu hijo.

LAS SEÑALES Y LOS REFLEJOS DEL NIÑO

Un recién nacido sano y maduro puede manifestar que tiene hambre desde el primer día: abre la boca y mueve la cabeza hacia delante y hacia atrás, como un polluelo que pide comida, como si «picoteara» con la cabeza hacia el cuerpo de la madre. Si el bebé no recibe comida puede llevarse la mano a la boca y empezar a chuparla, y al final, si nadie entiende lo que quiere, empieza a llorar desesperadamente. Es bueno intentar aprender estas señales de que tiene hambre. Es mucho más fácil alimentar a un niño que está contento y con ganas de comer que cuando está llorando y hecho una furia.

Un bebé sano y que ha nacido a término tiene tres reflejos que facilitan que pueda tomar leche: abre la boca si le acaricias las comisuras, chupa cuando siente algo contra el paladar y traga cuando tiene líquido en la boca.

Un niño satisfecho es un niño contento, tranquilo y se duerme a menudo con el pecho o la tetina en la boca. Un niño que tiene hambre también puede dormirse al pecho, pero no está igual de contento, se despierta enseguida y empieza a llorar. Pide ayuda a tu comadrona en la clínica de maternidad si te cuesta que el niño quede satisfecho.

CÓMO FUNCIONA LA LACTANCIA

Tanto los niños como las niñas nacen con glándulas mamarias. Durante la pubertad se desarrolla el tejido adiposo en el pecho de las chicas y las glándulas mamarias crecen por la influencia de una hormona, los estrógenos; a los hombres que toman estrógenos les crecen los pechos de la misma forma que a las mujeres. Durante el embarazo, las glándulas mamarias crecen bastante debido a la prolactina, una hormona que se produce en la parte anterior de la hipófisis, una protuberancia del cerebro alojada en la base del cráneo. A menudo, pero no siempre, los pechos también aumentan de tamaño.

La leche la producen las células de las glándulas mamarias, la prolactina es la hormona que estimula esas células. Cuando el bebé succiona el pecho se produce más prolactina a través de un reflejo, señales nerviosas que van del pecho al cerebro, que regula la secreción de hormonas de la hipófisis. Por eso cuanto más mama el niño, más leche produce la madre.

Cuando el niño chupa el pezón, este envía una señal nerviosa que conduce a la liberación de oxitocina. Esta hormona también se produce en la hipófisis, pero por otras células diferentes de las que fabrican la prolactina. La oxitocina hace que los músculos lisos se contraigan (la musculatura lisa se contrae y se estira sin que intervenga nuestra voluntad) en los conductos mamarios, lo cual presiona la leche para que salga a través de los pequeños orificios de los pezones. Esta hormona también contrae la musculatura lisa del útero durante el parto, y es también la oxitocina la que hace salir el semen del hombre en la eyaculación.

El reflejo de eyección es diferente. A algunas mujeres les sale la leche de los pechos como si fueran fuentes y el niño solo tiene que tragar. En otras mujeres es más débil. Si no se produce ese reflejo, apenas sale leche del pecho, aunque el bebé succione. A veces el reflejo tarda unos minutos en producirse después de que el niño comienza a succionar. Eso puede resultar muy estresante; si te ocurre, asegúrate de tener paz y tranquilidad a tu alrededor y observa si se pone en marcha el reflejo. Notas que te ha subido la leche porque el niño deja de chupar el pecho y hace pausas para tragarla.

Muchas mujeres cuentan que cuando les sube la leche lo notan en todo el cuerpo, y es razonable suponer que lo que sienten es la liberación de oxitocina. Es significativo que muchas hablen también de sensaciones intensas relacionadas con ello. Algunas describen una maravillosa sensación de paz y satisfacción (a esas mujeres suele gustarles mucho amamantar), mientras otras experimentan una fuerte sensación de ansiedad y abatimiento (estas suelen dejar de amamantar muy pronto y entonces se sienten liberadas). Experimentar emociones negativas asociadas a los reflejos de succión tiene un nombre: D-MER o Dysphoric Milk Ejection Reflex (reflejo de eyección de la leche disfórico), pero en la literatura científica solo hay un par de informes de casos publicados.

En una página de internet dedicada al tema, el autor, un asesor de la lactancia materna que no es médico, propone que los casos graves de D-MER se deben tratar con un medicamento llamado bupropión. No hay apenas investigación sobre el empleo de bupropión en la lactancia materna, pero se han publicado dos casos de niños que sufrieron convulsiones como consecuencia de la toma de este medicamento. El Comité Farmacéutico de Estocolmo, que publica oficialmente consejos basados en evidencias científicas sobre los tratamientos farmacológicos durante la lactancia, desaconseja el bupropión. A la espera de más investigaciones sobre el D-MER y su posible tratamiento, es bueno que conozcas los síntomas y sopeses la idea de dejar de amamantar si la sensación de desagrado es intensa.

EMPEZAR A DAR EL PECHO DESPUÉS DEL PARTO

Si el parto se ha desarrollado sin problemas y tanto la madre como el bebé se encuentran bien, la comadrona coloca al niño, solo con el pañal, sobre el estómago desnudo de la madre. El recién nacido mira hacia arriba al poco tiempo, se arrastra hacia el pezón de la madre (que durante el embarazo ha crecido y se ha oscurecido para que se vea bien) y finalmente lo atrapa.

No se trata de una boquita rosácea que se adapta suavemente a la forma del pezón. No, el bebé lo atrapa como una piraña. Si se trata de un niño con buen reflejo de succión, claro. Es importante que el bebé tenga en la boca una buena parte del pecho, debe tener la boca llena para que el pezón alcance la parte posterior de su paladar, pues es entonces cuando se activa su reflejo de succión.

Si el niño agarra la mama correctamente, el pecho debe llenar toda la cavidad bucal. La boca del niño estará bien abierta y el labio inferior estará curvado de manera que se pueda ver la parte interior. La cabeza del bebé tiene que estar tan cerca del pecho que su mejilla roce el pecho o casi alcance a rozarlo.

No tengas miedo de que se quede sin aire cuando el pecho llena completamente su boca. El recién nacido respira por la nariz mientras traga leche.

Si el pecho no alcanza la profundidad suficiente en la boca del niño, cuando el pezón, muy sensible al dolor, recibe toda la fuerza de succión del bebé hace un daño de mil demonios. Algunos niños abren la boca mucho pero en realidad no agarran el pecho; en ese caso ayuda sujetar la parte delantera del pecho, introducirlo en la boca del bebé tanto como se pueda y después mover ligeramente el pezón contra el paladar del niño para que se ponga en marcha el reflejo de succión. Si el niño no abre la boca, puedes rozarle los labios o las comisuras de la boca con el pezón para que la abra, lo que ocurre la mayoría de las veces.

Cuando quieras retirar al niño del pecho basta con que introduzcas un dedo en la boca. Entonces entrará aire y el niño soltará el pecho.

Si quieres amamantar a tu hijo, ¡asegúrate de que la comadrona te ayude a conseguir que el niño agarre el pecho correctamente antes de regresar a casa! Eso es crucial para poner en marcha la lactancia materna y que resulte gratificante. A menudo cuesta unos días de práctica conseguir que resulte más o menos fácil colocar el niño para darle el pecho de manera adecuada.

Más adelante, cuando amamantes en otras posturas que no sea acostada de espaldas en la cama del hospital (sentada o de lado), ten en cuenta que el niño debe estar estómago con estómago contigo. Con frecuencia al principio se necesitan almohadas u otros soportes, pídele a la comadrona que te aconseje también en este tema.

LA LECHE

Los primeros días el pecho de la madre no produce leche, sino unas gotas de color amarillo claro de un líquido pegajoso. Es lo que se llama calostro. A veces se afirma que este contiene sustancias fantásticas que desaparecen en la leche materna y que tienen efectos casi mágicos. Esto no es cierto. El calostro contiene ciertamente concentraciones más altas de anticuerpos y de células de la madre que la leche ya madura. Pero, por otro lado, solo se producen un par de cucharaditas de calostro al día en comparación con los decilitros de leche que se producen al día más tarde, durante el período de lactancia, de manera que la cantidad total de anticuerpos que el niño recibe cada día es aproximadamente la misma durante toda la lactancia. En muchas culturas se tiraba el calostro porque les parecía repugnante. Esto, claro está, es una tontería innecesaria.

Los niños ingieren cantidades mínimas de leche durante los primeros días y es normal que pierdan un poco de peso después del parto. Pero en un par de días sube la leche y parece que los pechos vayan a reventar. Se hinchan, no solo de leche, sino porque se acumula líquido en los tejidos mamarios por influencia de las hormonas.

A veces los pechos se ponen tan duros (y entumecidos) que al niño le cuesta agarrarlos. En ese caso tienes que apretar para que salga un poco de leche y ablandar así el pezón. Coloca las yemas de los dedos, incluido el pulgar, alrededor del pezón. Presiona luego con suavidad pero con decisión directamente hacia dentro, contra el pecho. No debes apretar el pezón sino presionar con pequeños movimientos hasta expulsar el exceso de líquido alrededor del pezón. Masajea unos minutos hasta que ceda antes de darle el pecho al niño. En internet encontrarás imágenes y descripciones detalladas de este método, conocido como «presión inversa suavizante». Recuerda también que esa fase en que los pechos parecen a punto de explotar se pasa después de un par de días: tus «nuevos pechos» no van a tener ese aspecto.

¿CON QUÉ FRECUENCIA DEBE MAMAR EL BEBÉ?

La frecuencia con la que se debe amamantar al bebé es una pregunta que ha recibido diferentes respuestas a lo largo del tiempo. Desde la década de los cincuenta y hasta finales de los setenta, según los folletos informativos que distribuían las comadronas, las madres debían tratar de dejar pasar cuatro horas entre cada toma. Lo cual no era fácil de conseguir, y la mala conciencia por haber dado de mamar al niño a escondidas «entre horas» seguramente estaba bastante extendida. Peor aún fue en la década de 1940, cuando a las madres se les decía que si levantaban al niño de la cuna y le daban de mamar a otras horas que no fueran las establecidas, su hijo no sería nunca una persona puntual y ordenada.

Hoy en día el péndulo se ha movido en sentido contrario y se ha extendido la idea de que la madre debe estar constantemente con el pecho preparado para que la lactancia funcione y el bebé tome suficiente leche. Hay tan poca base científica para esta idea como la había para la regla de las cuatro horas. De hecho eres tú quien debe decidir. Si te parece bien que el niño mame a menudo, está bien. Si quieres disponer de unas horas libres de lactancia, por ejemplo para poder salir sin el niño o estudiar, podrás acostumbrarlo a que aguante más tiempo entre las tomas, pero eso será más adelante: al principio rara vez pasan más de dos horas entre las tomas. Muchos niños suelen quedarse dormidos mientras maman, y esa es la manera más sencilla de dormir a un bebé. También les gusta chupar, así que si no quieres un chupeteo constante, quizá te convenga comprar un chupete.

Lo práctico de la lactancia materna es que se regula sola si todo funciona como es debido. A través del reflejo de la prolactina, el pecho produce más leche cuando se vacía. Si el niño necesita más leche durante un período, mama más a menudo. Pasados unos días la producción de leche ha aumentado y tú puedes de nuevo espaciar más el tiempo entre las tomas.

A menudo se dice que todas las madres pueden amamantar y que ninguna tiene poca leche. Eso no es verdad. En todas las épocas han existido madres que no producían suficiente leche, y entonces, si el niño no podía ser amamantado por otra mujer, padecía desnutrición o moría de hambre. En las décadas de 1960 y 1970 se pesaba a los niños con regularidad, a veces después de cada toma, y tan pronto como no aumentaban de peso, la comadrona recomendaba el biberón. Ahora se afirma a veces que si la madre amamanta de manera intensiva, es decir, todo lo que puede, producirá más leche. Pero eso no funciona en todos los casos. Es cierto que la producción de leche aumenta cuanto más mama el niño, pero no siempre basta con eso.

Si el bebé nunca parece satisfecho, no aumenta de peso y amamantarlo intensivamente no sirve de nada, pasados unos días deberás cambiar de estrategia. Utiliza un biberón. La investigación demuestra que la combinación de biberón y leche materna puede durar mucho tiempo y a veces incluso es posible eliminar gradualmente el biberón si la producción de lecha se incrementa. Un ensayo científico de 2015 muestra que los recién nacidos que, según lo planeado, los primeros días recibieron leche de sustitución en la clínica de maternidad, a los tres meses seguían mamando en mayor medida que los niños que, según lo planeado, no recibieron leche de sustitución esos primeros días.

Darle un biberón con leche de sustitución de vez en cuando, aunque quieras amamantarlo, no es perjudicial para el niño. También puedes recurrir a ello por la mañana si quieres dormir un poco más o si tienes que salir una tarde y no tienes en el congelador reservas de tu propia leche extraída con sacaleches.

Si decides empezar a trabajar pronto, la combinación de leche materna y biberón puede ser una solución. Otra es que el padre, que está al cuidado del bebé, se acerque a tu trabajo con el niño a la hora de darle la toma. La ley te garantiza el derecho a pausas para amamantar a tu hijo cuando sea necesario.* También puedes extraerte la leche con un sacaleches en una sala de descanso en tu puesto de trabajo para que el niño tome leche materna en biberón en casa.

Si quieres sacarte leche más a menudo, un sacaleches eléctrico es una buena inversión. Hay modelos bonitos y prácticos con maletín para transportarlos (y compartimento refrigerado) diseñados especialmente para las madres que trabajan y amamantan a sus hijos. Otra opción es alquilar uno en la maternidad. Son pesados y difíciles de manejar pero funcionan bien. Las mujeres que producen mucha leche pueden extraerla y donarla a un banco de leche. Los hay en todos los hospitales con secciones de neonatos, para proporcionar leche materna a los bebés prematuros.**

Comenzar a amamantar puede ser laborioso las primeras semanas, pero no debe resultar penoso ni agotador. Si te sientes bloqueada y derrotada como madre, cambia de estrategia. Un par de horas libres para ir a tomar un café, al cine o hacer cualquier otra cosa que te apetezca no perjudicarán al niño en absoluto.

* En España, la ley concede una hora de permiso para dar de mamar al bebé, al padre (leche materna extraída previamente) o a la madre, pero no a los dos, en caso de que ambos trabajen, hasta los nueve meses de vida del niño. *(N. de la E.)*

** La Asociación Española de Bancos de Leche Humana, sin ánimo de lucro, gestiona la obtención, manipulación, conservación y distribución de las donaciones de leche a los centros existentes en el país. *(N. de la E.)*

CUANDO EL BEBÉ NO MAMA

Si el bebé no quiere mamar como de costumbre, está cinco o seis horas sin mamar durante el día, o si pasa mucho más tiempo de lo habitual entre las tomas por la noche, es importante acudir cuanto antes a urgencias pediátricas. Por supuesto, puede tratarse de un cansancio que por alguna razón se le pase antes de llegar, pero también puede ser el primer síntoma de una enfermedad grave como la septicemia, que debe ser tratada inmediatamente.

La mejor manera de comprobar que tu hijo ha tomado el alimento suficiente es observar los pañales. El bebé debe mojar bien los pañales de orina varias veces al día; si estos están secos, probablemente se deba a que no ha comido lo suficiente. Dale más leche materna o biberón, pero si eso no ayuda y te parece que está cansado, acude a las urgencias de pediatría para que le hagan un reconocimiento. Si el niño empieza a mostrar físicamente que le cuesta mucho mamar, respira jadeando y suda mientras mama, también debes ir a urgencias. Tal vez sea un resfriado, pero en los bebés de pocas semanas también puede ser síntoma de insuficiencia cardíaca. Esta enfermedad es muy rara en los recién nacidos, pero los problemas de alimentación debidos a un resfriado son uno de los motivos más habituales de que necesiten atención médica.

GRIETAS Y MASTITIS

Lleva un tiempo aprender a amamantar, pero una vez que le coges el truco suele ser práctico y sencillo. Al principio puede ser bastante doloroso, porque el bebé se agarra de tal manera que cuesta imaginarlo. Este dolor desaparece casi siempre pasadas unas semanas, cuando tanto la madre como el niño han aprendido la técnica. Después hay dos molestias que afligen a muchas mujeres que amamantan: los pezones agrietados y la mastitis.

Permítenos que te recordemos lo importante que es que el niño agarre bien el pecho. Si no lo hace así, la fuerza de succión de la boca del niño fricciona tanto el pezón que existe un riesgo grande de heridas. Esas heridas pueden provocar un dolor espantoso; si te sale una, enséñasela a la enfermera de tu centro de salud. Si no se cura y, pasados unos días, te sigue doliendo mucho, acude a un centro de ayuda a la lactancia; puede requerir conocimientos especializados y a veces incluso un tratamiento con antibióticos para curar algunas heridas. ¡No esperes demasiado!

Es recomendable poner algo en el sujetador para evitar que el pezón con heridas roce el tejido del sujetador; lo último que deseas es hacerte más daño al quitártelo. Hay pezoneras especiales, puedes comprarlas en la farmacia, pero dos conchas normales que hayas encontrado en la playa son igual de útiles si antes las lavas bien. Parece raro, pero incluso las hojas de repollo dan buen resultado para proteger los pezones del roce con la tela del sujetador.

La mastitis se debe a una obstrucción en alguno de los conductos de salida de las glándulas mamarias del pecho. A muchas mujeres les ocurre alguna vez durante el período de lactancia; es dolorosa y suele ir acompañada de fiebre. Hay que tratar de sacar la leche de la zona del pecho donde se ha quedado retenida, lo cual es más fácil decirlo que hacerlo.

Cuando estés amamantando, presiona con firmeza y suavidad el pecho, desde donde la leche esté atascada hacia el pezón, eso puede facilitar el vaciado. Nada de masajes fuertes. Toma ibuprofeno o paracetamol, que alivia el dolor. La mastitis es una enfermedad: deja de hacer las tareas de la casa y de cuidar al bebé, y permite que la persona que te ayuda (el padre o quizá tus padres o un amigo) se ocupe de él y te lo acerque cuando tenga hambre. Si tienes facilidad para extraerte la leche con un sacaleches, puede ser un buen complemento, pero si no, no sirve de nada que te pases las horas desesperada ante el sacaleches, al contrario.

Si no mejoras en un par de días, tendrás que ir al médico. Procura que te den cita urgente en el centro de ayuda a la lactancia, en la maternidad o en el centro de salud. A veces las mastitis producen abscesos mamarios. Es posible que necesites un tratamiento con antibióticos, y en algunos casos los abscesos requieren intervención quirúrgica.

PREVENIR LA MASTITIS

Pregunta a cualquier madre o abuela cómo prevenir la mastitis y obtendrás una respuesta unánime: evita exponerte a corrientes de aire y coger frío en los pechos. Nadie ha demostrado científicamente que eso sea así, pero tampoco lo contrario. Teniendo en cuenta lo dolorosas y frecuentes que son las mastitis, cabría esperar que existieran muchos artículos científicos que hubieran estudiado este problema y la manera de prevenirlo. Pero no. En una revisión general de 2010 se encontraron solo cinco artículos que habían estudiado este tema de forma aceptable. Tres de ellos se centraban en el tratamiento con antibióticos (que no funciona), uno trata de la educación para la lactancia (que, según el propio estudio, no resultaba de utilidad) y el otro, sobre los copos SPC-Flakes.

Los copos SPC-Flakes son un tipo de copos de avena elaborados que se venden en la farmacia y se comen como los cereales del desayuno con leche. Estos copos estimulan al cuerpo para que produzca factores antisecretores, una sustancia del cuerpo que tal vez puede afectar al proceso de la enfermedad. Se ha publicado un estudio con 28 mujeres que mostraba una disminución del riesgo de mastitis entre las que tomaron los copos SPC-Flakes. Era un estudio pequeño, pero mientras esperamos algún estudio más exhaustivo, puedes probar estos copos si quieres evitar la mastitis.

¿QUÉ PUEDO COMER Y BEBER CUANDO AMAMANTO?

Cuando amamantas puedes comer y beber lo que quieras, excepto tomar ciertos medicamentos que si pasan a la leche perjudican al niño. Ten en cuenta que no tienen por qué ser los mismos medicamentos que pasaban a través de la placenta y podían dañar al feto durante el embarazo. Consulta siempre a tu médico antes de tomar cualquier medicamento.

El alcohol fluye libremente entre tu sangre y tu leche materna cuando das el pecho, es soluble tanto en el agua (la sangre y la leche materna) como en la grasa, es decir, en las membranas que envuelven las células del cuerpo. Cualquier persona que se haya emborrachado ha constatado que el alcohol llega libremente al cerebro, mientras que nuestra barrera hematoencefálica impide el paso a otras muchas sustancias. La libre circulación del alcohol significa que la leche materna siempre va a tener la misma concentración de alcohol que la sangre. Eso supone que si pesas 60 kilos y bebes 2 vasos de vino, tendrás una tasa de alcoholemia de aproximadamente 0,5 g/l. Por tanto, la leche materna también contendrá 0,5 g/l de alcohol; una cantidad tan pequeña no es perjudicial para el niño. Muchos alimentos contienen cierta cantidad de alcohol, por ejemplo: el yogur, la fruta, los zumos y otros productos naturales que incluyen levaduras que pueden formar pequeñas cantidades de alcohol.

El alcohol no se acumula en la leche; cuando baja el nivel de alcohol en la sangre, baja al mismo tiempo en la leche sin dejar rastro. Antiguamente asustaban a las mujeres diciéndoles que si habían bebido alcohol tenían que extraerse la leche y tirarla. Eso es una tontería.

Cuando se discute sobre el tema del alcohol en la lactancia, suele salir a relucir la pregunta de cuál es el límite de una persona que bebe para hacerse cargo de un bebé. Esto no tiene nada que ver con si amamantas o no. Quien está al cuidado de un niño debe permanecer siempre en pleno uso de sus facultades, para percibir y evitar posibles peligros que lo amenacen, consolarlo si se despierta y tener paciencia, con independencia de que esté amamantando o no. Si la madre que da el pecho ha salido y se ha emborrachado mientras el padre u otra persona se ocupa del niño, puede darle de mamar cuando vuelva a casa, si quiere, o extraerse la leche con el sacaleches y dejar que el padre que está sobrio se la dé con un biberón.

En cambio, es importante que el progenitor que esté bebido no duerma en la misma cama que el bebé, porque los investigadores han comprobado un aumento considerable del riesgo de muerte súbita en recién nacidos que dormían en la misma cama que un adulto borracho, quizá porque este no se despierta cuando se da la vuelta y aplasta al niño (véase el capítulo 7 sobre los hábitos del sueño).

Durante un período se aconsejó a las madres que amamantaban que evitaran alimentos a los que el niño pudiera volverse alérgico, por ejemplo, cacahuetes y aquellos que producen granos rojos, como las fresas. Se ha demostrado que esos consejos eran infundados y actualmente no son oficiales. Pero las recomendaciones son como la basura espacial: una vez lanzadas es imposible retirarlas. En algún lugar por ahí siempre siguen circulando. Según los conocimientos científicos actuales, no hay ningún alimento que tengas que evitar cuando estás amamantando.

Si tienes un bebé llorón, recibirás montones de consejos para que dejes de comer ciertos alimentos. Te dirán que el niño reacciona si has comido algo fuerte, o que tiene dolor de barriga si has tomado alubias o cebolla. No se ha investigado el tema científicamente, pero no es buena idea evitar alimentos porque piensas que lo que tú comes es la razón por la que tu hijo llora o por la que parece tener dolor de barriga. Lamentablemente, el llanto es algo que caracteriza al recién nacido, aunque no le pase nada (véase el capítulo 8 sobre el cólico). Cuando intentas seguir diferentes dietas y al mismo tiempo tienes un niño que llora, puedes acabar al borde de un ataque de nervios.

En la mayoría de los casos es imposible saber exactamente por qué llora el bebé, pero en ocasiones puede tratarse de una alergia alimentaria. Entonces es preferible acudir a un pediatra para averiguar si se trata de eso en lugar de alterar tu propia alimentación. La alergia más frecuente en los bebés es a la leche de vaca y, después, a los huevos. Hay suficientes proteínas alimentarias en nuestro entorno y en la leche materna para que el niño pueda desarrollar una alergia aunque lo amamantes exclusivamente. En esos casos, puede que valga la pena excluir la proteína de la leche de vaca o la del huevo de la alimentación de la madre, pero eso tiene que ser bajo la supervisión de un médico y es algo que no debes hacer tú sola. Un niño alérgico no solo llora, sino que además suele tener eczema o diarrea. Podrás leer más sobre este tema en el capítulo 11, que trata de las alergias.

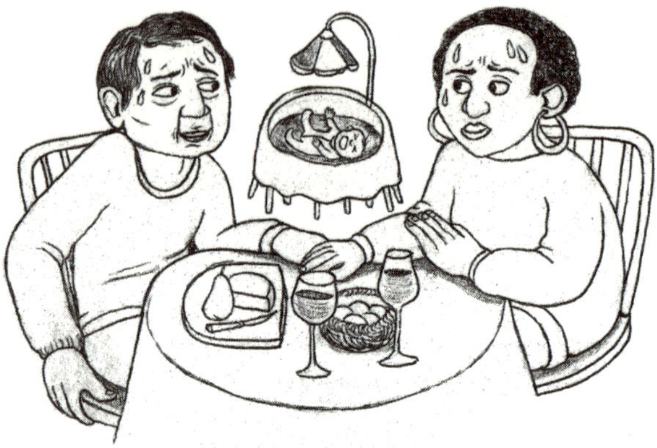

LECHE DE SUSTITUCIÓN

Como hemos dicho, siempre ha habido mujeres que no producían la cantidad suficiente de leche para alimentar a sus hijos. Antiguamente si nadie podía amamantarlos en su lugar, los bebés se morían de hambre.

A finales del siglo XIX surgió en Suecia la asociación Mjölkdroppen («gota de leche») para ofrecer un alimento limpio y seguro a las madres que no podían amamantar, por falta de leche o porque trabajaban y estaban lejos del niño durante el día. Era leche de vaca normal que se aligeraba con un poco de agua, pero estaba limpia y bien controlada, y seguro que muchos niños sobrevivieron gracias a ella.

En la década de 1950 la composición de la leche materna se había investigado lo suficiente para saber que la leche de vaca aguada no era lo mejor para un recién nacido. Contiene más proteínas que la leche humana y tiene una composición de sales algo diferente. La industria alimentaria empezó a añadir y quitar sustancias a la leche de vaca hasta que el resultado se convirtió en un producto que se parecía bastante a la leche materna; la llamada leche de sustitución está hecha a base de leche «humanizada» de vaca.

La leche de sustitución se hizo tan popular que casi desplazó a la lactancia materna en el mundo rico, donde eso de amamantar se veía como algo bastante sucio, anticuado y primitivo.

El código de la OMS para favorecer la lactancia materna regula con rigor cómo se puede comercializar la leche de sustitución. Por eso, esta debe llevar un texto de advertencia en el envase donde diga que la leche materna siempre es lo mejor para el recién nacido. También está prohibido emplear términos como «humanizada» para la leche de sustitución, para que nadie pueda pensar que es parecida a la leche materna, por mucho que la hayan adaptado con ese objetivo precisamente. Es bastante absurdo, pero cierto.

EMPEZAR A DAR EL BIBERÓN

Si decides desde el principio que a tu recién nacido solo quieres darle biberón, cuando vayas a la maternidad lleva biberones y tetinas de diferentes formas y del tamaño más pequeño.

Los niños alimentados con biberón necesitan tanto el contacto físico como los que son amamantados. El contacto temprano «piel con piel» es muy agradable y en ese caso los padres pueden turnarse. Procura tener un biberón con leche de sustitución templada a mano cuando el niño empiece a dar señales de que tiene hambre.

Una madre que alimenta a su recién nacido con biberón experimenta los mismos cambios en los pechos que la que amamanta: se hinchan y segregan leche. Pero la producción de leche cesará y la leche contenida en las glándulas mamarias se descompondrá en las partes que la forman y será absorbida por el torrente sanguíneo al cabo de unos días. La mejor forma de que este proceso vaya lo más rápido posible es utilizar un sujetador de deporte ajustado y que el niño no mame nunca. Por lo general, durante la primera semana no se produce mastitis, pero sí puede ocurrir cuando se deja de amamantar de golpe más tarde. Sin embargo, puede ser muy doloroso, y un analgésico del grupo AINE (antiinflamatorios no esteroideos, como ibuprofeno, diclofenaco o naproxeno) ayuda. Hay medicamentos especiales, con prescripción médica, para detener la leche, pero no suelen actuar más rápido que un sujetador deportivo ajustado e ibuprofeno.

¿QUÉ CANTIDAD DE LECHE DE SUSTITUCIÓN DEBERÍA DARLE AL NIÑO?

Los primeros días puedes darle pequeñas cantidades de leche de sustitución, porque el estómago del recién nacido no es muy grande y los intestinos no se han acostumbrado a recibir mucho alimento. Entre 10 y 15 mililitros suelen ser suficientes en las primeras tomas. Pero si el bebé requiere más, dale hasta que quede satisfecho. Durante los días siguientes tendrás que ir incrementando la cantidad hasta una dosis normal, quizá unos 60 u 80 mililitros para bebés que toman ocho biberones al día. Las cantidades siguen aumentando a medida que el niño crece.

La mayoría de los niños pierden peso los primeros días, pero a veces los alimentados con biberón y con buen apetito no muestran una pérdida de peso tan evidente. Como regla general, a los diez días el recién nacido debe haber recuperado el peso que tenía al nacer. Después el pediatra te ayudará a controlar que tu bebé siga creciendo como debe, lo pesará y lo medirá regularmente e irá dibujando su curva de crecimiento.

Si surgen complicaciones con la alimentación, prueba a cambiar la tetina o el tamaño del agujero de salida. Algunos bebés quieren que la leche fluya deprisa; otros, más despacio. Una vez más, lo importante no es la cantidad de leche que tome, sino que quede satisfecho. Así crecerá como es debido.

¿CÓMO PREPARAR LA LECHE DE SUSTITUCIÓN?

En el mercado hay una gran variedad de leches de sustitución disponibles. Lo importante es que elijas una cuya venta esté autorizada y mezcles la cantidad correcta de polvo y agua siguiendo las indicaciones del envase.

Las indicaciones que dicen que hay que hervir el agua y dejarla enfriar son ganas de complicar las cosas: es innecesario, puesto que no hay bacterias que temer en la excelente agua municipal que tenemos en Suecia. Solo sería preciso si tu ayuntamiento hiciese pública una advertencia de la existencia de bacterias en el agua del grifo, algo que ocurre en raras ocasiones en que la depuradora de aguas residuales se conecta mal, pero eso no te pasará inadvertido, saldrá en todas las noticias.* Si tienes un pozo propio y no has analizado el agua, es el momento de hacerlo.

Lo más sencillo es mezclar en el biberón la cantidad adecuada de agua sacada del hervidor con agua fría del grifo, añadir el polvo y agitar bien. O calentar directamente el agua en el biberón a la temperatura adecuada en el microondas, añadir el polvo y agitar. No hay nada que demuestre que podría ser peligroso calentar los biberones en el microondas, no obstante, si has oído hablar de ello, puedes leer más sobre el temor a los productos químicos y qué hay detrás de él en el capítulo 12.

No es necesario esterilizar los biberones, un lavado normal es suficiente y cuando estos se secan entre toma y toma mueren las bacterias. De todos modos, si crees que tienes que limpiarlos bien, puedes esterilizarlos de vez en cuando en agua hirviendo o en el microondas. No es necesario, pero tampoco es malo. El niño no puede ingerir ninguna bacteria peligrosa a través del biberón, porque en nuestra agua del grifo no hay bacterias del cólera ni salmonelas. En cambio, las bacterias de la boca del niño se mezclan con el contenido del biberón, y si el biberón se queda sin lavar unas cuantas horas, las bac-

* En España, el Real Decreto 140-2003 establece los criterios sanitarios de la calidad del agua de uso humano. *(N. de la E.)*

terias aumentan y la leche huele y sabe muy mal. Igual que cuando se estropea la leche dentro del frigorífico. Si vas a salir de viaje con el niño a algún lugar donde no haya agua limpia, tendrás que hervir el agua, o quizá, aún mejor, llevar tetrabriks con leche de sustitución, cuya higiene está garantizada. En ese caso hay motivos más que suficientes para esterilizar también los biberones.

¿QUÉ TIPO DE LECHE DE SUSTITUCIÓN DEBO ELEGIR?

Empieza con la preparación estándar más barata del mercado en leches de sustitución para el recién nacido. Cada marca suele tener varios tipos adaptados a la edad del niño. Normalmente están numeradas con 1, 2 y 3. Comienza con la número 1, que está adaptada para los recién nacidos, aunque las diferencias son tan pequeñas que también puedes utilizar la número 2. Del mismo modo puedes seguir utilizando la número 1 durante más tiempo del que recomiendan los fabricantes de leche de sustitución para el bebé: no tienes por qué tirarla solo porque tu hijo haya cumplido seis meses.

Hay gran cantidad de variedades que se comercializan con el argumento de que son más saludables, pero ninguno de esos argumentos está probado a ciencia cierta. Si son más caras, no hay ninguna razón para que las compres (los que sí tienen sus razones son los fabricantes que las venden). Es más económico comprar envases grandes, pero también se venden en envases pequeños de tetrabriks listos para tomar, lo cual resulta muy práctico. Muchos niños aceptan tomar los briks de leche de sustitución ya preparados incluso a temperatura ambiente; no se puede pedir nada más sencillo que eso para alimentar a tu hijo con biberón. Si eres de costumbres algo más económicas, un dosificador de leche puede ser una buena inversión, sobre todo para viajes o excursiones. En él puedes medir la cantidad exacta de leche de sustitución en polvo para cada biberón y ponerla en compartimentos diferentes, después se tarda muy poco en mezclarla con la cantidad correcta de agua si estás fuera de casa o a media noche.

Para los niños con alergia a la proteína de la leche de vaca existen leches de sustitución especiales en las que las proteínas de la leche se han descompuesto químicamente; son los denominados productos HYLA (acrónimo de *hydrolysed lactose*), leche hidrolizada para el bebé. Si tu hijo crece y se encuentra bien con la leche de sustitución estándar, no hay necesidad de cambiar a leches hidrolizadas mucho más caras. Pero si llora mucho, tiene diarrea, sangre en las heces o eczemas difíciles de tratar, pueden ser síntomas de una alergia a la leche de vaca. Consúltalo con el pediatra para que te ayude a diagnosticarlo; si es necesario, te recetará leche hidrolizada.

¿VASO O BIBERÓN?

Hay un mito que ha atormentado a las madres y a sus bebés, y seguro que también a muchos padres. Se conoce como la confusión del pezón (*nipple confusión*) y se basa en la idea de que la madre que amamanta a su bebé, pero de vez en cuando le da leche de sustitución o leche extraída con el sacaleches no debe dársela en un biberón. En ese caso, el niño preferiría el biberón, rechazaría el pezón y la lactancia materna dejaría de funcionar. En vez de eso, animan a los padres a dar la leche al bebé con una cuchara o con un vaso.

El vaso se diseñó inicialmente para alimentar a los bebés con labio leporino y otras malformaciones faciales y desde entonces se ha hecho muy popular en países con bajos estándares de higiene, porque es más fácil lavar y secar un vaso que un biberón. Después surgió la idea de que el uso de esos vasos beneficiaría la lactancia materna. Muchas enfermeras y progenitores que lo han probado opinan que es muy difícil conseguir que el niño beba a lengüetazos, como los gatitos, y los intentos de alimentarlo con el vaso acaban en ropa mojada, bebés tristes y padres frustrados.

La Colaboración Cochrane, una organización independiente sin ánimo de lucro que realiza una revisión sistemática de los estudios científicos, ha revisado los trabajos que han comparado la alimentación con vaso y la alimentación con biberón y los efectos de ambos métodos en la lactancia materna. No existía ningún estudio realizado con recién nacidos a término, pero sí cinco con niños prematuros. De esos cinco, cuatro no mostraban ningún efecto positivo por usar el vaso, mientras que un estudio turco indicaba que los niños alimentados con el vaso mamaban un poco mejor cuando eran dados de alta en el hospital y hasta los seis meses. Pero la Colaboración Cochrane tenía ciertas reservas en cuanto a la fiabilidad del estudio. El investigador declaraba, por ejemplo, que él mismo había medido y registrado el tiempo que llevaba alimentar con el vaso a los 600 niños incluidos en el estudio y que todos volvieron al hospital para hacer el seguimiento a los tres y a los seis meses. No parece muy creíble. Ningún estudio recogió lo que pensaban los padres y el personal del hospital sobre ese método de alimentación.

Olvídate del vaso. Utiliza el práctico biberón o, si lo prefieres, un set de alimentación; se conecta el biberón al extremo de un tubo estrecho de silicona, o sonda de alimentación, y el otro extremo se fija en el pecho de la madre, para que el niño tome la leche de sustitución a través de la sonda cuando succiona el pecho, eso en el caso de que te guste la situación real de la lactancia materna. De esa manera, el niño tendrá en la boca el pezón de la madre y el extremo de la sonda, y la succión estimulará la producción de leche materna, al tiempo que él quedará satisfecho con la leche de sustitución que le llega a través de la sonda.

USA EL CHUPETE SI TÚ Y TU HIJO QUERÉIS

Incluso los chupetes han estado proscritos en nombre de la lactancia materna exclusiva. El motivo fue que se creía que si a un niño le daban un chupete se cansaría de chupar y después no tendría fuerzas para mamar. Esta teoría no ha recibido el menor respaldo. Al contrario, los estudios muestran que entre los niños que nacieron a término no había ninguna diferencia. Entre los bebés prematuros, alimentados a través de una sonda porque son demasiado débiles para poder succionar, la experiencia demuestra, además, que si les dan un chupete entre las tomas, chupan mejor y la alimentación a través de sonda termina antes.

Un estudio realizado por el equipo de investigación de Agnes Wold en Gotemburgo muestra que si tú misma chupas de vez en cuando el chupete (por ejemplo, después de que se haya caído al suelo) el riesgo de que el niño desarrolle eczema a los dieciocho meses disminuye en comparación con los niños cuyos padres lavan el chupete con agua cuando se ensucia.

Entre los bebés prematuros atendidos en la sección neonatal no está tan claro que sea seguro chupar el chupete del recién nacido y compartas con él las bacterias de la boca. Estos niños no tienen desarrollado el sistema inmunitario y corren el riesgo de desarrollar una peligrosa infección intestinal (enterocolitis necrotizante). Cabe la posibilidad de que ese riesgo se vea afectado de una u otra forma si los padres chupan el chupete. Evita hacerlo hasta más adelante. Si de todos modos quieres hacerlo, habla del tema con el pediatra.

NO UTILICES LECHE MATERNA COMPRADA

Últimamente ha vuelto la vieja costumbre de intercambiar la leche materna. Por supuesto puedes dejar que una amiga en la que tengas confianza y estés segura de que no padece ninguna enfermedad contagiosa amamante a tu bebé si os ponéis de acuerdo en ello, pero evita comprar leche materna de una persona desconocida a través de internet. En parte, porque esa persona puede tener el VIH, que se contagia a través de la leche materna, aunque en Suecia es bastante improbable. Lo que es más probable es que esa leche materna contenga demasiadas bacterias. Los bancos de leche de los hospitales controlan la cantidad de bacterias de toda la leche materna que se da a los niños prematuros, y además la calientan (pasteurizan) para matar los microorganismos peligrosos. Si no tienes leche, es preferible que des a tu hijo leche de sustitución.

EN RESUMEN...

... hay dos métodos para alimentar a un recién nacido: la lactancia materna y el biberón con leche de sustitución. La lactancia materna tiene importantes beneficios en países donde no disponen de agua limpia, pero en Suecia y otros países ricos con buenas redes de agua potable, la leche de sustitución y la lactancia materna son básicamente equiparables desde el punto de vista de la salud. La elección entre amamantar y dar el biberón, o una combinación de ambos, es decisión de los padres y, en cierta medida, del niño. No es asunto de nadie más. Contesta amablemente pero con determinación cuando alguien te venga con consejos que no has pedido o sermones sobre cómo has elegido alimentar a tu bebé.

- 6 -

Empezar a introducir otros alimentos

Aunque al principio te cueste creerlo, el niño no siempre se alimentará de leche. Cuándo tiene que empezar a comer otras cosas y qué alimentos debes incorporar entonces varía ampliamente en los diferentes lugares del mundo. En Suecia se distribuyen folletos con consejos estrictos sobre la alimentación del bebé que sin embargo van cambiando radicalmente con el tiempo. ¿Es peligrosa la sal? ¿Por qué los bebés no pueden comer verduras de hoja verde? ¿Puede hacer uno mismo la comida? ¿Son malos los potitos? En este capítulo podrás leer cuándo debe tu hijo empezar a comer algo más que leche, qué puedes hacer para que el cambio transcurra lo más suavemente posible, y si hay algún alimento que debes evitar darle.

Dejar que el niño comience a probar alimentos que no sean leche es empezar a introducirlo en tu propia cultura alimentaria. Despacio y adaptada al principio, pero ese es el objetivo. Por eso es bueno que pienses primero en tu propia alimentación.

Como madre primeriza, te pasas el día tratando de satisfacer las necesidades del bebé. Así es fácil olvidarse de comer, no disponer de tiempo para ello o no tener ni fuerzas ni ganas de hacerlo. Sobre todo, si has seguido dietas de adelgazamiento o has sufrido trastornos alimentarios, el tiempo en que los niños son pequeños es un período de riesgo. Que tus propias necesidades pasen a un segundo plano es hasta cierto punto natural, porque el pequeño necesita tu ayuda para tener las suyas satisfechas. Pero al mismo tiempo es importante crear un espacio para tus propias necesidades básicas.

Lo diremos alto y claro: necesitas alimentarte. Desayuno, comida y cena en horarios establecidos. Aunque con un recién nacido en casa te será imposible dormir las horas recomendadas, seguir un horario de comidas es una buena idea. Muchas mujeres que amamantan tienen un hambre terrible y no pueden aguantar más de dos horas sin comer; si además eres de las que dan paseos de varias horas con el bebé en el cochecito o sigues un curso de gimnasia para madres varias veces a la semana, necesitarás mucha mucha comida. Si alimentas a tu hijo con biberón y eres más sedentaria, comerás como de costumbre, pero, aun así, puede resultar difícil sacar tiempo para hacer la comida y para comer. Si tienes tiempo durante el embarazo, prepara comida para un par de semanas y congélala, o cómprala preparada para que siempre haya algo en casa que puedas calentar rápidamente.

La mayoría de las mujeres que dan a luz pesan más después del embarazo que antes. Es normal, probablemente sea el modo en que la naturaleza se asegura de que tengas las reservas suficientes para alimentar al niño con tu cuerpo. El cuerpo de cada mujer es muy diferente en este tema. Algunas adelgazan mucho durante la lactancia, otras no pierden ni cien gramos de la grasa que han cogido durante el embarazo, tanto si dan el pecho como si no.

El primer tiempo con un recién nacido exige tanta energía que no es recomendable pensar en adelgazar. Piensa: «Nueve meses engordando, nueve meses para perder peso». Come a las horas. Sal de casa a diario. Después de nueve meses, piensa si quieres pesarte y si pesas mucho más de lo que se recomienda para tu altura, puedes plantearte empezar a adelgazar.

¿CUÁNDO HAY QUE INTRODUCIR LOS ALIMENTOS? ASPECTOS NUTRICIONALES

Ahora hablaremos de la comida del niño. Hay que tener en cuenta dos aspectos importantes en la alimentación: el nutricional y el de las alergias. Empezaremos con el aspecto nutricional.

La leche materna se ha ido adaptando a través de la evolución para cubrir las necesidades nutricionales básicas durante el primer período de vida, pero ¿hasta cuándo?

Hasta mediados de la década de 1980, la norma era que, tanto si se amamantaba como si se alimentaba con leche de sustitución, el bebé debía comenzar a tomar zumos de frutas a partir de las ocho semanas, porque los médicos pensaban que de lo contrario podía tener carencia de vitamina C. A los tres o cuatro meses era el momento de introducir otros alimentos: pescado, carne, huevos y verduras. Se pensaba que esperar hasta los seis meses para introducir comida habitual en la dieta aumentaba el riesgo de falta de hierro, pues la leche materna es pobre en hierro.

Después la Organización Mundial de la Salud quiso ampliar el tiempo en que los recién nacidos se alimentaban solo con leche materna, es decir, lactancia exclusiva hasta los seis meses. La razón es que querían disminuir el riesgo de infecciones causadas por el agua sucia y los alimentos infectados, como hemos explicado en el capítulo 5. Surgieron algunos temores de que el nuevo patrón de alimentación que prolongaba la lactancia materna pudiera hacer que algunos bebés sufrieran carencias de hierro. Se realizó una revisión sistemática de todos los estudios existentes que abordaban ese tema. La conclusión fue que el sistema de seis meses de lactancia exclusiva probablemente era seguro siempre y cuando la madre y el niño estuvieran bien nutridos antes, pero que era importante controlar el riesgo de falta de hierro. Los investigadores también señalaron que faltaban estudios lo bastante amplios como para poder excluir por completo que un período tan largo de lactancia exclusiva pudiera conducir a una carencia nutricional.

No se ha demostrado que seis meses de lactancia materna exclusiva sea mejor que cuatro meses desde el punto de vista nutricional, como parece desprenderse de los folletos y páginas web de las distintas administraciones. No, lo que los investigadores analizaron fue si había evidencias de que fuera peor. Y no las encontraron. El tema se ha seguido evaluando sistemáticamente y la última actualización muestra más o menos el mismo resultado que la primera: es probable que la mayoría de los niños aguanten la lactancia materna exclusiva hasta los seis meses, pero se aprecia una tendencia a la falta de hierro. Los que empiezan a ingerir comida a los cuatro meses tienen unos índices de hierro algo mejores.

Para la mayoría de los niños, la leche materna (o de sustitución) es lo bastante buena para cubrir sus necesidades nutricionales hasta los seis meses (salvo la vitamina D, que debe administrase en gotas). Los bebés tienen reservas de hierro de su vida fetal y de la sangre extra acumulada en el cordón umbilical, reservas que normalmente son suficientes hasta los seis meses. Pero si se les sigue alimentando solo con leche materna durante más tiempo, corren el riesgo de desarrollarse peor y de tener carencia de hierro.

Si entre los ocho y los diez meses todavía no comen alimentos ricos en hierro, existe un riesgo manifiesto de que tengan carencia de este. Por tanto, desde un punto de vista nutricional, deberías haber introducido en la dieta de tu hijo otros alimentos, preferiblemente ricos en hierro, como la carne roja, antes de que el pequeño pase de los seis meses.

Este problema no se da en los niños alimentados con leche de sustitución, porque esos productos están enriquecidos con hierro.

LA INTRODUCCIÓN DE ALIMENTOS Y EL RIESGO DE REACCIONES ALÉRGICAS

Hay otro aspecto muy importante que conviene tener en cuenta cuando se decide comenzar a dar al niño otros alimentos que no sean la leche materna: cuál es el mejor momento para introducir la comida normal teniendo en cuenta el riesgo de reacciones alérgicas. En Suecia, y en otros países ricos que disfrutan de agua del grifo muy limpia, el riesgo de infecciones producidas por el agua o la comida contaminada es mínimo. En cambio, las alergias y las enfermedades similares relacionadas con el sistema inmunitario se han vuelto extremadamente frecuentes (tan frecuentes que dedicamos todo el capítulo 11 al tema de las alergias).

Es habitual que los niños pequeños desarrollen alergias a los alimentos. No se sabe con exactitud a cuántos afecta, pero en cualquier caso cabe afirmar que entre un 5 y un 10 % de los niños suecos desarrollan algún tipo de alergia alimentaria. Las más frecuentes son la alergia a la leche, al huevo y a los frutos secos. ¿Tiene alguna importancia en el riesgo de aparición de una alergia, por ejemplo al huevo, el hecho de que se incorpore a la alimentación al mes, a los tres, a los seis o a los doce meses?

Durante bastante tiempo se ha recomendado a las familias en las que algún miembro padecía alergias que retrasaran la introducción de alimentos como el huevo, el pescado y las nueces, en la creencia de que eso disminuiría el riesgo de que su hijo desarrollara las mismas alergias. Los resultados de las investigaciones más recientes señalan que es justo al contrario: esperar a introducir esos alimentos aumenta el riesgo de alergia.

Sobre este tema se han publicado recientemente dos estudios científicos muy fiables, ensayos aleatorizados controlados a doble ciego (en el capítulo 3 explicamos por qué este tipo de estudios son tan buenos). En una investigación en la que participaron 640 niños con alto riesgo de desarrollar alergia a los cacahuetes, los participantes fueron repartidos aleatoriamente en dos grupos: uno que comía cacahuetes al menos tres veces a la semana y otro en el que los niños se abstenían totalmente de comer cacahuetes hasta los cinco años.[1] Los niños que participaron en este estudio tenían entre cuatro y once meses y sufrían eczemas graves, alergia al huevo o ambas cosas al comenzar el estudio. Algunos de ellos ya habían desarrollado también anticuerpos IgE contra los cacahuetes, lo cual puede ser un primer estadio en el desarrollo de la alergia. A los cinco años se analizó a los niños con el método de doble ciego, el cual arroja unos resultados muy seguros y objetivos. A los niños se les daba una pequeña merienda que contenía cacahuetes, o algo que parecía y sabía igual. En cada ocasión se registraron los posibles síntomas, sin que nadie (ni el médico, ni el niño ni los padres) supiera si el pequeño había comido cacahuetes o no.

Comer cacahuetes temprano disminuía drásticamente el riesgo de desarrollar la alergia durante los cinco primeros años de vida del niño. Entre quienes no tenían anticuerpos IgE contra los cacahuetes al comenzar el estudio, el 0,3 % de los que comieron cacahuetes desarrolló alergia a ellos, en comparación con el 17 % de los que no probaron los cacahuetes, lo que significa una disminución del riesgo de desarrollar la alergia del 98 %. Entre los que ya habían desarrollado anticuerpos IgE contra los cacahuetes, pero no habían desarrollado aún la alergia, la dieta de cacahuetes disminuyó las alergias en un 70 %. El estudio muestra claramente que no se debe retrasar la introducción de alimentos en la creencia de que eso disminuye el riesgo de desarrollar alergias.

En otro estudio, los investigadores seleccionaron a recién nacidos sanos y alimentados solo con leche materna y los repartieron en dos grupos. En uno de los grupos se les daría pequeñas cantidades de cacahuetes, huevo, leche de vaca, semillas de sésamo, pescado blanco y trigo desde los tres meses; en el otro, se los amamantaría hasta los seis meses y después se los destetaría como es habitual.[2] Los niños debían ingerir al menos dos gramos de proteína de cada tipo dos veces a la semana como mínimo.

Solo la mitad de las familias que pertenecían al grupo de quienes dieron los seis tipos de alimentos desde los tres meses alcanzaron el objetivo. Los niños de esas familias desarrollaron un 67 % menos de alergias alimentarias que los del grupo amamantado hasta los seis meses. Ninguno de los niños que ingirió la cantidad de cacahuetes prescritos en el protocolo desarrolló alergia a ellos, y entre los que comieron huevo en cantidad suficiente disminuyó el riesgo de alergia en un 82 % en comparación con el otro grupo.

En cambio, si se calculaba contando a todos los niños incluidos en el grupo de introducción temprana de alimentos (sin tener en cuenta si habían seguido las pautas o no), el resultado era un 20 % de disminución del riesgo de desarrollar alergias alimentarias en el grupo de introducción temprana en comparación con el otro grupo de control. Esta reducción del riesgo no estaba comprobada estadísticamente y por lo tanto no se puede saber con seguridad si fue realmente la introducción temprana de los alimentos lo que protegió a los niños. Podría haber algún otro factor que diferenciara a las familias que consiguieron seguir todas las pautas en la alimentación precoz de sus bebés y las familias que no se atrevieron, no quisieron o no consiguieron hacerlo. Con todo, no les sucedió nada peligroso a los niños que empezaron a comer alimentos desde los tres meses.

Estos estudios indican que el sistema inmunitario necesita enfrentarse pronto a través de la alimentación con diferentes tipos de proteínas nuevas para volverse tolerante a ellas. No hay ningún ensayo controlado aleatorizado a doble ciego que demuestre lo contrario, es decir, que desde el punto de vista de las alergias sea bueno posponer la introducción de alimentos.

En todas las épocas y culturas, a los recién nacidos se les ha dado a probar gran cantidad de cosas ya desde su nacimiento. En un estudio realizado con niños paquistaníes nacidos en los barrios marginales de Lahore en 1980, se vio que todos eran amamantados, pero cuando se observó un poco más de cerca lo que ingerían, además de la leche materna resultó que les daban muchas otras cosas diferentes: miel durante los primeros días de vida, leche (sin diluir) de vaca y de búfala, agua corriente (poco limpia) y una especie de infusión con hierbas medicinales que había fermentado encima de una cómoda durante años y de la cual la abuela ponía unas gotas en la boca del bebé.

En Turquía y en Grecia les dan té y yogur, y la miel también la introducen temprano, y en Europa del Este se les ha dado té a los bebés durante los primeros días de vida.

Es muy probable que dar a los niños solo leche materna durante los seis primeros meses de vida sea un paréntesis en la historia, y los estudios científicos muestran que este método de alimentación conduce a aumentar considerablemente el riesgo de alergias, por lo que es de esperar que las investigaciones ayuden a cerrar ese paréntesis.

En realidad, no hay ningún límite que diga cuándo puede un niño empezar a probar la comida. ¿Quieres darle té templado a tu hijo en la clínica de maternidad porque en tu familia se suele hacer? ¿O dejar que tu bebé de dos semanas pruebe el puré de frambuesas? Pues hazlo, eso no es malo para tu hijo, lo estás alimentando como se ha hecho a lo largo de la historia de la humanidad. Cabe suponer que en todas las épocas las madres han dado a sus hijos pequeñas cantidades de comida masticada por ellas. Además, muchos animales alimentan a sus crías de esa manera, no hay más que fijarse en los pájaros, que regurgitan la comida a sus polluelos en el nido cuando vuelven a él.

LOS ALIMENTOS PROHIBIDOS PARA LOS NIÑOS

En las recomendaciones que hacen los organismos públicos suecos sobre la alimentación del bebé hay algunos alimentos que los niños no deben comer: sal, verduras de hoja verde y miel. La prohibición de la sal es particularmente molesta, porque significa que tienes que comprar tarritos caros de purés esterilizados en grandes cantidades o preparar tú comida sin sal, lo cual es un poco engorroso y significa más trabajo, que es lo que menos necesitas después de los primeros meses con un bebé. Cuando una criatura aprende a hablar, suele decir, igual que los mayores, que no le gusta la comida sin sal. No sabemos qué piensan los bebés, pero resulta sospechoso que tantos niños escupan las primeras pequeñas porciones de puré de chirivía sin sal.

Aquí repasaremos todos los consejos que puedes pasar por alto y los que merece la pena que te los tomes en serio.

LA SAL ES NECESARIA INCLUSO PARA LOS BEBÉS

En Suecia y en otros países se aconseja a los progenitores que su hijo siga una dieta libre de sal durante el primer año. Al cumplir un año se le pueden empezar a dar cantidades muy pequeñas de sal, y con el tiempo, un poco más. Pero estos consejos son innecesarios. Con excepción de las primeras semanas de vida, los recién nacidos pueden ingerir sin peligro cantidades moderadas de sal.

A menudo se dice que los riñones de los bebés no pueden asimilar la sal y que es peligroso darles la más mínima cantidad. En internet circulan historias espantosas en las que se asegura que si a los niños menores de un año se les da la misma comida que come el resto de la familia pueden sufrir una insuficiencia renal. En la página web del servicio británico de salud NHS.uk se indica claramente que los padres (léase: la madre) deben preparar comida especial, sin sal, para el bebé: ni hablar de que pueda comer la misma comida que el resto de la familia.

La función renal de los recién nacidos es, cuando menos, un tema complicado, por lo que es difícil rebatir la afirmación de que sus riñones no están maduros para asimilar la sal. Por eso hablaremos de la función renal de los niños con la mira puesta en el equilibrio hidrosalino.

En el útero de la madre el feto no tiene que regular los niveles de sal, la placenta se ocupa de ello. Al nacer, los riñones son los responsables de limpiar la sangre y de equilibrar los niveles de sal y de agua en el cuerpo. Este proceso se produce en el glomérulo, donde tienen lugar la depuración y la filtración de la sangre como primera etapa en el proceso de formación de la llamada orina primaria. Si el recién nacido expulsara toda esa orina se deshidrataría inmediatamente, pero por suerte la mayor parte del agua, los diferentes tipos de sales y otras muchas sustancias son reabsorbidos y devueltos a los riñones por la otra parte de las nefronas, los túbulos contorneados.

En los niños prematuros, los túbulos renales no tienen mucha capacidad para reabsorber las sales de la orina y conducirla de vuelta a la sangre. Por eso, los bebés prematuros necesitan a menudo una solución salina adicional en su alimentación para que puedan mantener el normal equilibrio de agua y sal.[3] Por otro lado, los bebés que nacen a término, durante las primeras semanas tienen poca capacidad para filtrar la sal de la orina, incluso aunque se les administre mayor cantidad de solución salina, como demostró la profesora sueca de pediatría Anita Aperia en 1970.[4] Esta capacidad se desarrolla gradualmente durante el primer año de vida[5] y evoluciona más rápido si a los bebés de entre dos y tres meses se les da una leche de sustitución con mayor contenido de sal que si se los alimenta con una leche de sustitución con bajo contenido de sal.[6] Capacidad de adaptación, sencillamente, algo en lo que el cuerpo humano suele ser bueno.

Antes de que se supiera que los bebés muy pequeños tenían peor capacidad para deshacerse de la sal que los niños algo mayores y los adultos, la leche de sustitución contenía mucha sal, a veces incluso más que la leche de vaca, que ya contiene diez veces más sal que la leche materna. La mayoría de los niños crecieron bien a pesar de esas leches de sustitución, pero podían surgir problemas en caso de trastornos gastrointestinales. Un niño que vomita y tiene diarrea pierde mucho líquido, y como además se los alimentaba con la leche de sustitución relativamente salada que se comercializaba entonces, o con una mezcla de polvos de leche desnatada de vaca, buena parte de esos niños sufrieron deshidratación hipertónica,[7] que significa que tenían muy poca agua y demasiada sal en la sangre, un estado peligroso que puede conducir a la muerte si no se trata correctamente.

Es cierto que puede ser peligroso alimentar a los recién nacidos con leche de vaca sin diluir —o, como en la década de 1950, con leche de sustitución basada en leche de vaca— si el niño tiene problemas gastrointestinales. Pero eso no significa que sea peligroso que un bebé de cuatro meses coma pasta cocida en agua salada. O que uno de seis meses coma el mismo puré sazonado que el resto de la familia. El niño suele alimentarse durante muchos meses de leche materna, o leche de sustitución con el mismo porcentaje de sal que la leche materna, y la cantidad de sal que el niño ingiere con la comida normal difícilmente puede alcanzar las cantidades que suponen un peligro por exceso de sal.

Un argumento que esgrime la Agencia Estatal de Seguridad Alimentaria y Nutrición sueca para prohibir que se añada sal a la comida del niño es que no se le debe acostumbrar a comer platos demasiado salados porque ese hábito se le puede quedar para siempre. Nuestras autoridades consideran que toda la población debería comer menos sal para disminuir el riesgo de hipertensión. Pero, por un lado, es discutible la responsabilidad de la sal de la dieta en el riesgo de tener una presión arterial alta. Y, por otro lado, está por demostrar que añadir sal en la comida del bebé pueda influir tanto en su dieta de persona adulta.

Así pues, el tema de la sal es un ejemplo de cómo las autoridades intentan aprovechar la oportunidad que ven en el embarazo y la infancia para promover cambios en el estilo de vida de la población en nombre de la salud pública. Sospechamos que no hay muchas personas que se tomarían la molestia de cocinar en un cazo aparte arroz sin sal para su bebé para reducir (supuestamente) la cantidad de enfermos con hipertensión o enfermedades cardiovasculares que hay entre la población. Pero si a una madre le dicen que los riñones de su bebé no toleran la sal, entonces obedece sin más... La buena noticia es que los riñones del niño no se ven dañados por las pequeñas cantidades de sal que pueda ingerir al comer la misma comida que el resto de la familia, al principio en dosis pequeñas y después cada vez mayores.

Si en tu familia tenéis hipertensión y quieres hacer todo lo posible para que tu hijo no desarrolle la enfermedad en el futuro, puedes, claro está, darle alimentos sin sal, pero es poco probable que eso ayude si la herencia genética es dominante. Para todos los demás, conviene saber que al niño no le va a pasar nada malo por comer la misma comida que el resto de la familia o por probar una patata frita o una aceituna salada. Un consejo gastronómico: casi todos los purés de verduras están más ricos si les añades un poco de queso parmesano rallado.

LAS VERDURAS DE HOJA VERDE

La Agencia Estatal de Seguridad Alimentaria y Nutrición sueca desaconseja que los niños menores de un año coman verduras de hoja verde. El motivo es que son ricas en nitratos, y las bacterias, por ejemplo las bacterias intestinales, pueden convertir el nitrato en nitrito. La sangre absorbe el nitrito y puede hacer que las moléculas de hemoglobina que hay en los glóbulos rojos disminuyan su capacidad de transportar el oxígeno. Ese trastorno se llama metahemoglobinemia.

Antes de los tres o cuatro meses los bebés son sensibles a los nitratos. Tienen poco ácido clorhídrico en el estómago y, por tanto, más bacterias en el intestino que pueden transformar el nitrato en nitrito. Además, todavía conservan un poco de la hemoglobina fetal, que es una variante de la hemoglobina más propensa a convertirse en metahemoglobina. A partir de los cuatro meses, la hemoglobina fetal ha sido sustituida en su mayor parte por la variante adulta.

Las verduras que contienen más nitratos son: la rúcula, los canónigos, las acelgas y las espinacas frescas, así como el ruibarbo. También contienen muchos nitratos la remolacha roja, el colinabo, el repollo chino, las hojas de apio y el hinojo. En cantidades más moderadas se encuentran en las judías, las espinacas congeladas, la calabaza y la berenjena.

El agua de los pozos abiertos en casa puede contener nitratos procedentes de los abonos.[8] El puré de acelgas y borrajas causó algunos casos de metahemoglobinemia en Navarra, en España (donde los niveles de nitratos en el agua son altos).[9] Guardar el puré preparado para dárselo al niño al día siguiente aumentó el riesgo. En Suecia es poco frecuente que el agua de los pozos contenga altos niveles de nitratos, pero asegúrate de analizar el agua si tienes un pozo.

Es muy raro que a los bebés les gusten especialmente las verduras de hoja verde. Así que si evitas hacer purés de verduras ricas en nitratos para tu bebé de menos de tres o cuatro meses, actúas sobre seguro. Si prueba tu comida antes de esa edad se tratará de dosis muy pequeñas, por lo que no tienes que preocuparte de qué verduras prueba.

LOS RIESGOS (CONOCIDOS PERO PEQUEÑOS) DE LA MIEL

La miel puede contener esporas de la bacteria *Clostridium botulinum*, que en el intestino del bebé puede multiplicarse y provocar una grave toxicidad para el sistema nervioso. La enfermedad que aparece entonces se llama botulismo y ocasiona estreñimiento, debilidad, pérdida del tono muscular y, en casos graves, paralización de la musculatura del aparato respiratorio. Antiguamente el botulismo en los recién nacidos solía llevar a la muerte del pequeño, pero con los cuidados intensivos actuales, si el niño recibe un antídoto, la tasa de mortalidad es baja, siempre y cuando el médico haga un diagnóstico correcto.

El botulismo infantil es extremadamente raro en Suecia, cinco casos en total desde 1969, de los cuales se cree que solo uno fue debido a la miel. En Estados Unidos se diagnostican anualmente unos cien, y en Francia algún caso aislado cada año. En algunos de estos incidentes, a los niños se les había puesto miel en el chupete o directamente en la boca.

La miel es algo que en muchas culturas se da a los recién nacidos. Probablemente se trate de un ritual mágico; sin duda, la miel ha tenido muchos significados simbólicos que nosotros ahora hemos olvidado en nuestra cultura, que creemos tan racional.

Sería un juego de niños para quienes disponen de laboratorio bacteriológico hacer un análisis de mieles seleccionadas para comprobar que están libres de *Clostridium botulinum*. ¿Por qué no se hace? ¿Cuándo van a aparecer en el mercado mieles para los bebés analizadas bacteriológicamente y libres de esta bacteria?

UN POCO MÁS DE GRASAS EN LA COMIDA DEL NIÑO

El bebé necesita un poco más de comida rica en grasas que tú, así que añade una cucharadita de mantequilla o de aceite en sus platos. O un poco de nata, si lo prefieres. Si ya come raciones grandes, es decir, que no se limita a probar, la ración básica podría ser la siguiente: un tercio de verduras, un tercio de proteínas y un tercio de hidratos de carbono y agrégale un poco de grasa.

Las mantequillas de cacahuete, de avellana o de almendra son una buena fuente de grasa; además, son muy nutritivas y recomendables para los niños pequeños. Por lo demás, es una ventaja que vayas introduciendo pronto en la dieta de tu hijo alguno de los alimentos que pueden causar alergias si se introducen más tarde.

CONSEJOS PARA HACER DE LA COMIDA UN RATO AGRADABLE

Si es posible, deja que tu hijo se siente a la mesa cuando comes desde el principio, en tus rodillas o en su propia silla, cuando tenga estabilidad para sentarse. Deja que pruebe tu comida en el dedo o con una cuchara, siempre que esté bien triturada.

En el pasado, cuando se consideraba que el niño debía ingerir comida normal a los cuatro meses como muy tarde, había un montón de propuestas de lo que había que darle primero (¡patatas!) y lo que había que introducir después (¡carne y pescado!). Al mismo tiempo siempre se ha asegurado que el puré de fruta —y antes los zumos— había que introducirlos muy pronto en la dieta (a los dos meses como muy tarde, se decía en la década de 1970). No hay ninguna evidencia científica de esas regulaciones. Puesto que no existe ninguna prueba de que sea mejor introducir un alimento u otro primero, lo más sencillo y agradable es ir probando poco a poco si al niño le gusta lo que tú comes.

Un motivo de que se establecieran unas normas tan estrictas era que los diferentes alimentos debían introducirse de uno en uno para saber a qué le tenía alergia el niño en el caso de que esta se manifestara. En Alemania parece que aún siguen con esas normas. Dado que de esa manera pasa mucho tiempo antes de que el pequeño pueda comer una dieta variada, lamentablemente es probable que eso haya aumentado el riesgo de alergias a los alimentos. Es importante que pruebe cuántas más cosas mejor para que su sistema inmunitario se vaya acostumbrando.

A los tres o cuatro meses, el niño se lleva la mano a la boca por propia voluntad y empieza a mostrar mayor curiosidad por las cosas que le rodean. A esa edad, muchos muestran interés por la comida que otros comen, sobre todo si se sientan a la mesa durante las comidas. ¡Estimula ese interés! Deja que el niño pruebe y se manche. Si el hermano mayor quiere darle de comer, ¡déjale intentarlo, siempre y cuando el pequeño parezca satisfecho!

A algunos niños les gusta la comida desde el principio y aumentan rápidamente la ración que quieren comer. La lactancia materna o la leche de sustitución van disminuyendo al mismo ritmo. Otros se lo toman con más calma y lo que hacen sobre todo es jugar con la comida. Muchos de estos últimos continúan durante más tiempo alimentándose de leche materna o de sustitución. Si el bebé crece bien es que ha comido lo suficiente, y la mezcla de leche materna, leche de sustitución y comida es una cuestión muy personal.

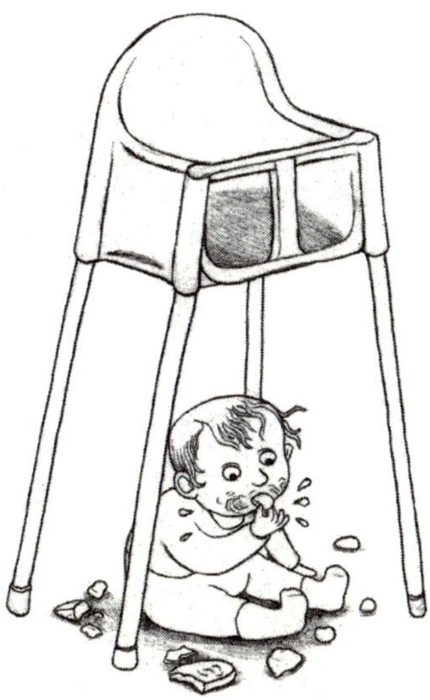

A algunos niños les gusta la comida en forma de puré, si tu hijo es uno de ellos, lo más práctico es comprar purés preparados para bebés. Estos productos, por supuesto, están adaptados desde el punto de vista nutricional y bien equilibrados, así que si eres una persona práctica prueba a darle un potito a temperatura ambiente. La comida está esterilizada, de tal manera que no pueda crecer en ella ninguna bacteria mientras el bote esté cerrado, lo cual, al mismo tiempo, es bastante absurdo, puesto que nadie, ni antes ni después, se alimenta de comida esterilizada. A otros niños no les gusta el puré, prefieren coger la comida y chuparla o masticarla con las encías. Estos niños no suelen comer grandes cantidades hasta que tienen dientes, por razones obvias.

Comer es divertido si comes cosas que te gustan. Por eso, si es posible, prepara comida que os guste a ti y a tu hijo. Lo normal es que a los niños menores de un año les parezca atractiva la comida con muchos sabores diferentes. Aprovecha ahora, porque un año o dos más tarde, lamentablemente, la mayoría de los niños limitan su repertorio a pasta, arroz, albóndigas, palitos de pescado, maíz y, posiblemente, kétchup y guisantes. No podrás evitarlo, parece que es casi un paso necesario en el desarrollo de la mayoría de los niños, pero es transitorio.

Si tienes la suerte de que a tu hijo le gusten diferentes tipos de comida, por favor, dale alimentos ricos en hierro, como la carne roja, varias veces a la semana o todos los días. Si no quieres darle carne, elige lentejas o alubias para una comida y fruta seca para otra, e introduce copos de cereales enriquecidos con hierro entre los cuatro o seis meses. (Todas las papillas y cereales para niños que se venden en Suecia están enriquecidos con hierro.) La falta de hierro es la carencia alimentaria más común entre los niños, y se advierte por el cansancio y la palidez. Si tu hijo es melindroso con la comida y sospechas que puede ser por falta de hierro, ve a tu centro de salud para que le realicen una prueba. Una vez que se constata la falta de hierro, se trata con unas gotas.

Procura evitar a toda costa que el momento de la comida sea una lucha de poder. En muchos casos los primeros hijos se convierten en

Protagonistas, con P mayúscula, de la mesa a la hora de comer. Todo empieza porque descubren que los adultos tienen todo su interés puesto en que coman, y ello se debe a que a muchos padres les da miedo que sus hijos no se alimenten lo suficiente. Si el niño es de comer poco, pero le gusta que le canten y jueguen con él, enseguida se dará cuenta de que puede conseguir que los padres representen escenas divertidas a la hora de comer solo con que coma un poco de vez en cuando. ¡No caigas en la trampa! Con el tiempo se vuelve agotador y no suele ser eficaz. Deja que coma lo que quiera, lo más sencillo es permitirle que escoja mientras tú estás comiendo. Si el niño quiere que le des la comida, hazlo. Evita, si es posible, tener demasiadas ideas y principios acerca de lo que debe o no debe comer. Los niños tienen una capacidad enorme para detectar los temas sensibles y aprovecharse de la situación.

Los niños que comen poco provocan tanta angustia en los padres que esta puede llevarlos a forzarlos a comer. ¡No lo hagas nunca! Eso agrava rápidamente una situación ya de por sí mala, y la comida se convierte en un campo de batalla. Es muy raro que el niño no coma nada, tal vez se toma varios biberones de leche o cereales al día y se siente lleno y satisfecho con eso. Como los cereales (si son de fabricación industrial) contienen todos los nutrientes necesarios, no pasa nada malo. Si el bebé se niega a probar ninguna comida en absoluto a los ocho o nueve meses, habla con tu pediatra. Está acostumbrado a ayudar a los padres de niños que no quieren empezar a comer. Si sus consejos no son suficientes, te remitirá a un profesional más especializado en alimentación. No es tan raro encontrarse con niños que se niegan a comer.

DEJAR DE AMAMANTAR O DE DARLE BIBERÓN

Durante los primeros seis meses de vida, la lactancia materna o la leche de sustitución son el alimento principal del lactante. Al principio el bebé necesita comer casi todo el tiempo, pero poco a poco, durante los primeros meses, va desarrollando un ritmo diario. A partir de los cuatro meses aproximadamente ya no necesita mamar por la noche para crecer. Sin embargo, hay muchos, probablemente la mayoría, que lo hacen «por costumbre». Con un poco de suerte tendrás un hijo que a las pocas semanas ya duerme un buen rato por la noche y se las arregla perfectamente sin comida. Sin embargo, no es algo que puedas exigirle a un bebé que se despierta cada tres horas con hambre.

Puedes continuar amamantándolo o dándole el biberón el tiempo que quieras, y muchas madres lo siguen haciendo para dormirlo o por ternura durante varios años. Pero, a veces, con la lactancia materna se crea una situación en la que solo la madre puede cuidarlo por la noche. Es bueno para los dos miembros de la pareja y para el bebé que ambos lo cuiden por la noche, y generalmente funciona bien que el niño aprenda que uno de los progenitores lo amamanta para dormir y que el otro le da el biberón y mimos.

Los diez primeros días después del parto, por alguna razón, los pechos están bien protegidos y no hay que temer un entumecimiento de las mamas. Si dejas de amamantar la primera semana, no necesitas hacerlo gradualmente, aunque puede ser agradable no sentir que los pechos están tan tensos. Después de la primera semana, si dejas de dar de mamar de golpe, te arriesgas a tener una mastitis. Es preferible el destete gradual. Ten en cuenta que cuanto más a menudo el bebé vacíe el pecho, más leche se produce. Por eso, si disminuyes las tomas, la producción de leche también disminuirá en el plazo de unos días. Un sujetador ajustado te ayudará.

Si tienes una zona roja y endurecida en el pecho, deja que el lactante succione la leche y aprieta al mismo tiempo la zona endurecida hacia el pezón, para ayudar a que la leche fluya. ¡Nada de masajes fuertes! (Puedes leer más sobre la mastitis en el capítulo 5.)

Un niño que toma gran parte de su dosis diaria de leche materna o de sustitución por la noche, se despertará y querrá su comida. Si tú, como madre, deseas dormir mejor, es una buena idea desacostumbrarlo a tomar leche por la noche a partir de los seis meses aproximadamente.

Si lo alimentas con biberón, puedes ir reduciendo las tomas poco a poco. Si se toma dos biberones de leche con cereales a las 19.00, uno a las 23.00, otro a las 3.00 y otro a las 5.00, elimina primero el de las 3.00 y deja los demás. Es probable que el niño de alguna manera (aunque no se note) coma algo más durante el día para compensar. Pasadas unas semanas puedes eliminar el biberón de las 5.00 o el de las 23.00, el de la hora que a ti te parezca peor. A veces es más fácil si le das un poco de agua en el biberón durante las semanas de transición, para después retirar el agua también.

Para un bebé acostumbrado a mamar por la noche con frecuencia suele ser incomprensible que pueda mamar a las 23.00 pero no a las 3.00. Entonces es más fácil dejar de darle el pecho por la noche totalmente. Pero dejar de amamantar por la noche a un bebé al que le gusta suele convertirse en una pesadilla; quizá esta sea la primera gran lucha de voluntades encontradas dentro de la familia. Enfréntate a esa batalla en una ocasión propicia. A buen seguro te esperan unas cuantas noches con muchas protestas antes de que el niño entienda que ya no puede tomar el pecho por la noche. Algunas madres prefieren que el padre cuide del bebé por la noche en otra habitación, otras prefieren hacerlo ellas mismas, pero con un sujetador y camiseta estrechos y sin ofrecerle el pecho. Si eres demasiado blanda y sabes que no vas a poder hacer frente a la mala conciencia, pasa un par de noches fuera de casa. A veces, un biberón de leche de sustitución o de leche con cereales por la noche puede hacer que el proceso sea más fácil, pues de ese modo el niño estará realmente lleno antes de acostarse.

EN RESUMEN...

... la comida debe ser buena, apetitosa, agradable de comer. El riesgo de desarrollar alergias a los cacahuetes o al huevo probablemente disminuye si el niño empieza a probar esos alimentos desde los tres meses, y eso puede aplicarse también al resto de los alimentos. Desde el punto de vista nutricional, no existe ninguna ventaja para instaurar la lactancia materna exclusiva hasta los seis meses, y a partir de los seis meses la leche materna no es suficiente como fuente única de alimentación para cubrir las necesidades del bebé. Sobre todo el riesgo de falta de hierro hace necesario que el niño coma otros alimentos. Aprovecha las ganas de comer del pequeño y dale a probar tu propia comida. Y los riñones del niño toleran la comida con un punto de sal normal.

NOTAS

1. G. Du Toit, *et al.*, «Randomized trial of peanut consumption in infants at risk for peanut allergy», *N Engl J Med*, 2015; 372(9): 803-813.
2. M. R. Perkin, *et al.*, «Randomized trial of introduction of allergenic foods in breast-fed infants», *N Engl J Med*, 2016; 374(18): 1733-1743.
3. J. L. Segar, «Renal adaptive changes and sodium handling in the fetal-tonewborn transition», *Semin Fetal Neonat Med*, 2017; 22(2): 76-82.
4. A. Aperia, *et al.*, «Renal response to an oral sodium load in newborn full term infants», *Acta Paediatr Scand*, 1972; 61(6): 670-676.
5. Aperia, A., *et al.*, «Development of renal control of salt and fluid homeostasis during the first year of life», *Acta Paediatr Scand*, 1975; 64(3): 393-398.
6. A. Aperia, *et al.*, «Renal sodium excretory capacity in infants under different dietary conditions», *Acta Paediatr Scand*, 1979; 68(3): 351-355.
7. E. Colle, E. Ayoub y R. Raile, «Hypertonic dehydration (hypernatremia): the role of feedings high in solutes», *Pediatrics*, 1958; 22(1, Part1): 5-12.
8. F. R. Greer, *et al.*, «Infant methemoglobinemia: the role of dietary nitrate in food and water», *Pediatrics*, 2005; 116(3): 784-786.
9. A. Martínez, *et al.*, «Methemoglobinemia induced by vegetable intake in infants in northern Spain», *J Pediatr Gastroenterol Nutr*, 2013; 56(5): 573-577.

- 7 -

Poder dormir

Pocas cosas son tan difíciles de soportar como no poder dormir. Dado que los recién nacidos no tienen un ritmo de sueño razonable, existe un riesgo considerable de que te veas afectada por la falta de sueño cuando tengas a tu hijo. Quizá, en medio de la desesperación, empieces a buscar en Google y encuentres diferentes métodos para dormir al bebé que prometen resultados seguros. Lamentablemente, esas promesas rara vez se cumplen. En este capítulo repasaremos lo que es importante y lo que es innecesario en lo que se refiere al sueño del bebé, y veremos si se puede hacer algo para evitar la terrible falta de sueño que afecta a tantos progenitores que tienen hijos pequeños. Además, daremos el consejo más importante de este libro: deja que el recién nacido duerma boca arriba.

Hemos oído hablar de recién nacidos que se duermen plácidamente después de que les hayan dado un tierno beso en la frente y los hayan dejado solos en la cuna. Pero por la noche la mayoría de los niños más bien se comportan de la manera siguiente: se duermen después de que les hayan dado de comer, mientras están en brazos, siguen durmiendo hasta que los dejan en la cuna, y entonces se despiertan y lloran. El padre (o la madre) coge al bebé, este se vuelve a dormir y todo se repite de nuevo. En realidad, esto no es tan extraño. La mayoría de los mamíferos (gatos, perros y ratas, por ejemplo) duermen todos juntos en camada, no tienen habitaciones individuales con cunas, y esto también suele sucedernos a las personas: en muchas casas la cuna recién comprada se queda sin usar y pasa a tener la función de perchero donde se cuelga la ropa de los niños, toallas y diversos trastos.

Probablemente esta resistencia a quedarse solos para dormir haya salvado la vida de no pocos recién nacidos cuando había peligros mayores que los de hoy en día. En la sabana tenían mayor probabilidad de sobrevivir los niños que sentían pánico al dormir solos que aquellos que se quedaban callados y dormían cuando aparecía la mamá leona y se lanzaba a por una buena merienda.

Como padres e hijos han evolucionado juntos durante millones de años, podemos suponer que nuestras reacciones de angustia ante el llanto de un bebé también tienen una base biológica. Por eso no hay ninguna razón para que te atormentes intentando ignorar el llanto del bebé porque así lo indica un método para dormir si eso hace que te sientas mal. Pero tampoco eres una mala persona ni estás dañando la capacidad del bebé para confiar en alguien el resto de la vida si cierras la puerta y le dejas llorar un rato. Dormir a los niños no es una competición para ver quién acierta más veces. Se trata de encontrar el camino en un laberinto que cambia constantemente.

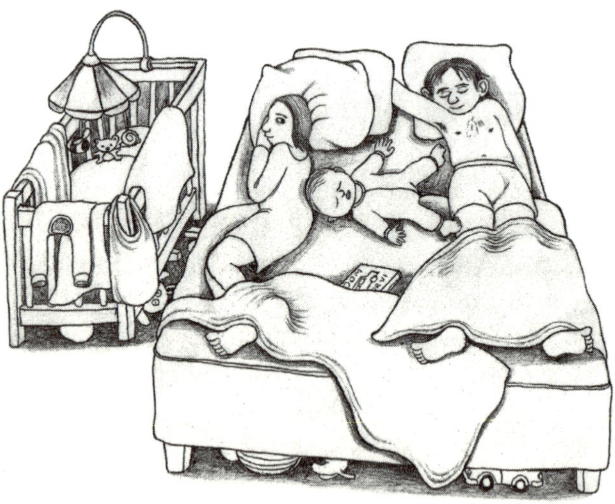

¿DÓNDE PUEDE DORMIR EL BEBÉ?

El bebé puede dormir en muchos sitios: en la cuna, en un cuco, en un cochecito, en un moisés, en un cajón, en una cuna mecedora colgada del techo o en un colchón en el suelo. En Finlandia muchos niños duermen en cajas de cartón con un colchón y una manta. En ese país las autoridades regalan a los futuros padres cajas de cartón con ropa y productos útiles para el recién nacido y recomiendan que la utilicen como cuna durante los primeros meses.

También puede dormir en la cama con uno de los progenitores, pero preferiblemente no al poco tiempo de nacer. El riesgo de síndrome de muerte súbita del lactante (SMSL) aumenta cuando los bebés menores de tres meses comparten la cama con los adultos. Comentaremos sobre esto más adelante, pero primero explicaremos qué es el síndrome de muerte súbita del lactante y cómo se puede minimizar el riesgo para el bebé.

HAGAS LO QUE HAGAS, ¡QUE EL BEBÉ DUERMA BOCA ARRIBA!

El síndrome de muerte súbita del lactante significa que el bebé deja de respirar y muere sin que ninguna enfermedad conocida lo justifique. No se conoce la causa, pero se supone que la regulación respiratoria del niño deja de funcionar.

El mayor factor de riesgo relacionado con el síndrome de muerte súbita del lactante (SMSL) es que se acueste al bebé boca abajo para dormir. Entre finales de la década de 1970 y principios de la de 1990 esto era exactamente lo que recomendaba la sanidad sueca. Creían que si el bebé estaba acostado boca arriba y vomitaba, había peligro de que el contenido gástrico se introdujese en los pulmones. También se había observado que estar boca abajo iba bien para los niños prematuros en las unidades de cuidados intensivos neonatales. Por eso se recomendó esa postura para los niños maduros cuando volvían a casa. A medida que la recomendación ganaba adeptos, aumentaba de manera constante el número de bebés que moría del síndrome de muerte súbita del lactante. La situación probablemente empeoró cuando empezaron a disuadir del uso del chupete creyendo que esto podía dificultar la iniciación de la lactancia materna: el chupete disminuye el riesgo de muerte súbita del lactante (más sobre este tema a continuación). En la década de 1960, antes de que recomendaran la postura boca abajo, morían de muerte súbita alrededor de 40 niños al año en Suecia. Después de esta recomendación el número aumentó hasta alcanzar el máximo en el año 1990, cuando fallecieron 146 niños.

Por fin estaba claro que acostar a los niños boca abajo era peligroso y en 1992 se empezaron a difundir consejos para prevenir la muerte súbita en Suecia: ¡los niños tienen que dormir boca arriba! Esto condujo a una disminución drástica del número de fallecimientos de bebés por muerte súbita, hasta unos 40 al año, y desde entonces ha seguido bajando. En 2012 murieron 24 niños por esta causa.

Otros dos factores que aumentan el riesgo de síndrome de muerte súbita del lactante son que la madre haya fumado durante el embarazo y que el bebé pase calor cuando duerme. Asegúrate de que tu hijo duerma en un lugar bastante fresco, que nada le tape la cara y que no haya demasiadas almohadas o mantas gruesas a su alrededor. Un saco de dormir para bebés resulta muy práctico; es como un pelele de cintura para arriba y como un saco de dormir de cintura para abajo, y no le tapa la cara. Otra ventaja es que puedes alzar al niño dentro del saco y mantener así el calor de la cama, lo cual le resultará agradable.

Acostar al niño de lado es bastante mejor que tumbarlo boca abajo, pero peor que tumbarlo de espaldas porque existe el riesgo de que se dé la vuelta y acabe boca abajo. Muchos padres prefieren acostar al bebé boca abajo porque es difícil conseguir que se duerma y que tenga un sueño largo y profundo cuando lo acuestan de espaldas. A la mayoría de los bebés les resulta más fácil dormirse boca abajo, sobre todo si están envueltos en un pequeño «nido» de mantas, como si estuvieran en el útero. Puede que el bebé duerma demasiado profundamente en esta postura y que esto contribuya a que sea peligroso.

Un factor que reduce el riesgo de muerte súbita del lactante es que el bebé duerma con un chupete en la boca. Quizá lo que reduce el riesgo es que el chupete crea un espacio con aire entre la cabeza del niño y el colchón. Por desgracia a veces se ha desaconsejado el uso del chupete por miedo a que interfiera con la lactancia. Se creía que al bebé le costaría más agarrarse al pezón si podía chupar un chupete, pero no hay base científica que sustente esta idea. Al contrario, los niños prematuros con mal reflejo de succión pueden aprender a chupar del pecho entrenándose con un chupete. Por lo tanto, si al bebé le gusta el chupete, úsalo. Es una preferencia muy personal, algunos bebés siempre lo escupen.

El tabaquismo pasivo también aumenta el riesgo de muerte súbita. Es conveniente que ninguna de las personas que viven con el bebé fume, especialmente las que se encuentran en la misma habitación. No solo es peligroso fumar en la habitación donde duerme el niño, también se ha observado un aumento de riesgo de muerte súbita si el adulto fuma en otro lugar y duerme en la habitación con el niño, sobre todo si comparten la cama.

DORMIR JUNTOS AUMENTA EL RIESGO DE SÍNDROME DE MUERTE SÚBITA DEL LACTANTE

Como hemos explicado, la muerte súbita del lactante se ha reducido de forma drástica gracias a la recomendación de acostar a los bebés de espaldas para dormir. Pero se ha observado que otros factores también pueden aumentar el riesgo, uno de ellos es que el niño duerma con los padres en la misma cama antes de cumplir los tres meses. No se conoce la causa, pero se ha demostrado que el riesgo es mayor si el padre es fumador, ha bebido alcohol o ambas cosas. Dormir en un sofá o en una cama estrecha aumenta el peligro considerablemente, igual que tener edredones gruesos bajo los que se pueda esconder el bebé.

Si no fumas, ni has bebido alcohol, ni tienes sobrepeso y duermes con el bebé en una cama grande, el riesgo de muerte súbita es muy bajo, con una media de 1 de cada 4.400 niños. Pero es aún más bajo (1 niño de cada 12.500) si el bebé duerme en su propia cuna en la habitación de los padres. El problema es que si estás acostada mientras das de mamar al niño por la noche es muy difícil evitar quedarte dormida. Se puede utilizar, a modo de separación, un nido de bebé, que es como un cambiador blando con bordes que se coloca en la cama de los padres para prevenir que un adulto dormido se dé la vuelta sobre el niño. Aún no se sabe si con el nido de bebé es más seguro para los recién nacidos dormir con adultos.

No es mala idea tener un colchón en el suelo para que el pequeño duerma. Puedes dar de comer al bebé y tumbarte a su lado hasta que se duerma y luego escabullirte con sigilo. Aunque se diera la vuelta y se cayera del colchón, no sería peligroso. Seguramente una se quede dormida amamantando en cualquier posición, pero el tiempo que el bebé duerme en la cama junto a los adultos será menor que si siempre se lo acuesta en la cama de los padres.

Después de tres meses no entraña ningún peligro que el niño comparta la cama con los padres, entonces es solo cuestión de gustos. Es probable que esto sea porque a esa edad el bebé ha desarrollado la capacidad de darse la vuelta si algo le tapa las vías respiratorias y no puede respirar.

MONITOR DE RESPIRACIÓN PARA BEBÉS

Muchos progenitores se preguntan si es más seguro recurrir a un monitor de respiración para bebés. Estos monitores se utilizan en la asistencia sanitaria para vigilar a los bebés prematuros que ya no se encuentran en cuidados intensivos (cuando están en la unidad de cuidados intensivos tienen monitores más avanzados), a bebés que han sufrido eventos aparentemente letales (EAL) y a hermanos de bebés que hayan muerto por síndrome de muerte súbita. No hay evidencia científica de que esto evite que los bebés mueran por esa causa. Sin embargo, los relatos de padres y madres que lo han usado y que han conseguido reanimar al bebé cuando ya no respiraba nos indican que pueden ser muy útiles. Por otra parte, también hay ejemplos trágicos cuando la alarma no ha funcionado y se han encontrado al niño muerto en la cuna.

Si te sientes más seguro con un monitor de respiración puedes alquilar uno, pero asegúrate de acostar al niño de espaldas y de que no pase demasiado calor. Es decir, sigue los consejos habituales relacionados con el sueño de los bebés (véase lo expuesto anteriormente en este capítulo).

LOGRAR DORMIR A UN RECIÉN NACIDO

Un recién nacido suele quedarse dormido cuando está tomando el pecho o el biberón, pero muchas veces se despierta al tumbarlo en la cama. Aquí daremos algunos consejos sobre cómo dormirlo sin darle de comer.

Los recién nacidos están acostumbrados a que el útero amortigüe y frene los movimientos de brazos y de piernas. Cuando nacen, se ponen nerviosos o sienten miedo al poder dar patadas libremente. En general los tranquiliza mucho estar acostados en posición fetal, con los brazos y las piernas pegados al cuerpo, y tener algo que amortigüe sus patadas y movimientos de brazos. Puedes enrollar una toalla pequeña, como un churro largo, y colocarla en forma de U alrededor del cuerpo del bebé (dejando la cabeza libre). Los recién nacidos también suelen despertarse porque abren la boca pero se olvidan de cerrarla; la sensación seca y desagradable hace que se despierten. Un chupete puede ayudar, o simplemente se le puede cerrar la boca empujando la barbilla con cuidado, pues el niño respira por la nariz. Algunos bebés se duermen bien si sienten una mano tranquila en la cabeza; otros prefieren un poco de movimiento, por ejemplo, en un cochecito que empujes arriba y abajo. Prueba a ver qué le va mejor a tu bebé.

Como ya hemos dicho, muchos niños se duermen bien después de comer. Si este es el caso de tu hijo, usa ese método. A otros les funciona mejor dormir con un chupete en la boca, así que merece la pena probarlo. Si el bebé escupe el chupete, prueba uno con una forma distinta, los hay de diferentes tipos. También puedes probar a sujetar el chupete con un dedo hasta que el niño empiece a chupar, o muévelo contra el paladar para provocar el reflejo de succión y que el chupete se «quede en su sitio».

Los bebés suelen sentir si la persona que los pone a dormir está estresada, triste o enfadada. Un adulto que proyecta tranquilidad y seguridad transmite estas sensaciones al niño, y tendrá más éxito al intentar dormirlo que alguien preocupado porque quizá le toque pasar otra noche en vela. Por eso debes planear tu vida familiar de manera que siempre que sea posible haya un adulto medianamente descansado y relajado que se ocupe de dormir al bebé. Si sois dos, repartid las noches para que uno pueda dormir una noche y el otro la siguiente. Considerad pedir ayuda a familiares o amigos. Estar en casa cuidando a un recién nacido a menudo es más agotador que el trabajo profesional, por eso no tiene sentido que quien esté en casa por permiso de paternidad/maternidad también tenga que hacerse cargo de las noches, deben dividirse a partes iguales.

TRASTORNO DEL SUEÑO: ¿QUIÉN SE QUEDA SIN DORMIR?

La mayoría de la gente sabe que la falta de sueño es la parte más pesada de tener niños pequeños. Muchos acuden al médico preocupados porque el recién nacido no duerme lo suficiente. Pero se puede descartar que un bebé sano no descanse lo necesario. En raras ocasiones la incapacidad del niño para dormir toda la noche se debe a alguna enfermedad; comentaremos estas situaciones fuera de lo común al final del capítulo. El problema suele ser que el ritmo circadiano del recién nacido es completamente diferente al nuestro. Duermen de media unas catorce o quince horas al día, en períodos de dos o cuatro horas seguidas. Al principio el recién nacido no distingue entre día y noche. El tiempo que duermen al día también varía mucho, algunos bebés duermen diez horas y otros diecinueve.

Son los progenitores los que tienen problemas con el sueño, y es a ellos a quienes debemos compadecer. Ellos tienen el mismo ritmo circadiano desde hace veinte o cuarenta años y es muy difícil cambiarlo. Los adultos preferimos dormir entre siete y nueve horas cada noche, a ser posible seguidas. Esto no funciona cuando hay que hacerse cargo de un recién nacido que necesita atención y comida cada pocas horas, las veinticuatro horas del día. Algunos padres y madres son capaces de echarse una siesta durante el día mientras el niño está dormido, pero a muchos les resulta difícil y las horas que duermen por la noche no son suficientes para sentirse descansados.

Cuando tienes tu primer hijo y no has dormido una noche entera en tres meses, es fácil imaginar que eso va a ser así siempre. No, no va a ser así. Aunque uno de cada cuatro progenitores con un niño de tres meses busque ayuda porque no duerme bien, el 75 % de los niños de nueve meses duermen toda la noche sin despertarse. En general los bebés se despiertan menos veces con el tiempo. Cuando el bebé es un poco mayor el problema suele ser más bien conseguir que se duerma.

MÉTODOS PARA DORMIR AL BEBÉ

Hay métodos para enseñar al recién nacido a dormir en su propia cuna durante un tiempo bastante largo por la noche. Cinco horas seguidas suele ser un objetivo aceptable. Los diferentes métodos varían un poco, pero normalmente se trata de que el bebé esté acostado en su cuna cama y en su habitación, y en no cogerlo enseguida cuando llora. Se parte de la base de que los niños que lloran no siempre se sienten mal, a veces solo están cansados, y si los dejas llorar un rato se acostumbrarán a dormir en su propia cama.

Hay cuatro estudios científicos en los que se sorteó entre un grupo de padres (la mayoría de las veces solo madres) quiénes iban a recibir o no instrucciones para conseguir que el recién nacido se durmiera en su cuna. Las instrucciones se parecían mucho entre sí y había que procurar que el bebé se durmiera solo. A las madres se les aconsejaba esperar por lo menos cinco minutos antes de ir a consolar al bebé cuando lloraba.

En tres de los estudios observaron que las instrucciones tenían un efecto positivo en la capacidad del bebé para dormir más horas seguidas sin despertarse. En uno de estos estudios los científicos observaron que les costaba conseguir que los padres siguieran las instrucciones, la mayoría pasaban de ellas en el momento clave. En el cuarto estudio no se observó ningún efecto.

La forma de ver al niño y de interaccionar con él, así como la necesidad de aprender que es un individuo independiente, aparte de sus padres, varían mucho entre las diferentes culturas. En algunas se considera importante que el bebé duerma en su propia cama; en otras se lleva al niño encima durante la mayor parte del día. En un estudio compararon a padres de Londres y de Copenhague, y descubrieron que los niños de Londres pasaban solos mucho más tiempo, en el cochecito o en la cuna, que los niños daneses. Las madres londinenses esperaban un buen rato antes de contestar al llanto del bebé y le daban de comer cada tres o cuatro horas, más o menos como solía hacerse antes en Suecia. En Copenhague atendían antes al bebé cuando lloraba, había más interacción con el bebé y se le daba de comer más a menudo si hacía falta.

Los científicos midieron el tiempo que pasaban llorando los bebés y descubrieron que los ingleses lloraban más que los daneses. También hubo un grupo de «contacto intenso» en el que progenitores daneses e ingleses se comprometieron a mantener contacto físico con el bebé por lo menos el 80 % del día, amamantarlos frecuentemente y prestar atención enseguida si lloraban. Los recién nacidos de este grupo lloraban más o menos lo mismo que los niños daneses pero dormían peor. Un hallazgo interesante de este estudio es que períodos de llanto intenso como los causados por el cólico (véase el capítulo 8) eran igual de comunes en los tres grupos. Quizá de esto podamos sacar la conclusión de que el método danés (y probablemente también el sueco) de estar más pendiente del recién nacido conseguirá que llore menos que los estrictos métodos antiguos, pero aun así no es posible evitar el llanto por completo. Además, parece que no se puede conseguir que los bebés estén más contentos por llevarlos en brazos y estar a su lado todo el día.

Nadie ha demostrado que sea perjudicial para el niño dejarle «que llore hasta que se duerma», como se decía antiguamente. Si consigues hacerlo, es posible que el bebé después de un par de noches sea capaz de dormir solo. Pero a muchos padres les parece horrible oír llorar al bebé tras una puerta cerrada y abandonan el intento. Lo entendemos perfectamente, tampoco nosotras hemos sido capaces de oír llorar a nuestros hijos y no intervenir. Los estudios científicos también lo corroboran: son muchos los padres que no logran seguir el método. Desde luego puedes probarlo, si tienes suerte funciona. Si no aguantas, no tengas mala conciencia por ello.

Algunos métodos para dormir a los niños requieren que el bebé duerma boca abajo. ¡No los pruebes! Pueden poner en peligro la vida de tu bebé, ya que aumentan el riesgo de muerte súbita (véanse apartados anteriores).

Si buscas «métodos para dormir» en Google, encontrarás páginas web que te prometen maravillas si haces lo que te dicen. En estas páginas suele haber foros donde (sobre todo) las madres se felicitan por haber elegido el método correcto. Acogen encantadas a nuevas amistades, a todas las que quieran usar su método para dormir a su bebé. Si quieres probar estos métodos, hazlo (siempre y cuando no requieran que el niño duerma boca abajo). Si tienes éxito, igual encuentras nuevas amigas entre quienes han usado el mismo método. Pero si no sale bien, recuerda que no es culpa tuya, digan lo que digan los supuestos «expertos». Sal de esa página y busca amigos en otra parte.

ERES TÚ QUIEN NECESITA SUEÑO ININTERRUMPIDO

Está claro que los recién nacidos no están hechos para dormir toda una noche de un tirón. Durante bastante tiempo los bebés necesitan comer también por la noche.

Como ya hemos dicho, son los padres, y no el hijo, quienes necesitan dormir toda la noche, ya que la falta de sueño empeora bastante la calidad de vida.

Cuenta con que tu hijo «pronto» dormirá toda la noche de un tirón. Si lo hace, ¡felicidades! Pero también es posible que de repente empiece a despertarse varias veces, quizá porque necesite más comida durante un período. La mayoría de los niños tardan meses, y algunos hasta años, en dormir toda la noche y permitir que sus padres hagan lo mismo. Por eso debes planear este período para poder llevarlo lo mejor posible. Ya en el primer capítulo argumentamos a favor de que ambos progenitores se queden en casa durante los dos primeros meses, y esta es una de las razones por las que lo aconsejamos. Si uno da de mamar, el otro se debe ocupar de las demás tareas que surgen por la noche (cambiar el pañal, jugar con el bebé que no entiende que es de noche y hay que dormir), porque quien está amamantando también necesita descansar después del embarazo y el parto. Si uno tiene problemas relacionados con la depresión u otro tipo de enfermedades mentales, puede ser buena idea que el otro se haga responsable de una mayor parte de las noches, dado que los trastornos del sueño pueden provocar o dificultar la recuperación de una depresión y también hacen que seas más susceptible a sentir ansiedad.

Si usáis el biberón podéis turnaros y ocuparos del bebé una noche cada uno, media noche cada uno, o como os venga mejor. Incluso si quieres amamantar en exclusiva, puedes usar el biberón con leche extraída del pecho. Otra posibilidad es dar al bebé leche de sustitución alguna noche de vez en cuando, o cada dos noches, para que quien esté amamantando también pueda dormir. Entonces es necesario tener un sacaleches a mano por si te despiertas con dolor en el pecho y el bebé no tiene hambre en ese momento.

Una buena estrategia es tener una cama extra en otra habitación, donde uno de vosotros pueda retirarse y dormir una noche entera en paz. Podéis dormir allí cada uno una noche, o media noche cada uno, como prefiráis. No ganáis nada si os quedáis los dos despiertos y acabáis exhaustos. Si la madre da de mamar, el otro progenitor tendrá que ir a la habitación con el niño a veces, pero puede ser un descanso no tener que preocuparse de los cambios de pañal ni de volver a dejar al bebé en la cuna.

Si formas una familia monoparental, te recomendamos vivamente que pidas ayuda a todos tus conocidos de confianza, ya sean familiares, amigos u otras personas. Invítales a tu casa, o déjales el bebé para que puedas dormir de vez en cuando.

SI EL BEBÉ QUIERE SEGUIR MAMANDO POR LA NOCHE

A menudo se pueden leer relatos optimistas sobre bebés que por sí mismos van dejando la costumbre de comer por la noche. Según nuestra experiencia, esta es una imagen muy idealizada. Para los lactantes no existe ninguna razón para dejar de mamar por la noche: tomar un poco de leche y luego volver a dormirse es práctico y cómodo desde su punto de vista. Al final, hasta la madre con la actitud más positiva puede acabar desesperándose.

Si sientes que quieres reducir el número de tomas nocturnas, puede ser buena idea dormir en otra habitación o aprovechar para irte de vacaciones un par de días. Otra opción es dormir con el bebé pero llevar puesto un sujetador ajustado y una camiseta. El bebé llorará mucho la primera noche, un poco menos la siguiente y se dará por vencido después de tres o cuatro noches. A veces, darle un biberón con leche de sustitución por la noche durante este período puede ayudar a que los padres se den cuenta de que el niño no se va a morir de hambre. Simplemente está acostumbrado a comer menos cantidad más a menudo.

SI ESTÁS ENLOQUECIENDO

En ocasiones los progenitores están tan exhaustos por dormir poco y mal que entran en un círculo vicioso: el bebé llora, los padres se desesperan y el bebé llora aún más. Antes se podía dejar a estos bebés un par de noches en una clínica de pediatría y allí las enfermeras se encargaban de dormirlos para que los padres pudieran descansar. Hoy en día las autoridades sanitarias consideran que este tipo de cuidados en hospitales son anticuados y han reducido el número de camas de manera que casi no son suficientes para los niños que están realmente enfermos. Así que internar a un bebé porque los padres no pueden dormir no es una opción. Aun así, si te encuentras en una situación tan desesperada que sientes que no lo vas a soportar, pide ayuda en pediatría o a un amigo o familiar. Déjales que cuiden del bebé una noche para que tú puedas dormir. Hazlo de vez en cuando, hasta que te sientas más descansada.

Se dan casos en los que los padres se crispan tanto por el llanto del pequeño y la falta de sueño, que pierden los estribos y zarandean al bebé de manera que su cabeza se tambalea de un lado a otro. Estos movimientos pueden provocar una hemorragia intracraneal que deje al niño inconsciente y que resulte en daños cerebrales permanentes. Nunca lo zarandees. Cuando sientas que no puedes más, que te estás volviendo loca, déjalo en la cuna o en el suelo y sal de la habitación y cierra la puerta. Al bebé no le pasará nada por quedarse solo llorando, pero si lo zarandeas puede morirse. Llama a alguien y pide ayuda. Y solicita una cita de urgencia con tu médico al día siguiente. Cuéntale cómo te sentiste y pide consejos para acabar con tu agotamiento.

DESCANSAR POR LA MAÑANA O POR LA NOCHE

Los recién nacidos no duermen doce horas seguidas, así que no esperes pasar una noche tranquila a partir de las ocho de la tarde y dormir sin interrupciones hasta las ocho de la mañana. Los niños de un par de meses que duermen bien lo hacen quizá unas seis u ocho horas en total durante la noche, con un par de pausas para comer.

Piensa qué te parece más importante: estar un rato en paz por la noche o que te dejen dormir por la mañana. Pasar una noche agradable sin ocuparte del bebé suele pagarse con un buen madrugón a la mañana siguiente, que puede empezar a las dos, las tres o las cuatro de la madrugada si has acostado a tu hijo a las ocho. Para una persona poco madrugadora es muy duro levantarse a esas horas. Entonces quizá sea mejor que el bebé esté despierto hasta medianoche para que, con un poco de suerte, duerma hasta las siete o las ocho de la mañana. Lo mejor será que hables de esto con tiempo con tu pareja. Se mire como se miré, disfrutar de tiempo juntos por la noche y dormir un número de horas razonable por la mañana antes de que el bebé haya cumplido los seis meses es una ecuación imposible. A veces lleva bastante más tiempo.

Por eso, si sois más de un progenitor, durante los primeros meses parece más sensato que os repartáis el tiempo de descanso y de cuidado del bebé por las noches, en vez de intentar encontrar un rato para vosotros solos. Tendréis tiempo para pasar juntos muchas noches más adelante, pero si uno (o más) de vosotros no puede dormir una sola noche, mes tras mes, vuestra relación de pareja sufrirá las consecuencias.

Hay una ventaja en el sueño de los recién nacidos: no les molesta el ruido, la luz o el movimiento que haya alrededor, pueden dormir plácidamente en las circunstancias más caóticas. A veces casi da la sensación de que prefieren dormir entre personas que están hablando o haciendo diferentes tareas, pues tienen la extraña tendencia a despertarse cuando están en su propia cama en el silencio de una habitación oscura. Si tu recién nacido se duerme sin problemas cuando lo tienes en brazos, pero se niega a hacerlo en su cama, puede ser buena idea tenerlo en brazos en el sofá mientras ves la tele un rato por la noche. A un bebé dormido no le molesta que los padres hablen, ni el ruido de la tele, ni de una película ni de cualquier cosa.

Si empiezas a sentirte encerrado o te aburres en casa, y el bebé duerme en el cuco del cochecito, llévatelo a casa de un amigo, sal con él a comer fuera o a dar un paseo. El otro progenitor se puede quedar en casa y echar una siesta.

ENFERMEDADES QUE ALTERAN EL SUEÑO

Los recién nacidos sanos duermen en períodos cortos y se despiertan con frecuencia; a muchos les cuesta dormir sin la presencia de un progenitor. Si tu hijo crece bien, parece contento mientras está despierto y sus únicos problemas con el sueño son que se despierta a menudo y que le cuesta dormirse solo, no hay ninguna razón para sospechar que padezca alguna enfermedad.

Sin embargo, si parece que al bebé le duele algo cuando lo acuestas en la cuna, puede ser una señal de que está enfermo. Si los síntomas se muestran de repente, sobre todo si están relacionados con un resfriado, es probable que se trate de otitis. Si por lo demás parece energético, come bien y no tiene fiebre, se le puede dar algún analgésico para recién nacidos e ir al centro de salud o al pediatra a la mañana siguiente. Pero si lo ves cansado, tiene más de 38 grados de fiebre o no come adecuadamente, debes ir a urgencias si es menor de tres meses.

Si al bebé parece que le duele algo cada vez que lo acuestas, puede ser un síntoma de regurgitación de ácido gástrico. Pide cita con el pediatra para que le haga un reconocimiento.

Si le cuesta calmarse, llora mucho, tiene diarrea o la piel enrojecida, seca y con granitos, puede tratarse de alergia a la proteína de la leche de vaca. Habla con la comadrona y pide cita con el pediatra.

Un bebé que tose mucho por la noche puede estar resfriado, pero si los ataques de tos son más largos y frecuentes es posible que tenga asma provocada por el resfriado. Pide cita con el pediatra si el bebé tose de manera que le interrumpa el sueño durante más de tres semanas cuando está resfriado. Un bebé que ronca mucho y se despierta a menudo por la noche puede que tenga una glándula que ha aumentado de tamaño detrás de la nariz. Esto lo puede observar un otorrinolaringólogo. Es algo bastante común, aunque no durante los primeros meses de vida, y los bebés empiezan a dormir mucho mejor después de que el médico les haya quitado esa glándula.

EN RESUMEN...

... lo más agotador de un recién nacido probablemente sean sus hábitos de sueño, y eso suele ser lo que causa más dificultades a los progenitores. No hay formas correctas o incorrectas de resolver esta ecuación, los bebés duermen en períodos más cortos de lo que les gustaría a los adultos y por la noche se despiertan muchas veces con ganas de comer, lo cual resulta agotador para los progenitores. Por eso está bien tener preparado un dormitorio extra para que por lo menos uno pueda dormir, y crear algún tipo de horario para repartir las noches de forma que la falta de sueño no sea excesiva para ninguno. Solo hay una cuestión de vital importancia en este tema: debes acostar al bebé de espaldas cuando vaya a dormir y asegurarte de que no tenga la cara rodeada de demasiadas mantas y almohadas que le puedan dificultar la respiración.

- 8 -

Cacas, vómitos, llanto y cólicos

Los bebés necesitan ayuda de sus padres para todo, por supuesto también con la higiene. Como tendrás que cambiarle los pañales, quizá ocho veces al día, la caca del niño, su consistencia, olor y aspecto te interesará más de lo que jamás hubieras podido imaginar. Por eso en este capítulo haremos un repaso de qué aspecto puede tener la deposición del bebé y lo que eso significa. Muchos niños vomitan. Aquí leerás por qué lo hacen y cuándo puede estar relacionado con algún problema *que haya que tratar. Y aprenderás más sobre el llanto, qué es el cólico y cómo puedes sobrevivir si tienes un bebé con cólico.*

LA CACA

Durante la mayor parte de nuestra vida, el color, la consistencia y otras características de nuestras heces es un asunto estrictamente privado. Como padre o madre de un recién nacido tienes la responsabilidad del bienestar del niño. Le cambias los pañales y siempre surge la pregunta: «¿Esta caca es normal?». Por ello, repasaremos la escala completa de colores de las deposiciones de un bebé.

En el útero

El feto no debería hacer caca cuando está en el útero de su madre, pues durante el embarazo no come nada por la boca, así que tampoco se acumula mucha caca; pero el hígado produce bilis que se descompone en el intestino y se mezcla con una pequeña cantidad de células muertas procedentes de la mucosa intestinal. Todo junto se convierte en una masa viscosa y espesa de color verde oscuro o negro que se llama meconio.

Algunos niños expulsan el meconio durante el parto, en el líquido amniótico; esto se considera un síntoma de que el bebé sufre estrés, y no es saludable que respire su propio meconio. Por eso en los partos en los que el bebé ha expulsado su meconio en el líquido amniótico se hace un control más riguroso. Más habitual es que el bebé expulse el meconio a los pocos días de haber nacido. Nueve de cada diez recién nacidos sanos expulsan su meconio durante su primer día de vida.

El color

La caca de los niños amamantados es una masa más o menos pastosa, amarillenta o verdosa, y normalmente de olor ácido. Tanto si es amarillenta como verdosa, es completamente normal. La de los que se alimentan con leche de sustitución varía tanto en el color como en el aspecto y en el olor, pero suele ser más marrón que la de los que se crían al pecho y más parecida a las heces de los adultos.

El color de las heces depende de la tonalidad de la bilis, excretada en el intestino del bebé por la vesícula biliar. La función de la bilis es descomponer la grasa de la comida, más o menos lo mismo que hace un detergente. Los pigmentos proceden de la hemoglobina, una proteína roja, que hay en los glóbulos rojos, que se transforma en una sustancia amarilla, la bilirrubina. La bilis es de color amarillo verdoso intenso, pero en el tránsito a través del intestino las bacterias intestinales modifican su color, de manera que este se vuelve más verdoso o más amarronado.

Que la caca del bebé tenga un tono u otro carece de importancia, mientras tenga color. Pero si se vuelve muy clara, beis o amarillo claro, puede ser síntoma de una enfermedad poco frecuente: la atresia biliar, que hace que no llegue bilis al intestino del niño porque los conductos biliares no están bien formados. Es importante detectar y tratar la enfermedad lo antes posible. Si el niño hace una caca con poco color durante varios días, acude al pediatra; lleva un pañal en una bolsa de plástico y enséñaselo.

¿Con qué frecuencia debe hacer caca el bebé?

El 95 % de los bebés hace caca entre cinco y cuarenta veces por semana. Pero hay diferencias entre los niños amamantados al pecho y los alimentados con leche de sustitución.

Los bebés alimentados exclusivamente con leche materna suelen hacer caca una media de cinco veces al día, pero con variaciones muy grandes, y el estreñimiento es raro en ellos. Si tu hijo toma solo leche materna y hace caca cada tres o cuatro días y tras hacer mucha fuerza o con ayuda, háblalo con tu pediatra.

Por su parte los que toman leche de sustitución suelen hacer caca menos veces, entre una vez al día y una vez cada dos días y, a diferencia de los recién nacidos que maman, padecen estreñimiento con más frecuencia. Un bebé con problemas de estreñimiento hace caca menos de una vez cada dos días, y a menudo después de hacer mucha fuerza. Introducirle un termómetro en el ano puede ayudarlo a expulsar la caca, que saldrá en forma de bolitas.

El bebé se sentirá mal si pasa varios días con estreñimiento, tal vez vomite o coma peor; si el truco del termómetro no funciona, es importante que reciba ayuda. Puedes darle 5 mililitros de lactulosa al día y aumentar hasta 10 mililitros diarios si no da resultado. Este producto se vende en la farmacia sin receta. Debes informar a tu pediatra de que le das lactulosa al bebé porque tiene problemas de estreñimiento.

Si nada de eso ayuda, pide cita con el pediatra. El estreñimiento agudo en los recién nacidos puede ser síntoma de una enfermedad que hay que diagnosticar y tratar.

Diarrea

Si la caca del niño cambia y se vuelve más suelta, más líquida o mucho más abundante y verdosa que antes, estamos hablando de diarrea. Una diarrea repentina suele estar relacionada con algún virus gastrointestinal, y entonces es importante asegurarse de que no se deshidrate. Dale la alimentación normal, leche materna o de sustitución, y preferiblemente más a menudo de lo habitual. Si está cansado, no tiene fuerzas para comer o deja de orinar, acude a las urgencias de pediatría. Los recién nacidos de menos de seis meses son muy sensibles a la deshidratación, así que no dudes en buscar atención médica si tu hijo tiene diarrea, parece cansado o no orina.

Si el bebé parece cansado pero por lo demás se encuentra bien, puedes seguir cuidándolo en casa. Si la diarrea se prolonga más de dos semanas, pide consejo a tu pediatra. A veces la diarrea puede deberse a una alergia.

Sangre en la caca

Si aparece sangre en la deposición del bebé generalmente se debe a que tiene alergia a la leche de vaca. Un único hilo de sangre no significa nada, pero si se repite varias veces, acude al pediatra. Es muy poco frecuente que a los bebés les sangre mucho el intestino, pero si una gran parte de la caca contiene sangre y la situación se repite, debes acudir a las urgencias de pediatría, al igual que si hay menor cantidad de sangre en la caca pero el bebé no parece el mismo, está pálido, cansado, tienes la sensación de que le duele algo o no quiere comer.

LOS VÓMITOS

Todos los recién nacidos vomitan. Eso se debe principalmente a tres razones. La primera es que el cardias —la válvula que conecta el estómago con el esófago— no está desarrollado y permite que el contenido del estómago vuelva al esófago. La segunda es que el bebé solo toma alimentos líquidos, que fluyen con más facilidad hacia fuera que los alimentos sólidos. La tercera razón es que ingiere cantidades enormes en relación con su peso y con el tamaño de su estómago. Al estómago le cuesta digerir todo de una vez y lo expulsa fuera fácilmente.

Algunos bebés vomitan mucho, sobre todo después de comer. Si tu hijo es uno de ellos, no te queda más remedio que hacer acopio de toallas pequeñas para ponértelas en el hombro cuando cargues con él, así como de muchos bodis, pues tendrás que cambiarlo a menudo. Cómpralos de segunda mano si no los puedes pedir prestados, de todos modos no tardarán en acabar llenos de vómitos y raídos de tanto lavarlos. A veces la situación mejora un poco si el niño no está tumbado; si lo sientas en una silla para bebés, sobre todo después de las comidas, la gravedad ayudará a mantener el alimento en el estómago.

Mientras tu hijo vaya aumentando de peso y no parezca que los vómitos le causan dolor, no hay motivo para acudir al médico. No hay nada que hacer, salvo esperar. Si lo alimentas con leche de sustitución, hay unos espesantes especiales que se pueden mezclar con el biberón (pregúntale a la enfermera). Puede funcionar, pero no siempre es así. A menudo este problema mejora claramente cuando el niño empieza a comer alimentos sólidos, pero algunos vómitos pueden permanecer. Por lo general, hacia los dieciocho o los veinticuatro meses la parte superior del estómago está más desarrollada y, por fin, acaban los vómitos.

El niño tiene dolor al vomitar

Los niños normalmente tienen mucho menos ácido clorhídrico en el estómago que los adultos, por eso su vómito no huele tan mal como el de los adultos. Pero si notas que el niño tiene dolor al vomitar puede ser porque los vómitos contienen tanto ácido clorhídrico que le irrita la mucosa del esófago. Acude al pediatra; se puede intentar tratarlo con medicamentos (como esomeprazol u omeprazol) que hacen que los vómitos sean menos ácidos. Sin embargo, los fármacos no reducirán el número ni la abundancia de los vómitos.

Vómitos con sangre

Si aparece sangre en los vómitos de un bebé amamantado, hay que observar los pezones de la madre. A menudo se trata de sangre que el niño ha ingerido de los pezones agrietados. Esto no es peligroso para el bebé, pero la madre necesita ayuda, por su propio bien, para curarse los pechos. También puede tratarse de pequeñas heridas en las membranas mucosas de la garganta del niño, lo cual no entraña ningún riesgo. Sin embargo, si los vómitos contienen mucha sangre, es preciso analizarlos; acude para ello a las urgencias de pediatría.

Vómitos muy intensos

Los vómitos normales pueden ser muy abundantes, pero no suele haber mucha fuerza de expulsión en ellos. Si el bebé arroja el vómito con una fuerza excesiva, debes acudir a las urgencias de pediatría. Podría tratarse de un estrechamiento de la válvula pilórica o píloro, que separa el estómago del duodeno. Esta enfermedad, llamada estenosis pilórica, afecta aproximadamente a 1 de cada 500 recién nacidos y se manifiesta entre las tres semanas y los tres meses. No se conoce la causa, o las causas, que la producen.

Es importante detectar y tratar la estenosis pilórica, porque si no los vómitos llevarán a la deshidratación del bebé. El médico examina el estómago por medio de una ecografía y ve si el píloro está estrechado. El problema se trata fácilmente con una operación en la que se corta la parte engrosada del músculo, después de que el cirujano haya abierto el abdomen del niño con una pequeña incisión.

LLANTO Y CÓLICO

Todos los bebés lloran mucho, sobre todo durante los primeros meses. Un resumen de estudios realizados en diferentes países muestra que los recién nacidos lloran por término medio dos horas al día durante las primeras seis semanas y que el lloro disminuye hasta poco más de una hora al día hacia los tres meses. Parece mucho y, como dijimos en el capítulo 7, se ha demostrado que los niños escandinavos lloran la mitad que los ingleses, lo cual se interpreta como que el modo escandinavo de tratar al bebé provoca menos llanto: intentar consolarlo cuando llora, alimentarlo más a menudo que cada tres o cuatro horas si lo requiere y tener mucho contacto físico con él.

¿Qué es el cólico del lactante?

Los bebés con cólico lloran mucho más. Una definición habitual del cólico es que el niño se pasa llorando al menos tres horas al día, al menos tres días a la semana y durante al menos tres semanas. Por lo demás, los niños con cólico están bien, aumentan de peso y crecen. El cólico suele comenzar a las dos semanas de vida, empeorar a las cinco o seis semanas y remitir luego. Después de los tres meses, la mayoría se ha liberado del cólico. De ahí que al cólico del lactante se le llame el cólico de los tres meses.

Aproximadamente una de cada cinco familias informa de que su recién nacido llora más de lo normal, es decir, que tiene cólico. El cólico aparece sobre todo por la tarde o la noche y es más común en el primer hijo. Es más frecuente entre los niños cuyos hermanos lo han tenido que entre los niños sin cólicos en la familia. En cambio, no guarda ninguna relación con las alergias en la familia ni con la alimentación de la madre. Los bebés alimentados con biberón no tienen más cólicos que los que son amamantados; según algunos estudios, incluso menos.

Por lo general, se piensa que el cólico del lactante está relacionado con el abdomen, el bebé se comporta como si le doliera y a menudo levanta las piernas hacia la barriga. Pero no hay ninguna evidencia que demuestre esta teoría.

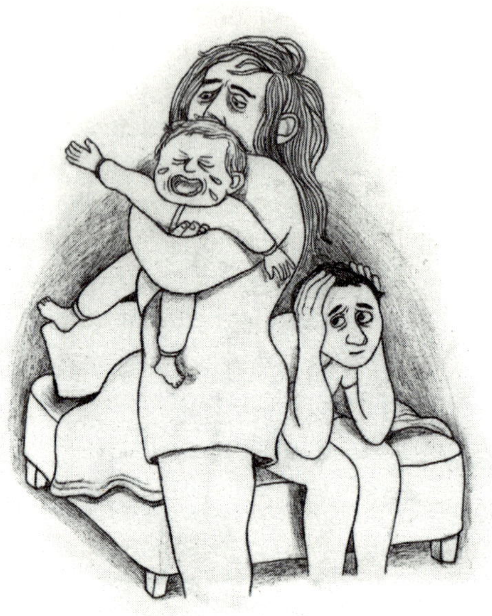

En cambio, los investigadores han descubierto que quienes sufrieron cólicos frecuentes cuando eran bebés desarrollan migrañas cuando son adultos. Quizá el cólico del bebé sea el equivalente de la migraña, un tipo especial de dolor de cabeza, acompañado de náuseas o vómitos, que puede estar asociado con la sensibilidad al ruido y a la luz. Tal vez el niño tiene dolor de cabeza, o tal vez tiene «dolor de cabeza en el abdomen». Sea como sea, el cólico del lactante se asocia con un período en el que el sistema nervioso no ha tenido tiempo de madurar y antes de que el bebé haya establecido un ritmo diario, en el cual una hormona, la melatonina, ayuda a controlar las horas de sueño y las de vigilia. Hacia los tres meses muchos niños pueden diferenciar entre el día y la noche, y aproximadamente al mismo tiempo, suele desaparecer el cólico.

La situación se convierte fácilmente en un círculo vicioso. El niño con cólico llora desconsolado, la madre y el padre se desesperan y se agotan, al bebé le cuesta tranquilizarse y llora aún más. Hasta hace poco tiempo, en Suecia, a los bebés que lloraban mucho los ingresaban un par de noches en el hospital para aliviar a los padres, como ya hemos explicado. Actualmente, al haberse reducido el número de camas para neonatos, el ingreso de niños que no están enfermos es muy poco habitual. Así pues, el cuidado del bebé con cólico, para aliviar un poco a los padres, ha vuelto a la familia y los amigos. Aprovecha su ayuda, deja que ellos se encarguen del niño alguna noche a la semana si vosotros, los padres, lo necesitáis. Y recuerda que es muy importante que tanto tu pareja como tú compartáis el cuidado nocturno del bebé con cólico; nadie puede soportarlo solo sin poner en riesgo su propia salud.

¿Qué alivia el cólico?

Se han probado infinidad de métodos para aliviar el cólico del lactante. En principio no hay ningún método que no conlleve efectos secundarios que haya mostrado mejores resultados que un placebo (tratamiento con una sustancia inactiva, «píldoras de azúcar»). En los estudios que se han realizado sobre el cólico del lactante, el efecto placebo suele ser bastante alto, aproximadamente del 30 %, lo cual significa que se consigue un efecto positivo del 30 % incluso en el grupo que solo ha tomado placebo. El hecho de que el efecto placebo sea tan alto en el cólico del lactante depende de dos cosas. Por un lado, el cólico es una dolencia que desaparece espontáneamente con el tiempo, incluso sin tratamiento. Recuerda que el cólico suele alcanzar su punto álgido hacia las semanas 5 o 6 y que hacia la semana 12 casi ha desaparecido. Si el bebé sigue un tratamiento que se inicia hacia la semana 6 y dura tres semanas, muchos se curan del cólico de forma espontánea durante ese tiempo. Otra razón es que los padres se relajan cuando creen que su hijo ha recibido un tratamiento activo y de esa manera se rompe el círculo vicioso de niño que llora-padres agotados y preocupados-niño que llora.

Entre los tratamientos que no se ha demostrado que tengan efectos más positivos que el placebo están los masajes y las gotas de dimeticona.

El único tratamiento inofensivo que en algunos estudios ha demostrado ser más eficaz que el placebo son las gotas de probióticos con lactobacilos. En una serie de pequeños estudios que no eran de la mejor calidad se ha demostrado que estas gotas reducen el tiempo que el bebé pasa llorando en comparación con otras gotas similares sin lactobacilos. Sin embargo, en un gran ensayo aleatorizado a doble ciego (donde nadie sabe de antemano el tratamiento que recibe cada grupo) no quedó probado que lloraran menos los niños tratados con gotas con lactobacilos. En conclusión: las gotas con lactobacilos no son perjudiciales; si a ti te parece que funcionan, merece la pena comprarlas.

La manipulación del quiropráctico o los masajes del osteópata han demostrado su eficacia en el cólico del lactante en algunos estudios poco exhaustivos, pero es muy probable que eso tenga que ver con el efecto placebo, porque si uno solo se fijara en los mejores estudios, vería que estadísticamente no hay ningún efecto significativo. La acupuntura tampoco ha demostrado científicamente tener mayor efecto que el placebo, pero algunas clínicas privadas de acupuntura ofrecen tratamiento contra el cólico del lactante.

En un pequeño estudio se ha demostrado que la infusión de hinojo da mejores resultados en el cólico del lactante que el placebo. Actualmente la Agencia Estatal de Seguridad Alimentaria y Nutrición desaconseja su empleo porque no existen estudios seguros realizados con bebés, mujeres embarazadas o en período de lactancia.

Hay un medicamento, la diciclomina, que actúa sobre el sistema nervioso y que puede ser eficaz contra el cólico. Sin embargo, tiene muchos efectos secundarios, como espasmos, problemas respiratorios y coma. Incluso hubo niños que murieron por tomar este medicamento, que en Suecia se prohibió en 2008. No compres este medicamento en el extranjero o a través de internet para dárselo a tu hijo con cólico.

¿Alergia a la leche de vaca?

Desde hace mucho tiempo se discute si algunos casos de cólicos pueden ser un síntoma de alergia a la leche de vaca. Hay proteínas de la leche de vaca en la leche de sustitución, e incluso los bebés que se crían al pecho pueden desarrollar alergia a la leche de vaca, eso puede estar relacionado con que la leche materna de las mujeres que beben leche de vaca también contiene la proteína. Si sospechas que la alergia a la leche de vaca puede ser la causa del cólico, pide cita con un pediatra. El médico te ayudará a decidir si vale la pena probar a darle al niño leche de sustitución hipoalergénica en biberón (una leche de sustitución de este tipo no contiene ninguna proteína de leche de vaca y no puede producir reacciones alérgicas), o que la mujer que amamanta se abstenga de tomar productos lácteos (leche, nata, queso, mantequilla, etc.) en la comida. Si esto ayuda, el niño seguirá unos meses alimentándose con alimentos que no contengan leche de vaca y, más adelante, probaréis a introducir de nuevo la leche de vaca. En los recién nacidos, la alergia a la leche de vaca suele desaparecer cuando tienen uno o dos años.

Ningún estudio ha demostrado que los niños con cólico se sentirían mejor si sus madres se abstuvieran de tomar leche o cualquier otro alimento. Insistir en cambiar constantemente la propia dieta no beneficia a nadie, sino que aumenta el riesgo de cansancio y de darle demasiadas vueltas en la cabeza. Se han realizado muchas investigaciones en las que las mujeres se abstuvieron de comer diferentes tipos de alimentos durante el embarazo y la lactancia, pero no han demostrado que eso reduzca el riesgo de que sus hijos desarrollen alergias. En cambio, sí se constató una reducción del peso de esos niños al nacer y un mayor riesgo de parto prematuro.

Come y bebe lo que quieras durante la lactancia y no dudes en compartir los cuidados del niño si su llanto está a punto de llevarte a la extenuación.

Sobrevivir al cólico

Los estudios científicos realizados sobre el cólico del lactante se pueden resumir en que se trata de una dolencia común en el desarrollo natural del bebé y que probablemente esté relacionado con que el sistema nervioso aún no se ha desarrollado del todo. En la actualidad todavía no hay ninguna solución para esta situación tan difícil, y no te queda otra que hacer acopio de energía para superar ese período. ¡Pide ayuda a todos tus allegados! No pienses ni por un momento que tú eres la culpable de que tu hijo tenga cólico. Y recuerda que es algo pasajero.

Si sientes que no puedes más, acuesta al bebé en el suelo o en la cuna y aléjate. No le pasará nada; es completamente normal no soportar el llanto tanto rato. Llama a alguien y pide ayuda. Puedes ponerte unos tapones en los oídos o unos auriculares para escuchar música. Es mucho mejor que el bebé llore solo a que tú, en un ataque de pánico y ansiedad, llegues a zarandearlo violentamente o a hacerle daño de alguna otra manera.

EN RESUMEN...

... así pues, en la caca del niño todos los colores son normales excepto el beis blanquecino o el rojo de la sangre. Todos los recién nacidos vomitan más o menos, y solo cuando los vómitos parecen dolorosos o la expulsión es violenta, debes acudir a un médico. El cólico del lactante, o el llanto continuo, es duro tanto para el bebé como para los progenitores. Las gotas con lactobacilos pueden ayudar en algunos casos a disminuir el problema. Recuerda que el cólico desaparece. Y no olvides compartir los cuidados de tu hijo, en lo bueno y en lo malo.

- 9 -

Infecciones

¿Cuántas veces has leído que tienes que tomar vitamina C, beber licuados de espinacas o hacer otras cosas para estimular el sistema inmunitario? La mayoría de estos consejos son tonterías, pero a los gurús de la salud les gusta hablar precisamente del sistema inmunitario, de cuya función tienen una idea muy difusa. La desinformación sobre el sistema inmunitario del niño suele estar en boca de todos: hay que protegerlo como si fuera de cristal, de lo contrario no será capaz de hacer frente a las bacterias y los virus. Eso no es cierto. Es verdad que los bebés tienen más infecciones que los adultos, pero no porque tengan algún fallo en el sistema inmunitario, al contrario, eso ocurre porque están entrenando su memoria inmunitaria para evitar infecciones en el futuro. En este capítulo aprenderás cómo funciona el sistema inmunitario y las diferencias entre el de los niños y el de los adultos.

Durante el embarazo el niño está protegido contra la mayoría de las infecciones. El saco amniótico lo resguarda dentro del útero, y la placenta actúa como una barrera entre la sangre de la madre y la del feto. Solo unos pocos microorganismos infecciosos, principalmente virus, pueden transferirse de la madre al feto.

Al nacer, el niño sale a un mundo lleno de virus y de bacterias y, quizá, algún que otro hongo. Sin embargo, no hay muchos parásitos en nuestras latitudes. El niño está preparado para hacer frente a la mayoría de estos microorganismos desde el principio por medio de su sistema inmunitario bien desarrollado. Este sistema se ha ido perfeccionando a través de millones de años para protegernos frente a las infecciones de bacterias, virus, hongos y parásitos, comúnmente llamados microorganismos.

¿QUÉ ES UNA INFECCIÓN?

Las bacterias y los hongos se encuentran habitualmente en la piel y en las membranas mucosas, y mientras están ahí no nos causan ningún daño. Pero de vez en cuando entran en el cuerpo, donde no deberían estar. Eso desencadena una reacción violenta del sistema inmunitario que causa síntomas tales como fiebre, dolor e inflamación. Entonces hablamos de una infección. Los virus son básicamente un conjunto de genes (ADN o ARN) que no tienen una vida independiente pero que pueden penetrar en nuestras células y programarlas para que formen nuevos virus que salgan de las células e infecten a otras nuevas. La presencia de invasores extraños dentro de las células activa también el sistema inmunitario con fiebre y otros signos de infección.

Los antibióticos, es decir, los medicamentos que matan a las bacterias, existen desde hace apenas cien años. Antes de su aparición estábamos obligados a combatir las infecciones solo con la ayuda de nuestro sistema inmunitario. Los fármacos antivirales, que interrumpen la propagación del virus en las células, existen desde hace unos treinta años, casi el mismo tiempo que hace que disponemos de fármacos contra las infecciones por hongos. Dado que las infecciones han sido una causa muy habitual de muerte durante la evolución humana, el desarrollo del sistema inmunitario es una prioridad para el cuerpo. Nacer sin un sistema inmunitario eficaz es extremadamente inusual; en Suecia ese tipo de deficiencias inmunitarias congénitas afectan solo a uno o dos niños al año. Deficiencias inmunitarias menos graves afectan cada año a algunos más, pero la mayoría de nosotros tenemos un sistema inmunitario fuerte y capaz de enfrentarse a los microorganismos, de lo contrario los humanos no habríamos sobrevivido como especie.

EL SISTEMA INMUNITARIO INNATO NO NECESITA ENTRENAMIENTO: FUNCIONA DESDE EL PRINCIPIO

El sistema inmunitario se divide en dos partes: el innato y el adquirido. El sistema inmunitario innato está, como su nombre indica, activo y completo cuando nacemos. Está formado por células que destruyen las bacterias u hongos que hayan podido penetrar en el cuerpo. Esas células se encuentran tanto en los tejidos como en la sangre. Tan pronto como una bacteria entra en el cuerpo, la destruyen y la ingieren, incluso en los recién nacidos. No es algo que nosotros notemos, porque se trata de invasores aislados que son eliminados sin más. El sistema inmunitario innato también puede protegernos frente a los virus. Los glóbulos blancos de la sangre producen grandes cantidades de unas proteínas, llamadas interferones, que ordenan a todas las células del cuerpo que dejen de producir nuevos virus. Esta parte del sistema inmunitario no necesita ningún entrenamiento para funcionar.

LA MEMORIA INMUNOLÓGICA O POR QUÉ SOLO TIENES LA VARICELA UNA VEZ

La otra parte del sistema inmunitario se llama, como decíamos, sistema inmunitario adquirido. Esta parte necesita entrenarse para reconocer y matar a las bacterias, los virus y los parásitos. Los protagonistas aquí son un grupo de glóbulos blancos llamados linfocitos, que se dividen en linfocitos T y linfocitos B. Cada linfocito reconoce a una sola estructura extraña. Más o menos como si se tratara de una llave que solo entra en una cerradura. Esa estructura puede estar en un virus, en una bacteria, en algún alimento, en la saliva de un gato o en el polen del abedul, por nombrar solo unos ejemplos. Los linfocitos circulan con la sangre por el cuerpo a la espera de encontrar justo esa estructura contra la que ellos reaccionan. Son como el mayor llavero del mundo, preparado para poder abrir todas las puertas pero solo en el caso de que aparezcan las cerraduras.

Al principio solo hay unas pocas llaves para cada cerradura. Es decir, antes de que el sistema inmunitario se encuentre por primera vez con una cerradura concreta (una bacteria o un virus, por ejemplo). Cuando el sistema inmunitario del niño se encuentra por primera vez con un microorganismo, por ejemplo el virus de la varicela, se pone en marcha para fabricar decenas de miles de copias de esa llave (los linfocitos) que encajan en la cerradura del virus de la varicela. Esto lleva una o dos semanas y después hay enormes cantidades de linfocitos que reconocen exactamente al virus de la varicela. Algunos linfocitos (los linfocitos B) forman anticuerpos, una especie de molécula espía que entra en la sangre, donde circula hasta que encuentra su microorganismo. Las moléculas espías o anticuerpos marcan a los virus de la varicela para que otras partes del sistema inmunitario puedan encontrarlos y eliminarlos rápidamente. Además, cuando esos virus están recubiertos de anticuerpos les cuesta más introducirse en nuestras células.

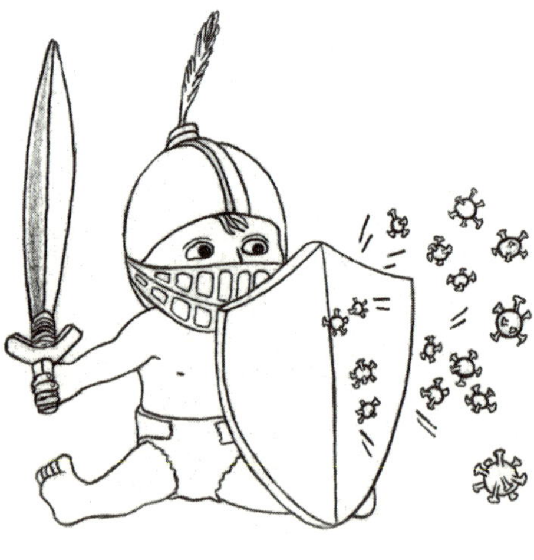

Otros linfocitos (los linfocitos T) son expertos en reconocer microorganismos, sobre todo virus, que se han escondido en las células del cuerpo. Las células infectadas con el virus están señalizadas con pequeñas partes del virus en su superficie para que el sistema inmunitario sepa que la célula está infectada. Los linfocitos T, que reconocen una célula infectada por un virus, matarán esa célula. Los síntomas que presenta el niño durante una infección —fiebre, cansancio, inflamación y dolor muscular— son signos del trabajo activo del sistema inmunitario en el cuerpo.

Después de una semana, habrá pasado la lucha entre el sistema inmunitario y el virus y el niño estará sano. El hecho de que a un bebé le lleve tanto tiempo curarse la primera vez que se encuentra con un virus determinado depende de que tiene que producir gran cantidad de llaves que se ajusten exactamente a esa cerradura y después tiene que eliminar el virus. Pero la próxima vez que aparezca ese virus la respuesta será inmediata, pues el niño tiene gran cantidad de llaves de ese tipo. Por ejemplo, cuando ha tenido la varicela, muchos años después se encontrarán anticuerpos contra la varicela en un análisis de sangre. Si el virus de la varicela volviera a aparecer, los anticuerpos se encargarán inmediatamente de él. Una parte de los linfocitos que han participado en la defensa inmunitaria se convertirán también en los llamados linfocitos T de memoria. Tienen una vida larga y circulan por todo el cuerpo en busca del virus de la varicela. Tan pronto como aparece, los linfocitos T de memoria se ponen en marcha y luchan contra el virus. Ocurre tan deprisa que ni el niño ni tú tendréis tiempo de daros cuenta de que un virus ha penetrado en su cuerpo. Eso explica por qué los padres pueden cuidar a sus hijos con granos de varicela por todo el cuerpo y que a ellos no les salga ni uno. ¡Es maravilloso cuando funciona! Esto es lo que se llama memoria inmunológica, o ser inmune a una enfermedad. Solo hay dos formas de volverse inmune: sufrir la enfermedad o vacunarse.

LA FIEBRE

La fiebre es una señal de que el sistema inmunitario está trabajando. La fiebre no es mala en sí misma, ni siquiera cuando es muy alta. Por eso no necesitas dar medicamentos al niño para bajar la fiebre. Sin embargo, si parece que el pequeño tiene dolor se le puede dar paracetamol para aliviar el dolor, lo cual, como efecto secundario, hará que le baje también la fiebre.

Durante los primeros meses de vida, a los bebés no les resulta fácil comunicar cómo se sienten, se deshidratan con mayor facilidad y tienen un riesgo ligeramente más alto de sufrir infecciones graves que los niños más mayores. Por eso la fiebre en los niños menores de tres meses debe tomarse en serio. Fiebre significa que el niño tiene mucho calor y al medirle la temperatura con un termómetro este marca más de treinta y ocho grados. Los menores de tres meses que tienen fiebre deben ser reconocidos por un pediatra el mismo día. Normalmente, el médico puede determinar enseguida si corre peligro o no; a veces necesitará hacer un análisis de sangre, pero a menudo le bastará su experiencia en el reconocimiento de recién nacidos sanos y enfermos.

Para los niños algo mayores es prudente esperar un par de días antes de acudir al pediatra, siempre y cuando no se encuentre demasiado cansado. Si la fiebre tiene una buena explicación (por ejemplo, resfriado o gastroenteritis), el sistema inmunitario del niño debería estar preparado para combatir la infección.

LA MADRE PRESTA SU MEMORIA INMUNOLÓGICA AL RECIÉN NACIDO

Los recién nacidos tienen un excelente sistema inmunitario innato, pero les falta memoria inmunológica o anticuerpos. Cuentan con todas las llaves necesarias, pero con solo unas pocas de cada. A lo largo de la historia de la humanidad, los recién nacidos se han tenido que enfrentar directamente después del parto a miríadas de bacterias y virus. Para que no sean demasiadas las cosas que hay que poner a punto a la vez, la naturaleza permite al bebé tomar prestados anticuerpos de su madre, como protección provisional durante su primer tiempo de vida. Esto ocurre de dos maneras: durante el embarazo se transmiten anticuerpos de la madre al feto a través de la placenta, y los bebés que son amamantados reciben además anticuerpos de la leche materna.

Hay diferentes tipos de anticuerpos. Los más abundantes en la sangre son los denominados IgG. Durante el embarazo se transfieren anticuerpos de la sangre de la madre a la del niño. El traspaso de IgG se pone en marcha hacia la mitad del embarazo, y el feto recibe cada vez más IgG a medida que avanza la gestación. De hecho, el recién nacido tiene un nivel más alto de IgG en la sangre que la madre. Pero si nace en la semana 24 de gestación, no ha tenido tiempo de recibir muchos IgG. Por eso los bebés muy prematuros son tan sensibles a las infecciones. Los anticuerpos IgG se degradan finalmente en el cuerpo, pero durante los dos o tres primeros meses de vida ofrecen una protección bastante buena contra muchas infecciones, siempre y cuando la madre tenga anticuerpos contra ellas en su memoria inmunológica, claro está.

Muchos animales carecen de la capacidad humana de pasar IgG de la madre al feto durante el embarazo. El cochinillo y el ternero nacen sin anticuerpos y por eso son extremadamente sensibles a las infecciones y tienen que mamar el calostro de la madre para superar las infecciones durante los primeros días de vida. El calostro de la cerda y la vaca contiene anticuerpos IgG que se absorben en el intestino y protegen sus crías contra diferentes microorganismos infecciosos.

La leche humana contiene sobre todo anticuerpos IgA, que la sangre del niño no absorbe. Estos anticuerpos, en cambio, se unen a las bacterias y virus en la faringe y el intestino, de manera que no puedan fijarse en las mucosas del bebé. De ahí que no puedan entrar tan fácilmente en su cuerpo y causar infecciones. Los anticuerpos IgA constituyen una protección especialmente importante contra dos tipos de infecciones: por una parte, las diarreas bacterianas (por ejemplo, las causadas por *Salmonella*, *Shigella* o *Campylobacter*) y, por otra parte, la septicemia bacteriana. Las diarreas bacterianas son muy comunes en los países pobres donde no hay acceso a agua limpia y donde tanto el agua como los alimentos están contaminados con este tipo de bacterias que se transmiten a través de las heces. En Suecia son muy raras, y solo el *Campylobacter* aparece a veces, generalmente en el pollo crudo o mal cocinado.

La septicemia neonatal se produce cuando las bacterias penetran en la sangre a través del intestino, por la boca, el tracto urinario o la piel y provocan una infección muy peligrosa en todo el cuerpo. En los países pobres la septicemia es relativamente habitual entre los recién nacidos, afecta al 1 o 2 % de los niños. En Suecia es cincuenta veces menos frecuente; solo 1 de 4.000 bebés padecen septicemia neonatal y se trata, sobre todo, de nacidos prematuros.

El papel protector de la leche materna contra la septicemia neonatal es uno de los motivos por los que en Suecia, desde 1970, a los niños prematuros se les da leche materna del banco de leche o de la propia madre, extraída con sacaleches. Otra razón es que alimentar al niño con leche materna reduce el riesgo de contraer un tipo de inflamación intestinal grave, la enterocolitis necrosante, que en principio solo afecta a los bebés muy prematuros.

Además de la protección contra las diarreas de origen bacteriano y contra la septicemia neonatal, la lactancia materna tiene cierto efecto contra las infecciones respiratorias y quizá contra las infecciones por rotavirus. Es difícil saber si ese efecto depende de la lactancia en sí. Las madres que amamantan a sus hijos suelen tener mayor nivel de estudios y fumar menos, lo cual también puede reducir el riesgo de infecciones. Sin embargo, en un país como Suecia, con buenas condiciones higiénicas y muy pocas enfermedades infecciosas graves, tiene poca importancia para la salud general del bebé si se alimenta con leche materna o con leche de sustitución.

POR QUÉ EN LOS RECIÉN NACIDOS LAS ENFERMEDADES INFECCIOSAS SON MÁS GRAVES

El sistema inmunitario del recién nacido está bien desarrollado, aunque carece de memoria inmunológica propia. A pesar de ello, es más frecuente la aparición de enfermedades infecciosas que requieren ingreso hospitalario durante los primeros meses de vida; se trata principalmente de infecciones respiratorias y gastrointestinales. Esto no significa que las infecciones graves sean habituales entre los recién nacidos, solo que son más frecuentes que entre los niños mayores.

Infecciones en las vías respiratorias que son insignificantes en un adulto pueden provocar grandes problemas en un recién nacido. En parte, porque sus bronquios son mucho más frágiles y se obstruyen más fácilmente con la mucosidad, y en parte porque la musculatura del aparato respiratorio es débil y les cuesta toser y expulsar las flemas. Esta es la razón principal de que la infección por el virus sincitial respiratorio humano (VSR), un virus del resfriado que todos tenemos de vez en cuando, implique la necesidad de ingreso hospitalario en un 1 % de los recién nacidos afectados. Estos tampoco cuentan con grandes reservas de líquidos y por eso se deshidratan más fácilmente que los niños mayores y los adultos. Esto ocurre a menudo cuando sufren una enfermedad gástrica, pero incluso en infecciones del tracto respiratorio el bebé respira más y entonces evapora más líquido de lo normal. La deshidratación conduce al cansancio, lo que puede hacer que el bebé no tenga fuerzas para mamar o beber y se entra entonces en un círculo vicioso.

El mejor tratamiento para las infecciones del recién nacido suele ser limpiarles la nariz para que puedan respirar y alimentarlos, con leche materna o de sustitución. Cuando el bebé no tiene fuerzas para succionar, en el hospital lo alimentarán a través de una sonda de silicona que se introduce por la nariz y baja hasta el estómago.

La septicemia neonatal, muy poco frecuente, al igual que la meningitis —muy peligrosa en los recién nacidos— presentan al principio síntomas vagos y difusos, como cansancio, falta de fuerzas para succionar y, a veces, fiebre. En ambos casos es importante tratar cuanto antes la enfermedad con antibióticos o con antivirales para reducir las complicaciones y, dado el caso, la mortalidad. Por eso, muchos recién nacidos reciben tratamiento durante un día o dos con antibióticos o antivirales cuando tienen fiebre, hasta que se está completamente seguro de que no existe ninguna causa grave tras este síntoma. Así pues, lleva a tu hijo a urgencias pediátricas si tiene menos de tres meses y más de treinta y ocho grados de fiebre. Y, aún más importante, acude a urgencias si tu recién nacido parece inusualmente cansado y no tiene fuerzas para mamar como suele, aunque no tenga fiebre.

¿ES MÁS SEGURO QUEDARSE EN CASA?

Suele decirse que los padres de recién nacidos deben quedarse en casa al menos durante el invierno para evitar que sus hijos contraigan infecciones. Este consejo, en casos normales, es improcedente. En primer lugar, porque los niños en Suecia solo corren el riesgo de contagiarse de infecciones respiratorias cuando están entre otras personas. La septicemia neonatal, las infecciones del tracto urinario y la meningitis no se contagian a través del aire. Esas infecciones, generalmente, provienen de las propias bacterias del bebé o de las bacterias del intestino, de la faringe o de la piel de la madre. El virus del herpes procede de la vagina de la madre. Asimismo, durante los primeros meses están protegidos contra la varicela a través de los anticuerpos IgG que reciben durante el embarazo.

A los recién nacidos con enfermedades cardiovasculares o pulmonares graves, con una deficiencia inmunitaria congénita grave o una alteración importante del metabolismo es recomendable mantenerlos a un par de metros de otras personas dentro de casa, porque un simple virus del resfriado puede provocar una enfermedad que ponga en peligro su vida. Pero, en esos casos, este consejo solo llegará después de un reconocimiento de su pediatra.

Para los demás niños, el riesgo de contagio de infecciones respiratorias en reuniones o en el transporte público es muy bajo, y el resfriado no suele ser peligroso ni siquiera para un recién nacido.

La bacteria de la tosferina y el virus sincitial respiratorio (VSR), microorganismos que pueden causar problemas más graves, normalmente no se contagian a un niño que está en su cochecito. Un estudio de investigación demuestra que uno tiene que tomar al niño en brazos o estar muy cerca de él para contagiarle la infección por el virus VSR. Los recién nacidos suelen contagiarse con el VSR o con la bacteria de la tosferina en casa, generalmente a través de un hermano mayor con mocos que va a la guardería o de un padre o una madre con tos prolongada.

Permanecer en casa supone para los padres un alto riesgo de tener problemas graves y, a largo plazo, también para el niño. Quien ha sido padre recientemente se encuentra en un estado mental bastante frágil y corre un riesgo más elevado de sufrir depresión o ansiedad. Aislarse y no ver a gente es un destacado factor de riesgo para sentirse mal psíquicamente e incluso un síntoma temprano de depresión y trastornos de ansiedad. Un adulto con depresión es mucho peor para el niño que un resfriado. Un nivel aceptable de prevención es no permitir que una persona fuera del círculo familiar que tenga un fuerte resfriado haga arrumacos al niño.

Si el bebé tiene hermanos mayores, es absurdo intentar prevenir el más mínimo riesgo de contagio fuera de casa cuando la principal fuente de contagio está en la familia, y en principio no hay nada que hacer. En teoría, es cierto que puedes incluso aislar a los hermanos mayores del contacto con otros niños, pero no es recomendable. No poder estar con los amigos de la guardería para proteger a tu hermano pequeño es más de lo que la mayoría de los niños de dos o tres años pueden superar mentalmente. Y cuidar de un niño recién nacido y de un niño de tres años rebelde, protestón y que echa de menos a sus amigos es más de lo que la mayoría de los adultos pueden soportar sin perder la paciencia. Además, recuerda que el hermano mayor es uno de los factores de protección contra la alergia mejor documentados (véase el capítulo 11, sobre las alergias) y que lo más probable es que sea su predisposición a traer infecciones a casa lo que procure ese efecto protector en el bebé.

En resumen, es duro para los padres tener un bebé resfriado, pero no es un riesgo para él. Las infecciones peligrosas no se contagian en los lugares llenos de gente.

LA GUARDERÍA: UN CAMPO DE ENTRENAMIENTO PARA EL SISTEMA INMUNITARIO

Cuantas más infecciones pase el niño (y cuantas más vacunas se ponga), más anticuerpos tendrá en su sistema inmunitario contra las infecciones. Esta es la razón por la que los niños pequeños normalmente tienen entre seis y ocho infecciones por virus al año, mientras que los adultos solo tienen dos o tres. Si pensamos que existen unos cientos de virus diferentes que provocan los resfriados, a los veinte años uno se habrá tropezado más o menos con la mitad de ellos. Entonces uno estará ya inmunizado contra la mitad de los virus que se encuentre y, por lo tanto, sufrirá la mitad de infecciones víricas que el recién nacido, que no tiene anticuerpos.

Teniendo en cuenta que casi todas las infecciones víricas se producen entre octubre y abril (siete meses), y que cada resfriado dura un par de semanas, es bastante normal que los niños estén resfriados casi la mitad del período invernal. Eso no significa en absoluto que su sistema inmunitario funcione mal, sino que están produciendo anticuerpos y que estos los librarán de padecer infecciones similares más adelante. No hay un momento particular en el que se pueda decir que el niño está «inmunológicamente maduro» y resiste mejor los resfriados, se trata sencillamente de cuántos anticuerpos va formando.

Te recomendamos que te organices antes de que el niño empiece a ir a la guardería. Porque las bajas laborales se van a producir, sobre todo durante la primera temporada invernal. En Suecia, disponemos de sesenta días al año pagados por el Estado para cuidar a un hijo enfermo.*

* En España, la ley prevé dos días de permiso remunerados para cuidar de un hijo enfermo, según consta en el Estatuto de los Trabajadores, artículo 37.3 b. Se puede utilizar cuando el niño ha sufrido un accidente, es hospitalizado o debe someterse a una intervención quirúrgica. La ley no dice nada sobre las enfermedades comunes o leves. *(N. de la E.)*

Igual que pensamos que debes compartir a partes iguales las bajas por maternidad y paternidad durante el primer año, pensamos que debes compartir por igual las bajas para cuidar a tu hijo enfermo. Es aconsejable hacer una planificación y evitar así tristes discusiones sobre quién tiene la reunión más importante o el trabajo más aburrido, o a quién le perjudica más quedarse a cuidar al niño. Cada dos días, semanas pares e impares (para que puedas fijar las reuniones más importantes las semanas que no te toca cuidar de tu hijo si está enfermo) o cualquier otro sistema negociado es muy recomendable.

El cuidado del niño con varicela se les puede encargar, sin problemas, a los abuelos, si están bien de salud, porque no corren el riesgo de contagiarse. Los resfriados y las gastroenteritis, en cambio, puede ser prudente evitárselos a los abuelos, más aún si están un poco achacosos; de lo contrario, corren el riesgo, al igual que los bebés, de sufrir más con las infecciones que los propios padres.

EL MIEDO A LAS BACTERIAS

Por alguna razón, en la actualidad es muy común el miedo a las bacterias. Es extraño, teniendo en cuenta que en Suecia muy pocas personas conocen a alguien que haya sufrido una infección mortal. Que la gente temiera a las bacterias hace cien años, cuando muchos morían de enfermedades infecciosas, es más razonable, pero hoy las infecciones suponen una amenaza muy pequeña para nuestra salud. Por eso el actual recelo a los gérmenes es del todo irracional.

El miedo a las bacterias puede manifestarse en el temor a contagiarse por agarrar una manija, por sentarse en los asientos del transporte público o por usar un teléfono móvil que alguien haya tocado. La buena noticia es que ese miedo es infundado. No existe ningún riesgo de que los gérmenes comunes de la piel que pueda haber en una barandilla, en la pantalla de un móvil o en un teclado con una capa gris amarronada que recubra las teclas puedan causarte ninguna infección. Aunque un cultivo podría detectar la presencia de miles de bacterias, se trataría de un análisis sin sentido cuyo único objetivo sería asustar.

Si tienes terror a los gérmenes, sentirás una poderosa tendencia a proteger a tu bebé contra las bacterias a las que tú misma temes. Puede que empieces hirviendo los biberones y los chupetes para esterilizarlos. No lo hagas. Esterilizar los biberones es algo importante en la sección de neonatos donde se cuida a los bebés prematuros, o si vas de vacaciones a la República Centroafricana o si tu ayuntamiento advierte de un brote contagioso en el agua del grifo. Pero de lo contrario no, no tiene sentido.

Y si cedes a tu miedo absurdo a los gérmenes, acabarás cayendo en más comportamientos y normas irracionales. Puede que empieces a llevar encima la botella de gel antiséptico y exijas que la gente se lave las manos con él antes de tocar a tu hijo. Tal vez no quieras que tu bebé gatee por el suelo polvoriento de un café, o que se chupe las manos si no las tiene recién lavadas. También es posible que empieces a sermonear al otro progenitor para que comparta tu temor a los gérmenes.

Un comportamiento semejante no ayuda al niño, al contrario. Es una buena idea tratar de contrarrestar todos los comportamientos compulsivos cuyo objetivo es proteger al niño y a ti misma de las bacterias ajenas. Desafía al miedo compartiendo vasos y cucharas con otras personas. Recoge el bocadillo que se te ha caído al suelo y cómetelo: ¡no habrá en él ninguna bacteria más peligrosa que en la mesa de tu cocina! Si hacer esto te provoca una ansiedad considerable, probablemente no tengas solo miedo a los gérmenes, sino fobia. Busca un psicólogo especializado en terapias cognitivas para deshacerte de esa fobia.

A veces, el trastorno obsesivo-compulsivo puede manifestarse en un miedo exagerado a la suciedad y las bacterias. Es un estado muy angustioso que hoy, por fortuna, los psiquiatras y los psicólogos tratan con buenos resultados.

EN RESUMEN...

... en general, las infecciones comunes no son nada de lo que debas preocuparte si tienes un recién nacido y vives en Suecia. Hay infecciones peligrosas, como la meningitis y la septicemia neonatal, pero son muy raras y no se transmiten en las reuniones de gente ni entre las personas. El niño tiene un excelente sistema inmunitario que necesita entrenarse por medio del contacto con otras personas y animales. Si tienes miedo a los gérmenes, intenta vencerlo, y no lo alimentes con comportamientos compulsivos, gel antiséptico o lavado excesivo de manos.

- 10 -
Vacunas

Ningún avance médico ha sido tan importante para la salud infantil como las vacunas. A pesar de ello hay un fuerte movimiento de resistencia contra ellas y no siempre es fácil saber en quién confiar. En este capítulo describiremos las vacunas que pone el sistema sanitario sueco y las enfermedades contra las que protegen. Habrá una buena parte de historia de las enfermedades, porque las vacunas son tan eficaces que han logrado erradicar, o casi erradicar, dolencias que antes eran comunes y a menudo mortales pero que hoy están a punto de caer en el olvido. Hablaremos también de algunas vacunas complementarias con las que, si quieres, puedes reforzar aún más la protección de tu hijo. Además, describimos un motivo importante de que haya tantos escépticos a las vacunas: la vacuna contra la gripe porcina provocó narcolepsia a cientos de jóvenes en Suecia y en Finlandia.

A lo largo de buena parte de la historia de la humanidad, las infecciones han sido la causa de muerte más habitual. Los niños han sido siempre los más vulnerables a las infecciones letales, pero las infecciones han sido causa de muerte en todas las edades.

La historiadora Charlotte Cederbom de Helsinki nos muestra este libro parroquial del municipio de Sibbo (Finlandia). Esto era lo que aparecía en una hoja de 1786:

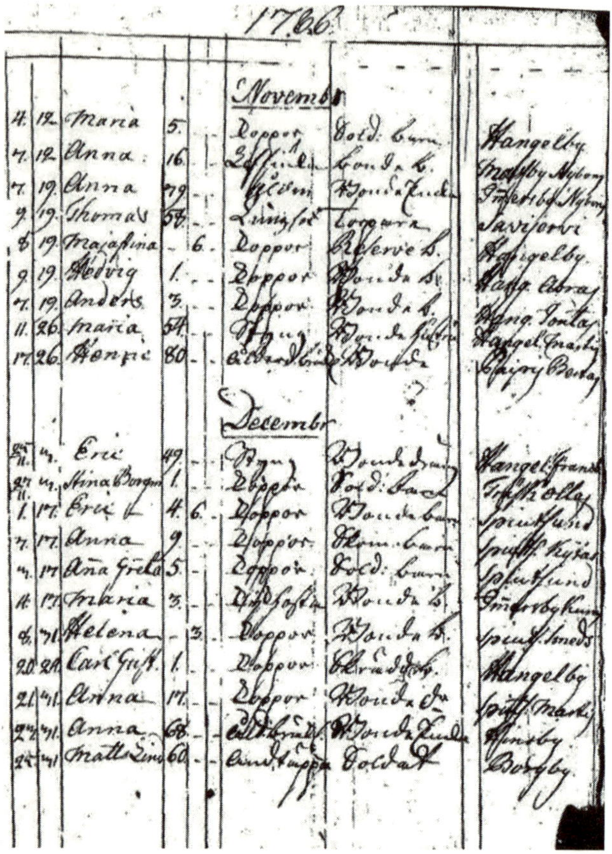

Maria, cinco años; Maja Stina, seis meses; Hedvig, un año; Anders, tres años; Stina, un año; Erik, cuatro años; Anna, nueve años; Anna Greta, cinco años; Helena, tres meses; Carl Gustaf, un año, y Anna, diecisiete años. Todos murieron de «pústulas», lo que ahora conocemos como viruela, en la parroquia de Sibbo durante los meses de noviembre y diciembre de 1796.

En Helsinki en 1843 estas eran las causas de muerte:

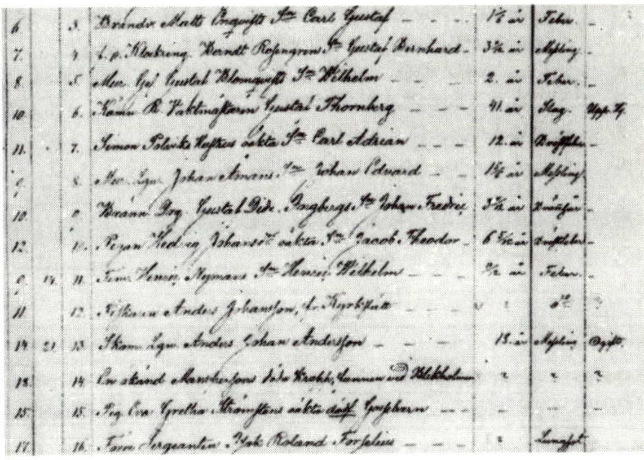

Aquí ya no murió nadie de viruela, pero Gustaf Bernhard (tres años), Johan Edvard (un año), Jonas (cuatro años), Petter (un año), Johan (siete meses) y Carl (casi ocho meses) murieron todos de sarampión.

LA VIRUELA, UNA ENFERMEDAD ERRADICADA GRACIAS A LA VACUNA

El virus de la viruela es uno de los más letales del mundo. Se propaga a través del aire, el contagio se produce con suma facilidad y, al menos, ocho de cada diez bebés contagiados mueren y, entre los adultos, alrededor de cinco de cada diez. Quienes sobreviven a la infección pueden sufrir secuelas como la ceguera y cicatrices. Si te contagias, no hay cura.

Pero no tienes que preocuparte de que tu hijo pueda contagiarse con el virus de la viruela, y eso gracias a un médico británico del siglo XVIII, Edward Jenner, quien aprovechó el conocimiento de los ganaderos que afirmaban que las mujeres que ordeñaban vacas lecheras rara vez se contagiaban con el virus de la viruela. La explicación estaba en que ellas se contagiaban con el virus de la viruela bovina cuando ordeñaban. Este virus pertenece a la misma familia que el de la viruela y afecta a las vacas en vez de a las personas. A las ordeñadoras les producía una infección muy leve, algunas pústulas en las manos. Pero su sistema inmunitario se activaba y producía anticuerpos que también eran eficaces contra el virus de la viruela, con el que estaba estrechamente relacionado.

En un primer intento, en abril de 1797, Jenner extrajo el líquido de las pústulas de las manos de las ordeñadoras, hizo un rasguño en el antebrazo de un niño de ocho años, James Phipps, y frotando le introdujo el líquido a través de la piel. El niño reaccionó con un poco de fiebre, hinchazón en la axila y algún día de cansancio. Cuando Jenner, tres meses después, lo expuso al virus de las auténticas pústulas de la viruela, el niño no enfermó. La palabra vacunación deriva de las palabras de raíz latina *vacca* y *vaccinia*, que significa virus de la viruela bovina; ese fue el nombre que Jenner empleó por primera vez para referirse a su método, y la vacunación contra la viruela se extendió por todo el mundo en unas pocas décadas.

En Suecia, la primera vacunación tuvo lugar en 1801, y en 1816 se aprobó una ley que establecía que todos los niños menores de dos años debían ser vacunados. Las epidemias de viruela disminuyeron significativamente, y 1895 fue el primer año en el que nadie murió de esta enfermedad. La última vez que apareció la viruela en Suecia fue en 1960, y en 1980 quedó erradicada en todo el mundo. Ahora solo existen virus de la viruela congelados en laboratorios, y cabe esperar que a nadie le dé por descongelarlos.

Después de la proeza de Jenner pasaron cien años antes de que se consiguieran desarrollar otras vacunas. Algunas son muy eficaces; otras tienen un efecto más limitado. Sin embargo, el ser humano no ha logrado erradicar ninguna otra enfermedad infecciosa aparte de la viruela. Estamos cerca de deshacernos de la polio; en el momento en que escribimos esto solo está presente en tres países: Afganistán, Pakistán y Nigeria. Allí las campañas de vacunación han topado con la oposición, con violencia y agresión mortal, de los talibanes en Afganistán y Pakistán y de Boko Haram en Nigeria. No les gustan las vacunas.

VACUNAS INACTIVADAS O VACUNAS VIVAS ATENUADAS

Básicamente hay dos tipos de vacunas. Una es la que empleó Jenner: microorganismos vivos (virus o bacterias) que pueden provocar una infección, pero no se hace uso de las variantes originales y más peligrosas de la enfermedad, sino de aquellas que no causan la verdadera afección. Es el caso, por ejemplo, del virus de la viruela bovina o de una variante de la bacteria de la tuberculosis —BCG, por las siglas en inglés del *Mycobacterium bovis*— utilizada para vacunar a muchos millones de niños contra esta enfermedad.

También es posible producir variantes atenuadas de los microorganismos. Un virus se puede debilitar cultivándolo durante mucho tiempo en un laboratorio, hasta que pierda algunos genes que son los causantes de la enfermedad. Las vacunas vivas atenuadas proporcionan una buena inmunidad, pero el problema es que a menudo no se pueden administrar a personas que tienen debilitado el sistema inmunitario, por ejemplo, a niños que siguen un tratamiento contra el cáncer o con inmunodeficiencia congénita grave. Esos niños pueden enfermar incluso con vacunas de cepas atenuadas.

En el programa nacional de vacunación general sueco que se ofrece a todos los niños, solo las vacunas contra el sarampión, las paperas y la rubéola son de este tipo. La vacuna BCG contra la tuberculosis se ofrece a todos los niños que proceden o tienen familia en países donde la tuberculosis tiene una alta incidencia, pero no a los niños cuyos progenitores son de países como Suecia, donde la enfermedad tiene una incidencia muy baja. La vacuna contra el rotavirus es también una vacuna viva atenuada.

El segundo tipo de vacunas, las llamadas inactivadas, están compuestas por microorganismos muertos, o por partes de ellos. Estas no pueden provocar la infección, por tanto también se pueden administrar a personas con un sistema inmunitario debilitado. A este grupo pertenecen las vacunas contra el tétanos y la difteria, donde lo que se aplican son componentes de toxinas (sustancias venenosas) procedentes de las bacterias contra las que se vacuna, aunque previamente las han inactivado (los llamados toxoides). Esas vacunas contienen a menudo un coadyuvante, una sustancia que se añade para estimular el sistema inmunitario y que produzca anticuerpos contra el contenido de la vacuna con mayor facilidad.

LA POLIO: UNA ENFERMEDAD CASI ERRADICADA EN EL MUNDO

El virus de la polio es un virus gastrointestinal. Si uno contrae la infección cuando es muy pequeño, se manifiesta a menudo como una ligera infección vírica normal. Pero en algunos niños, sobre todo si son un poco mayores, con un sistema inmunitario activo, se ponen en marcha anticuerpos que atacan y matan a las células nerviosas de la médula espinal. El resultado es la parálisis: el antiguo nombre de la polio era parálisis infantil. En el peor de los casos afecta a los músculos del aparato respiratorio, lo cual puede llevar a la muerte.

Las epidemias de parálisis infantil aparecían regularmente en Suecia hasta 1953, cuando una gran epidemia causó más de 3.000 casos de parálisis. Durante la década de 1950 se desarrollaron dos vacunas eficaces contra la poliomielitis, una de ellas sueca, a partir de virus inactivados, y otra en Estados Unidos, a partir de virus vivos atenuados. Suecia puso en marcha en 1957 una campaña de vacunación masiva contra la polio para la población de todas las edades. El número de casos de polio disminuyó rápidamente, con 64 casos en 1961 y solo 4 casos en 1962.

El último caso (eso esperamos) de polio en Suecia se produjo en 1977. Dado que esta enfermedad no está erradicada en todo el mundo, la vacuna contra la polio todavía está incluida en el programa sueco de vacunación infantil.

EL CALENDARIO DE VACUNACIÓN INFANTIL SUECO

La vacunación infantil sueca es gratis y se ofrece a todos los niños a través de la enfermera de distrito. Las dos primeras inyecciones se ponen a los tres meses. Una con vacuna contra la polio, la difteria, la tosferina, la hepatitis B y el *Haemophilus influenzae* tipo B, y otra que protege contra trece tipos de neumococos.

Todas esas vacunas son de microorganismos inactivados, y para lograr una buena respuesta inmunitaria se deben administrar varias dosis con ciertos intervalos. En Suecia se administran dosis complementarias a los cinco y a los doce meses.* Algunas vacunas se complementan también entre los cuatro y los cinco años y en edad escolar para conseguir una protección buena y duradera. En muchos países, estas vacunas se administran a los dos, tres, cinco y doce meses, y entonces pueden proteger a los niños más pequeños, pero al precio de un mayor gasto social en jeringas para las vacunas.

Es coherente administrar varias vacunas con la misma jeringa. En parte porque con la mezcla se activa mejor el sistema inmunitario, y en parte porque así se evita poner al bebé tantas inyecciones seguidas. La mayoría de las vacunas contienen aluminio para activar el sistema inmunitario, y repetidas dosis de vacunas pueden provocar como efecto secundario la aparición de nódulos con picor, que resultan irritantes aunque no son peligrosos. Este riesgo disminuye cuantas menos inyecciones se pongan.

En la tabla adjunta podrás ver las vacunas incluidas en el programa de vacunación infantil y el resto de las vacunas que describimos en este capítulo.

* En España se administran a los dos, cuatro y once o doce meses de edad (véase la tabla de la página 223). *(N. de la E.)*

Vacunaciones infantiles en Suecia

Vacuna	Microbio	Tipo	Edades	En el calendario
Difteria	Bacteria	Toxoide	3, 5, 12 meses 5, 14 años	Sí
Tétanos	Bacteria	Toxoide	3, 5, 12 meses 5, 14 años	Sí
Tosferina	Bacteria	Componente	3, 5, 12 meses 5, 14 años	Sí
Polio	Virus	Inactivado	3, 5, 12 meses 5 años	Sí
Hepatitis B	Virus	Inactivado	3, 5, 12 meses	Sí
Neumococos	Bacteria	Componente	3, 5, 12 meses	Sí
Haemophilus influenzae tipo B	Bacteria	Componente	3, 5, 12 meses	Sí
Sarampión, paperas y rubéola	Virus	Vivo atenuado	18 meses 6-7 años	Sí
BCG (tuberculosis)	Bacteria	Vivo	Desde 6 meses	*
Rotavirus	Virus	Vivo atenuado	6 semanas, 3 meses (5 años)	**
Varicela	Virus	Vivo atenuado	Desde 12 meses	No
TBE (de garrapatas)	Virus	Inactivado	Desde 12 meses	No
Viruela	Virus	Vivo	No en uso	No

* A niños con padres de países donde hay tuberculosis.
** Incluida en el programa de vacunación de algunas regiones sanitarias.
Toxoide = toxina atenuada.
Componente = vacuna fabricada con partes (componentes) de bacterias.

Vacunaciones infantiles en España (2018)

Vacuna	Microbio	Tipo	Edades	En el calendario
Difteria	Bacteria	Toxoide	2, 4, 11 meses 6, 14 años	Sí
Tétanos	Bacteria	Toxoide	2, 4, 11 meses 6, 14 años	Sí
Tosferina	Bacteria	Componente	2, 4, 11 meses 6, 14 años	Sí
Polio	Virus	Inactivado	2, 4, 11 meses 6 años	Sí
Hepatitis B	Virus	Inactivado	0, 2, 4, 11 meses	Sí
Neumococos	Bacteria	Componente	2, 4, 11 meses	Sí
Haemophilus influenzae tipo B	Bacteria	Componente	2, 4, 11 meses	Sí
Sarampión, paperas y rubéola	Virus	Vivo atenuado	12 meses 3-4 años	Sí
Meningococo C	Bacteria	Componente	4, 12 meses 12 años	Sí
Rotavirus	Virus	Vivo atenuado	2, 4 y 6 meses	No
Varicela	Virus	Vivo atenuado	15 meses 3-4 años, 12 años	No

Toxoide = toxina atenuada.
Componente = vacuna fabricada con partes (componentes) de bacterias.

LA DIFTERIA

La difteria, o garrotillo, es un clásico entre las enfermedades mortales para los niños de la que no debes preocuparte siempre y cuando, siguiendo las recomendaciones, permitas que vacunen a tu hijo. Las bacterias de la difteria viven en la faringe y segregan un veneno —exotoxina de la difteria— que provoca una fuerte inflamación. La exotoxina afecta a las membranas mucosas, que se transforman en densas pseudomembranas de color grisáceo. Estas falsas membranas pueden llegar a obstruir la faringe de tal manera que al niño le falte aire. La toxina de esta bacteria se transmite también por la sangre y puede afectar al sistema nervioso y al corazón. Incluso con los modernos tratamientos de que disponemos hoy en día mueren entre un 5 y un 10 % de los infectados. Los niños menores de cinco años y los adultos de más de cuarenta tienen un riesgo aún mayor de morir de difteria, alrededor del 20 %.

La toxina de la difteria es una proteína y se ha obtenido una variante que no tiene toxicidad, es decir, un toxoide. El toxoide se parece tanto al veneno original que ayuda a desarrollar anticuerpos que protegen contra la toxina. La vacuna contra la difteria proporciona una protección casi total contra esta enfermedad letal que, lamentablemente, aún no ha sido erradicada en el mundo. La OMS documentó 4.530 casos en 2015, de los cuales 9 se produjeron en Suecia (8 de ellos fueron, sin embargo, infecciones cutáneas, contra las que la vacuna no protege, pero que no son particularmente contagiosas ni letales).

Es muy importante continuar vacunando contra la difteria para evitar nuevas epidemias. Una epidemia menor con resultado de muertes se produjo en Gotemburgo en la década de 1980 entre personas mayores que nunca habían sido vacunadas.

EL TÉTANOS

El tétanos es una enfermedad causada por una toxina de la bacteria *Clostridium tetani*. Las bacterias viven en la tierra. Una persona no vacunada corre el riesgo de infectarse a través de pequeñas heridas si estas entran en contacto con tierra contaminada. La toxina del tétanos provoca espasmos en los que en casos extremos se bloquea la mandíbula, después sigue una rigidez de la nuca dificultades para tragar y contracciones fuertes en la musculatura del tracto respiratorio y abdominal. Los espasmos que afectan a los músculos del aparato respiratorio conducen a la muerte en aproximadamente el 10 % de los casos incluso con los modernos tratamientos médicos actuales.

Los niños recién nacidos tienen anticuerpos transferidos por la madre durante el embarazo y por eso están protegidos contra el tétanos hasta que les administran la primera vacuna, a los tres meses (dos meses en España). Sin embargo, en muchos países pobres las madres no han sido vacunadas, por lo que no pueden transferir ningún anticuerpo al niño. Los recién nacidos que no tienen anticuerpos pueden contagiarse con la bacteria del tétanos a través del cordón umbilical y padecer el llamado tétanos neonatal. Decenas de miles de niños mueren cada año de esta enfermedad, que no se da en países como Suecia, con una buena cobertura de vacunación desde hace décadas y un alto estándar higiénico. Siempre tendremos que vacunarnos contra el tétanos, porque cada persona necesita sus propios anticuerpos. La bacteria se encuentra en la tierra y, por tanto, su erradicación a través de la vacunación es imposible.

Los niños que siguen el calendario de vacunación general no necesitan ninguna dosis complementaria aunque se ensucien las heridas con tierra. Sin embargo, los que no han seguido el calendario de vacunación general sí pueden necesitar anticuerpos contra el tétanos si se exponen al contagio; si se ensucian de tierra las manos con heridas, habrá que acudir a urgencias.

Los perros no tienen la bacteria del tétanos en la boca.

LA VACUNA CONTRA LOS NEUMOCOCOS

La última incorporación al programa nacional de vacunación general para los niños durante el primer año es la vacuna contra el neumococo, una bacteria a la que el sistema inmunitario le cuesta combatir porque está envuelta en una capa gruesa —una cápsula— que dificulta que los glóbulos blancos la eliminen. Para deshacerse de la bacteria es preciso tener anticuerpos contra la cápsula, y el problema es que existen unas cien variantes diferentes de dicha cápsula. No todas son igual de frecuentes ni tienen la misma capacidad para provocar la infección. La vacuna infantil que se emplea actualmente contiene trece tipos de cápsulas. Están asociadas a una proteína que favorece una mejor respuesta inmunitaria, pues los niños tienen dificultades para producir anticuerpos contra la cápsula si se aplica sola.

Los neumococos se encuentran en la flora normal de la garganta de muchos niños, pero la bacteria también puede provocar otitis y neumonía. Los neumococos provocan asimismo enfermedades poco habituales pero muy peligrosas, como la septicemia y la meningitis. Los tipos de cápsulas elegidos para la vacuna son las que normalmente provocan las enfermedades más graves; las variantes más benignas de la flora normal no se ven afectadas.

Desde que se introdujo la vacuna ha disminuido el número de niños menores de dos años afectados de septicemia o meningitis. Los neumococos de los tipos incluidos en la vacuna casi han desaparecido de la flora faríngea, mientras que los neumococos con otros tipos de cápsulas, en cambio, han aumentado. Ciertamente, esos tipos son menos proclives a provocar la enfermedad, pero no se puede vacunar contra todas las enfermedades causadas por los neumococos mientras no se consiga una vacuna que reconozca todos los tipos. Este es uno de los mayores deseos de los investigadores que se dedican al desarrollo de vacunas, porque el neumococo es la bacteria que, desde una perspectiva global, provoca más infecciones graves entre los niños.

LA EPIGLOTITIS, LA ÚLTIMA ENFERMEDAD INFANTIL ERRADICADA

A los pediatras de más edad les tiembla la voz cuando hablan de la epiglotitis, u obstrucción de la tráquea, que afectaba a los niños en edad preescolar y que en cuestión de horas les obstruía las vías respiratorias: llegaban en la camilla de la ambulancia con el pánico en los ojos, sudorosos de fiebre y chorreando saliva que no podían tragar. Los médicos jóvenes siguen aprendiendo lo importante que es no mirar la garganta de los niños o molestarlos de cualquier otra manera antes de que hayan sido intubados y puedan respirar, porque de lo contrario aumenta el riesgo de que no puedan respirar en absoluto y mueran en la sala de urgencias. Antes de que la enfermedad esté erradicada no se deja de enseñar esos conocimientos a las nuevas generaciones de médicos.

Pero ya no llegan a urgencias niños con inflamaciones graves en la tráquea. La vacuna contra la bacteria que causaba la enfermedad, el *Haemophilus influenzae* tipo B, se introdujo en 1993 y es la última incluida con éxito en el programa general de vacunaciones. Antes de que se dispensara la vacuna contra la epiglotitis, entre 150 y 200 niños pequeños se veían afectados cada año por infecciones en la garganta, meningitis y septicemia provocadas por esta bacteria; ahora, en cambio, la cifra es de solo algún caso aislado al año. La bacteria se sigue propagando en la sociedad, por eso es importante continuar vacunando a todos los niños. La vacuna contiene cápsulas de la bacteria porque, igual que en el caso del neumococo, el *Haemophilus influenzae* tipo B está envuelto en una cápsula que protege a la bacteria contra los anticuerpos y la hace peligrosa.

Existen muchas variantes del *Haemophilus influenzae* y es normal en la flora de la faringe y en la parte posterior de la nariz de los niños. En este caso no se trata de la variante tipo B, sino de bacterias que carecen de cápsula y no pueden ocasionar enfermedades potencialmente letales como la epiglotitis. Por otro lado, los *Haemophilus influenzae* que no tienen cápsula son una causa habitual de mucosidad verdosa y de otitis. La vacuna no protege contra esto.

LA TOSFERINA, NUESTRA PEOR VACUNA

La bacteria de la tosferina causa un resfriado que da paso a un largo período de intensos ataques de tos. La tos puede llevar a que el niño se quede sin respiración, vomite mucosidad y pierda el conocimiento. Hay pocas cosas tan duras como estar al lado de un bebé con tosferina. El niño siente pánico, la tos le hace sudar, no puede respirar, se pone de color azulado y todo lo que uno puede hacer es esperar el característico grito inspiratorio. Estos ataques de tos se prolongan de tres a cuatro semanas. En los niños mayores y en los adultos no se producen ataques de tos tan violentos, sino que se suele desarrollar como un resfriado con mucha tos que se prolonga durante seis u ocho semanas.

En los últimos años se han registrado entre 600 y 700 casos de tosferina en Suecia, pero es probable que el número sea mayor. Durante 2014 murieron dos recién nacidos, sanos por lo demás, tras una infección de tosferina. No habían tenido tiempo de recibir su primera dosis de la vacuna contra la enfermedad.

El principal problema de la tosferina es que se difunde a la población y afecta a los niños más pequeños, demasiado pequeños para administrarles la vacuna y que además corren un riesgo mayor de padecer ataques de tos graves. La vacuna ofrece protección contra la tosferina en la mayoría de los vacunados, pero solo durante unos años; después pueden enfermar de nuevo de tosferina y contagiar a los recién nacidos aún no vacunados.

Por eso es importante tomar muestras de todos los miembros de la familia para ver si una tos prolongada se debe a la tosferina. Los menores de seis meses expuestos a la enfermedad tienen que recibir un tratamiento preventivo con antibióticos.

Hay un debate entre los investigadores de vacunas y las administraciones públicas responsables para tratar de mejorar la protección de los más pequeños. Se ha probado la vacunación de todos los miembros de la familia (para que no puedan contagiar al bebé), pero ha tenido un efecto muy pequeño en el mejor de los casos, y a veces, ninguno. Administrarle a la madre una dosis de refuerzo durante el embarazo parece una idea prometedora, ya que eso aumentará sus niveles de anticuerpos y el niño tendrá una mejor protección al nacer. No obstante, en Suecia se ha decidido esperar de momento con esa vacuna.

Existe acuerdo en cuanto a que la primera dosis de la vacuna no se debe administrar demasiado tarde. En Suecia se pone a los tres meses, pero puede hacerse a las seis semanas si es necesario. Porque, aunque la vacuna que administramos aquí solo es moderadamente eficaz y no siempre evita el contagio, la primera dosis proporciona una buena protección para no morir a causa de la infección.

LA VACUNA DE LA HEPATITIS B PROTEGE CONTRA EL CÁNCER DE HÍGADO

El virus de la hepatitis B que se transmite a través de la sangre puede causar una inflamación aguda o crónica del hígado, cirrosis y cáncer de hígado. La vacuna contra la hepatitis B es muy eficaz, y la OMS recomienda administrarla a todos los países desde hace tiempo. A pesar de la cantidad de investigaciones que recomiendan esta vacuna, Suecia aún no la ha incluido en el programa nacional de vacunaciones infantiles financiado por el Estado.* Las regiones sanitarias se han cansado de esperar y han introducido por su cuenta la vacuna de la hepatitis B en sus programas de vacunación infantil. Por eso, en la práctica, está incluida en todo el país desde 2016.

LA VACUNA CONTRA EL ROTAVIRUS

Existe una vacuna contra la gastroenteritis causada por rotavirus. Se trata de una vacuna viva atenuada que se administra a los niños en forma de gotas en dos o tres ocasiones (dependiendo de la marca)

* En España forma parte del calendario de vacunación infantil, como vacuna hexavalente. *(N. de la E.)*

con cuatro semanas de intervalo. La última dosis se da antes de las semanas 24 o 26, de lo contrario aumenta el riesgo de sufrir efectos secundarios.

La vacuna proporciona una protección del 90 % aproximadamente contra el rotavirus que causa la gastroenteritis, una enfermedad acompañada de fuertes diarreas y que en Suecia es la causa de que muchos progenitores tengan que ausentarse del trabajo para cuidar a sus hijos y, a veces, es preciso el ingreso hospitalario. En los países pobres, la diarrea es una causa común de muerte entre los niños y allí la vacuna puede salvar vidas. En Suecia se han producido algunos casos aislados de fallecimiento, debidos a la deshidratación y a la meningitis provocadas por la enfermedad.

Esta vacuna se ofrece gratuitamente en algunas regiones sanitarias y la administra la enfermera de distrito, pero no en toda Suecia. Se está discutiendo la posibilidad de incluirla en el programa nacional de vacunación, pero aún (junio de 2017) no se ha tomado ninguna decisión.

EL SARAMPIÓN

El sarampión es una de las enfermedades más contagiosas que existen. Está causada por un virus del género *Morbillivirus*. En una población no vacunada, casi todos los niños se ven afectados por el sarampión durante la infancia. Los síntomas de la enfermedad suelen ser tos, conjuntivitis, erupción cutánea y fiebre. Una tercera parte de los enfermos sufren algún tipo de complicación, generalmente otitis y, a veces, neumonía o diarrea. El sarampión mata a más de 100.000 niños cada año en el mundo, sobre todo debido a la neumonía.

Uno de cada 1.000 sufre la infección del sarampión en el cerebro (encefalitis). La mortalidad entre ellos es del 15 %, y otro 25 % más sufre secuelas permanentes. Aproximadamente uno de cada 100.000 afectados padece una complicación que llega inadvertida varios años después de sufrir el sarampión en forma de daño cerebral grave y creciente, espasmos y finalmente la muerte. A esta complicación se la denomina panencefalitis esclerosante subaguda.

La vacuna contra el sarampión existe desde 1963, y en Suecia entra en el calendario de vacunación desde principios de la década de 1980, con una vacuna viva atenuada. Es muy eficaz; actualmente solo tenemos pequeños brotes de la enfermedad, y ello gracias a una buena inmunidad colectiva, es decir, que hay tan pocas personas sin anticuerpos que el virus no puede propagarse entre la población.

Esta vacuna se administra, de acuerdo con el calendario de vacunación, a los dieciocho meses, junto con las vacunas contra las paperas y la rubéola. Proporciona una protección adecuada para la mayoría, pero por seguridad se administra una nueva dosis a los seis o siete años.* En Suecia el peligro para los niños no vacunados es casi insignificante debido a nuestra alta inmunidad colectiva. Sin embargo, puedes, si así lo deseas, administrar la vacuna del sarampión a tu hijo a los seis meses, pero para obtener una protección duradera deberás reforzarla con una inyección más al cumplir un año. Si la vacuna se administra a los doce meses se consigue la misma protección que a los dieciocho meses.

En la mayoría de los países fuera de Escandinavia existe el riesgo de contagiarse con el virus del sarampión. Si vais a viajar, es recomendable vacunar a los niños que aún no han sido vacunados del sarampión.

LAS PAPERAS

La parotiditis, popularmente conocida como paperas, es una enfermedad causada por un virus que produce fiebre e inflamación de las glándulas parótidas. Es desagradable, pero generalmente es inofensiva si se padece de niño. Sin embargo, los varones que se contagian de paperas después de la pubertad pueden sufrir una inflamación testi-

* En España se administra la primera dosis a los doce meses, y la segunda, a los tres o cuatro años, junto con la vacuna de la parotiditis y la rubéola. *(N. de la E.)*

cular y, si se ven afectados ambos testículos, puede llevar a la esterilidad. Entre un 20 y un 30 % sufren inflamación testicular.

La enfermedad se contrae muy raramente en Suecia porque la vacuna contra las paperas está incluida en el programa general de vacunación infantil y se administra junto con la del sarampión y la rubéola.

LA RUBÉOLA

La rubéola, o rubeola, también está causada por un virus que produce síntomas parecidos a los del resfriado, con dolor en las articulaciones y erupciones cutáneas. Los síntomas son leves tanto en niños como en adultos. Pero si una mujer embarazada se contagia con el virus existe una amenaza grave para el feto. Si el contagio se produce durante las ocho primeras semanas del embarazo, entonces aparecen malformaciones en 8 de cada 10 fetos. Los órganos más afectados suelen ser el cerebro, los ojos, el oído interno o el corazón. El riesgo de que el niño desarrolle diabetes es entre cien y doscientas veces mayor que el de los niños cuyas madres no se han contagiado de rubéola. En un seguimiento a largo plazo de los adultos que se vieron afectados en su vida fetal por la epidemia de rubéola que tuvo lugar en Nueva York entre 1963 y 1965, un tercio no tenía secuelas, otro tercio vivía en casa de sus padres y era capaz de realizar trabajos adaptados, mientras que el tercio restante precisaba ayuda las veinticuatro horas del día debido a las graves secuelas que padecían. Se calcula que en la actualidad nacen en el mundo más de 100.000 niños cada año con lesiones derivadas de la rubéola.

Entonces, ¿cómo es que nunca te has encontrado con alguien que tenga rubéola? Pues porque Suecia introdujo una vacunación eficaz contra la enfermedad a principios de la década de 1980. Ya en 1975 se empezó a vacunar a las niñas de doce años, con la idea de proteger a las futuras mujeres embarazadas. Pero la rubéola continuó siendo igual de frecuente hasta que se empezó a vacunar también a los niños. Entonces se creó una inmunidad colectiva, donde el virus raramente encontraba a personas receptivas (no vacunadas) a las que pudiera contagiar, lo cual hizo que hoy en día el virus de la rubéola sea muy raro en Suecia. La eficacia de la vacuna queda bien reflejada en el diagrama que presentamos a continuación.

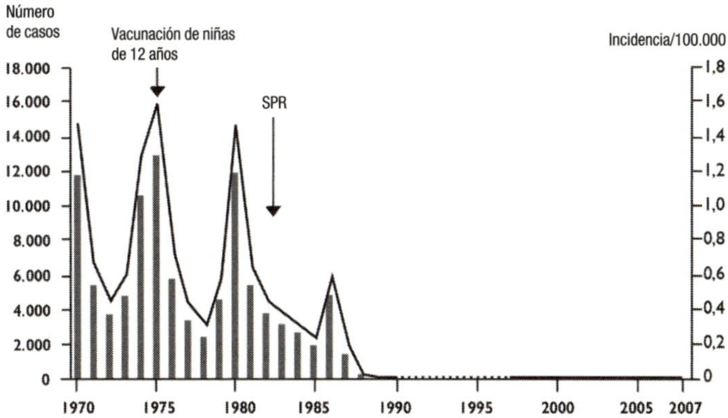

Las barras indican el número de casos de rubéola en Suecia cada año, entre 1970 y 2007. La curva muestra cuántas personas enfermaron por cada 100.000 habitantes (incidencia) durante el mismo año. SPR o SRP es la vacuna triple vírica contra el sarampión, las paperas y la rubéola que se incluyó en el programa de vacunación en la década de 1980. El diagrama está extraído del libro publicado por la Dirección Nacional de Salud titulado: *Vaccination av barn. En kunskapsöversikt för vårdpersonal* (Vacunación infantil. Una revisión general de los conocimientos dirigida al personal sanitario), de 2008.

LA VARICELA

La varicela es también una enfermedad vírica extremadamente contagiosa, que casi todos pasamos de niños. La mayoría de los enfermos tienen un poco de tos, fiebre y una erupción cutánea acompañada de escozor, pero en algunos casos las vesículas son abundantes y salen en la cavidad bucal (lo que dificulta comer y beber) o en los genitales (lo que dificulta orinar). Las complicaciones son raras. Las más frecuentes en los casos de infección por varicela son la otitis y la infección bacteriana de las vesículas, mientras que la infección de los pulmones y el cerebro son poco habituales pero mucho más graves. La septicemia, producida por las bacterias que se introducen en la sangre al rascar las vesículas, es otra complicación peligrosa.

El virus de la varicela, una vez superada la infección, sigue en estado latente en nuestros nervios. Mientras el sistema inmunitario esté alerta y activo, podrá mantener al virus bajo control para que permanezca inactivo dentro de nuestras células nerviosas. Pero si el sistema inmunitario se debilita por una enfermedad o debido a la edad, existe el riesgo de que el virus latente se reactive y forme ampollas dolorosas, aunque entonces solo en una parte del cuerpo. Es lo que recibe el nombre de herpes zóster.

Desde hace décadas disponemos de una buena vacuna contra la varicela. Es una vacuna viva, puede administrarse junto con la del sarampión, las paperas y la rubéola o como vacuna individual. Una inyección proporciona una buena protección para la mayoría, pero para proteger (casi) a todos se necesitan dos dosis, administradas con al menos cuatro semanas de intervalo.

La vacuna de la varicela no está incluida en el calendario general de vacunación sueco, a diferencia de otros muchos países, como España, Estados Unidos y Alemania, donde se ha demostrado que es muy eficaz. Si quieres vacunar a tu hijo, tendrás que dirigirte a un centro especializado en medicina para el viajero internacional y pagarla tú. Si calculas lo que cuestan dos semanas de baja laboral por cuidado del hijo, verás que es una inversión muy rentable desde el punto de vista económico.

LA VACUNA CONTRA LA ENCEFALITIS TRANSMITIDA POR GARRAPATAS (TBE)

La encefalitis transmitida por garrapatas o TBE es una enfermedad vírica que causa dolor de cabeza y fiebre, a menudo rigidez de nuca y a veces incluso temblores o parálisis. Varios años después de sufrir la enfermedad, dos terceras partes de los afectados siguen padeciendo síntomas, como dolor de cabeza, sensibilidad a la luz, cansancio, irritabilidad y pérdida de memoria y de capacidad de organización.

La vacuna contra la TBE no está incluida en el calendario general de vacunación para los niños suecos. A los estadounidenses que se disponen a viajar a Suecia, sus autoridades sanitarias les recomiendan que se vacunen. Esta vacuna es segura, compuesta por virus inactivados. La protección no es muy duradera, hay que administrar primero tres dosis y luego completarla cada cinco años con una dosis adicional durante la infancia y cada tres años cuando se es mayor. Pero si se siguen estas instrucciones, se consigue una buena protección. La vacuna está autorizada y se dispensa a partir de un año.

EFECTOS SECUNDARIOS DE LAS VACUNAS

Todos los medicamentos eficaces tienen efectos secundarios y, por supuesto, las vacunas no son una excepción. Pero para que una vacuna se incluya en el calendario general de vacunación tiene que ser muy segura y estar bien documentada.

Vacunas incluidas en el calendario general de vacunación infantil (sueco)

Las vacunas contra la difteria, el tétanos, la tosferina, la poliomielitis, el *Haemophilus influenzae* tipo B, la hepatitis B y los neumococos son vacunas inactivadas y no se han detectado efectos secundarios graves de esas vacunas, de las que se han administrado millones de dosis en todo el mundo. A veces producen efectos secundarios poco importantes, como dolor leve, enrojecimiento de la zona de la inyección o incomodidad y fiebre el primer día después de la vacunación. Eso es señal de que el sistema inmunitario se ha activado. En algunos casos el enrojecimiento es mayor y la inflamación puede durar unos días, pero no es lo normal.

Un efecto secundario muy alarmante, pero de hecho completamente inofensivo y que se produce aproximadamente en uno de cada 10.000 niños vacunados, es el llamado episodio hipotónico-hiporreactivo: al día siguiente de la vacunación, el niño se queda completamente apático y no responde a los estímulos. Este episodio dura unas horas, pero luego desaparece y el niño se desarrolla con total normalidad. Si tu hijo pierde la consciencia, lógicamente tienes que pedir una ambulancia para ir al hospital.

Las vacunas contra el sarampión, las paperas y la rubéola son vacunas vivas atenuadas y pueden provocar la enfermedad pero de forma muy leve y nada contagiosa. Después de un período de incubación de una o dos semanas, el vacunado puede tener un poco de fiebre y un leve sarpullido. Provocan también un ligero dolor de las articulaciones. Asimismo, se ha dado el caso de que el niño haya sufrido convulsiones febriles (no son peligrosas, aunque sí desagradables) asociadas a la fiebre después de la vacunación. Se ha discutido si unos niveles bajos de plaquetas en la sangre, en casos aislados de episodios pasajeros, han influido en esa reacción a esta vacuna, pero no se ha podido probar que tales episodios hayan aumentado en número después de la introducción de la vacuna.

Las personas con inmunodeficiencias graves (por ejemplo, inmunodeficiencia congénita grave, o niños sometidos a tratamiento contra la leucemia) no deben vacunarse con vacunas vivas, pues podrían desarrollar la enfermedad en lugar de protegerse contra ella.

Otras vacunas

La vacuna contra el rotavirus, a base de virus vivos atenuados, suele producir efectos secundarios, los más frecuentes son ligeras molestias intestinales acompañadas de unas décimas de fiebre, algún vómito y diarrea leve. Existe otro efecto secundario conocido y grave, la llamada invaginación, que significa que en una parte del intestino del niño se forma un pliegue y se introduce en la otra parte cercana del intestino, como cuando se da la vuelta hacia dentro a la parte de arriba de un calcetín. La invaginación afecta también a niños que no han sido vacunados, pero esta vacuna aumenta un poco el riesgo. Se calcula que entre 1 y 6 de cada 100.000 niños vacunados se ven afectados por la invaginación como consecuencia de la vacuna. Los síntomas de la invaginación son períodos de llanto agudo y dolor abdominal seguidos de intervalos asintomáticos; a veces el niño también padece diarrea con trazas de sangre. Si la invaginación no se trata, el niño estará cada vez más cansado y apagado. Si tu hijo presenta esos síntomas, acude a urgencias. Afortunadamente, la invaginación puede tratarse fácilmente en un hospital.

Narcolepsia tras la vacunación contra la gripe porcina

La narcolepsia, sueño paroxístico, es una enfermedad que hace que una persona pierda por completo su ritmo circadiano. Los afectados pueden quedarse dormidos a cualquier hora del día, pero luego tal vez no puedan dormir por la noche. Experimentan un apetito voraz e incluso cataplejía, que significa que se caen repentinamente cuando viven emociones intensas, por ejemplo, cuando se ríen. Se cree que la narcolepsia se debe a que el sistema inmunitario ataca a las células del cerebro que producen la hormona orexina (también llamada hipocretina), que regula el sueño y la vigilia, así como el hambre y la sensación de saciedad.

Se cree que hay algunas infecciones que pueden desencadenar narcolepsia. En particular se ha relacionado la gripe del tipo H1N1, llamada gripe porcina, con un riesgo mayor de que los niños sufran narcolepsia. En China el número de casos de esta enfermedad aumentó bruscamente medio año después de la epidemia de gripe porcina que tuvo lugar entre 2009 y 2010. La vacunación contra la gripe porcina era muy poco frecuente en ese país y es muy probable que los casos de narcolepsia se produjeran por la propia enfermedad de la gripe porcina. Se necesita cierta combinación de genes en el sistema inmunitario para que una persona se pueda ver afectada, si bien la mayoría de los que tienen esa combinación de genes se libran de la narcolepsia.

Los primeros informes de la epidemia de gripe porcina llegaron de América Central y hablaban de que hasta la mitad de los afectados, en su mayoría adultos jóvenes, morían. A partir de esos datos se apresuraron a producir grandes cantidades de vacunas; primero estas se probaron en grupos relativamente pequeños de personas y después se recomendó su uso para todo el mundo. Casi la mitad de la población sueca decidió seguir la recomendación de vacunarse.

Después se demostró que la vacunación con una vacuna particular contra la gripe porcina, Pandemrix, aumentaba el riesgo de sufrir narcolepsia más que propia gripe porcina. Otras vacunas contra la gripe porcina no provocaban este aumento del riesgo y nadie sabe aún por qué justo Pandemrix ocasionó mayor peligro. Se ha especulado si pudo deberse a que la vacuna contenía escualeno, un coadyuvante (igual que el aluminio incluido en las vacunas del calendario nacional) que se emplea para incrementar el efecto de la vacuna. Sin embargo, en otra vacuna contra la gripe porcina se empleó el mismo coadyuvante y el riesgo de narcolepsia no creció.

No existe ningún riesgo conocido de aumento de posibilidades de sufrir narcolepsia en ninguna otra vacuna contra la gripe porcina aparte del Pandemrix, tampoco en ninguna de las vacunas que se emplean habitualmente contra la gripe estacional ni en ninguna otra vacuna. En Suecia hoy en día se recomienda la vacunación contra la gripe estacional solo a los niños que tienen un riesgo elevado de que la enfermedad sea grave para ellos. En Estados Unidos, las autoridades sanitarias razonan de manera diferente, allí se recomienda la vacunación anual contra la gripe estacional para todos los niños mayores de seis meses.

Como hemos visto, la vacuna contra la gripe porcina causó casos de narcolepsia. Con la perspectiva que da el tiempo, sabemos que la epidemia no fue tan peligrosa como se temía y que, por tanto, no había necesidad de vacunar a tanta gente. Pero el incidente con la vacuna de Pandemrix no puede utilizarse como argumento contra las vacunas en general: las incluidas en el calendario general de vacunación infantil y muchas otras se han probado en millones de personas y los efectos secundarios son mucho menos comunes y peligrosos que el riesgo de padecer una enfermedad grave y morir de las infecciones contra las que nos protegen las vacunas. Sin embargo, el incidente es un recordatorio de lo importante que es que el programa de vacunación general se evalúe continuamente y que las exigencias de seguridad en las vacunas sean muy altas.

LA PARADOJA DE LA PREVENCIÓN: ¿POR QUÉ VACUNARSE CONTRA ENFERMEDADES ERRADICADAS?

En las sociedades donde ocurren regularmente epidemias mortales, donde las enfermedades infecciosas son amenazas reales de muerte y azotes recurrentes, allí, naturalmente, los progenitores hacen cola para vacunar a sus hijos. Si las vacunas tienen ciertos efectos secundarios, se aceptan, siempre y cuando sean sin duda menores que los daños causados por la infección.

Si un programa de vacunaciones es eficaz, la situación cambia. Cuando casi todas las personas están vacunadas, la enfermedad no tiene la posibilidad de seguir propagándose. Si el 98 % de las personas están vacunadas con una vacuna eficaz y el individuo infectado se relaciona con un promedio de 5 personas, la probabilidad de que alguno de ellos no esté vacunado es muy pequeña (10 %). Aun en el caso de que entren en contacto con alguien no vacunado que se contagie, esta persona a su vez debe encontrar a otra persona no protegida a la que pueda contagiar, y así sucesivamente, para que la enfermedad pueda seguir propagándose. En una población con una cobertura de vacunación alta con una vacuna efectiva, la enfermedad se extingue rápidamente. Es lo que se llama inmunidad colectiva.

La inmunidad colectiva protege también a los no vacunados. Esa es la razón por la que podemos esperar hasta los dieciocho meses para vacunar a los niños suecos contra el sarampión, y, por tanto, dejarlos desprotegidos durante más de un año (los anticuerpos procedentes de la madre desaparecen después de unos meses). Los niños no corren el riesgo de infectarse porque en Suecia el sarampión ya no se extiende. Incluso los niños con leucemia u otros tipos de cáncer, donde los tratamientos anulan la inmunidad adquirida con anteriores vacunas, están protegidos porque todos los demás están vacunados.

El principio de inmunidad colectiva es vital para un pequeño grupo de niños (y de adultos) muy expuestos porque padecen inmunodeficiencia grave. A ellos no se les puede administrar una vacuna con microorganismos vivos atenuados, porque, en vez de protegerlos, pueden provocarles la infección. Pero si la mayoría de la población está vacunada, la enfermedad ya no se propaga y esas personas estarán a salvo.

Pero cuando ya no vemos la enfermedad, cuando ni siquiera nuestros padres pueden contarnos lo que se siente ante el temor a la parálisis infantil o a la difteria, surge la duda de si las vacunas son fundamentales y si merece la pena correr el riesgo de sus efectos secundarios. Es una pregunta importante y para responder a ella se necesitan conocimientos profundos y actualizados sobre las enfermedades y su modo de propagación en el mundo, sobre los efectos secundarios que tienen las vacunas y la importancia de la inmunidad colectiva para la salud pública.

El Instituto Nacional para la Salud Pública sueco evalúa continuamente el calendario general de vacunación infantil y prepara sugerencias para la introducción de nuevas vacunas en el programa, lo cual es decisión del Gobierno. La página web del Instituto Nacional para la Salud Pública sueco recoge abundante información sobre las enfermedades infecciosas y las vacunas. En ella hay también enlaces a páginas internacionales fiables que tratan el tema de las vacunas. Os recomendamos esa página encarecidamente.*

* En España se puede encontrar información en la web del Ministerio de Sanidad, Consumo y Bienestar Social (*www.mscbs.gob.es*). *(N. de la E.)*

EL MOVIMIENTO ANTIVACUNAS Y LA RESPUESTA CON DATOS CIENTÍFICOS

En Suecia alrededor del 98 % de los progenitores optan por vacunar a sus hijos de acuerdo con el calendario general de vacunación ofrecido por las enfermeras de distrito. Es una de las cifras de vacunación más altas del mundo, y probablemente eso se lo debamos a las excelentes profesionales que con su valioso apoyo se han ganado la confianza de padres y madres.

De la minoría que no vacuna a sus hijos, muchos se sienten inseguros y algunos, por diferentes motivos, quieren esperar un tiempo, pero una pequeña parte de ellos son activistas contra la vacunación.

El movimiento en contra de las vacunas es global y tiene gran presencia en internet, donde mantiene páginas propias, como la sueca *vaccin.me*. Esta web parece muy solvente y a menudo remite a artículos ciertamente científicos para legitimar sus tesis, pero cuando uno lee esos artículos se da cuenta de que estos no dan apoyo en absoluto a los argumentos de los antivacunas. El contenido mezcla artículos científicos sobre efectos secundarios reales (como la narcolepsia provocada por el Pandemrix) con teorías conspiratorias sobre por qué «los que están en el poder» tratan de imponer la vacunación infantil en todo el mundo.

Vacunación y autismo: ¿cuál es la verdad?

Una de las afirmaciones preferidas de los activistas antivacunas es que las vacunas en general y la vacuna contra el sarampión, las paperas y la rubéola, en particular, causan autismo. Un artículo de 1998 publicado en la revista científica *Lancet*, que presentaba un nuevo síndrome de autismo y enfermedad gastrointestinal inflamatoria provocado por las vacunas, ha echado más leña al fuego. El artículo llevó a que entre el 10 y el 15 % de los progenitores norteamericanos y de varios países europeos optaran por dejar de vacunar a sus hijos contra el sarampión, las paperas y la rubéola. La consecuencia fue la aparición de grandes brotes de sarampión en países en los que anteriormente la enfermedad estaba casi erradicada. En Suecia, la cobertura de vacunación se ha mantenido alta y por eso hemos evitado que se produjera una epidemia.

El artículo de *Lancet* lo escribió un hombre llamado Andrew Wakefield que, según se demostró, tenía un interés económico en denunciar, a costa de los progenitores, a las farmacéuticas que fabricaban vacunas. Se descubrió que el artículo era un fraude, la revista *Lancet* retiró su publicación y Wakefield perdió su autorización para ejercer de médico. Desde entonces, varios estudios exhaustivos y bien realizados han investigado si la vacuna contra el sarampión, las paperas y la rubéola realmente puede provocar autismo. Los resultados son unánimes: no existe ninguna relación entre las vacunas y el autismo.

Wakefield vive en Estados Unidos, por donde viaja dando conferencias al tiempo que atemoriza a los progenitores contra las vacunas. En particular, los emigrantes de origen somalí han sido víctimas de su propaganda y, en consecuencia, sus hijos se han visto afectados por epidemias de sarampión.

EN RESUMEN...

... como hemos señalado, a veces las autoridades encargadas de velar por la salud infantil, así como otras instancias, proporcionan recomendaciones que no siempre se fundamentan en evidencias científicas. La buena noticia es que no hay otro ámbito que se base tan rigurosamente en las evidencias científicas como el programa general de vacunación. La eficacia y la seguridad de dicho programa se controlan constantemente y no se introduce ninguna vacuna en el programa sin antes asegurar unos amplios márgenes de fiabilidad. Las vacunas son además una prescripción médica que salva muchas vidas todos los días. A través del programa gratuito de vacunaciones que te ofrece tu pediatra darás a tu hijo una protección excelente. ¡Síguelo!

- 11 -

Alergias, las fobias del sistema inmunitario

Las alergias son extremadamente comunes en Suecia y en otros países ricos. Por eso se escribe y se habla tanto de ellas. ¿Qué son realmente? ¿Son peligrosas? ¿Podemos proteger a los niños contra ellas? Las organizaciones de afectados, los políticos y las autoridades sanitarias, todos tienen sus caballos de batalla y es fácil acabar confundido con tantas informaciones contradictorias. ¿Es bueno o malo que el niño crezca con un perro o un gato? ¿Hay que evitar el gluten y la leche? A los niños a los que les salen granitos rojos alrededor de la boca, ¿hay que prohibirles comer fresas? Pocas de estas preguntas tienen una respuesta sencilla, por eso incluimos aquí un capítulo dedicado a las enfermedades alérgicas de los niños y a lo que dice la investigación actual al respecto.

Nadie nace alérgico, pero los niños pueden mostrar signos de alergia a las pocas semanas de nacer. Hace ciento cincuenta años la alergia era un concepto desconocido, pero en la actualidad es muy común. Son muy pocos los jubilados actuales que fueron alérgicos de jóvenes, mientras que hoy aproximadamente uno de cada cuatro jóvenes es alérgico.

¿QUÉ ES LA ALERGIA?

Cuando una persona tiene miedo a algo que en realidad no es peligroso se le llama fobia. Se podría decir que las alergias son fobias del sistema inmunitario. Este está diseñado para reconocer microorganismos nocivos, se activa cuando aparecen y los combate. Cuando está luchando contra microorganismos, aparecen síntomas como de resfriado, tos y fiebre. En algunas personas, el sistema inmunitario puede activarse contra sustancias inocuas por confundirlas con microbios peligrosos. Cuando ataca a las moléculas de leche, en la creencia equivocada de que provienen de un peligroso parásito intestinal, se producen síntomas que en cierto modo se parecen a los propios de una infección, como rinitis e inflamación de las vías respiratorias, a pesar de que la leche en sí no es peligrosa ni hay ninguna necesidad de combatirla.

La definición de alergia dice: «Hipersensibilidad inducida por una respuesta inmunitaria excesiva contra sustancias extrañas que no son peligrosas». Es decir, que uno es hipersensible a algo que otras personas toleran porque su sistema inmunitario no reacciona contra ello y no provoca síntomas alérgicos.

Hay varios tipos de alergia, según cuál sea la parte del sistema inmunitario que tiene la fobia. Comencemos por la más común, la causada por las inmunoglobulinas E.

LA INMUNOGLOBULINA E: EL MALO EN EL DRAMA DE LA ALERGIA

Los anticuerpos son las moléculas utilizadas por el sistema inmunitario para identificar y combatir elementos extraños y son una parte importante de la memoria inmunitaria. Hay anticuerpos de varios tipos, que tienen diferentes características y que activan el sistema inmunitario de distintas maneras. En el caso de las enfermedades alérgicas, los anticuerpos más importantes son las inmunoglobulinas de tipo E (IgE). El sistema inmunitario del niño alérgico produce grandes cantidades de IgE contra una o varias sustancias de las que su sistema inmunitario cree erróneamente que debe protegerlo. Una sustancia contra la que un individuo es alérgico, por ejemplo, alguna proteína del huevo, la leche o el polen de abedul, se llama alérgeno.

Cuando un alérgico al huevo lo come, el intestino absorbe las proteínas del huevo y los alérgenos de este llegan a la sangre. Esto sucede en todas las personas y es del todo normal, pero el alérgico produce IgE contra el alérgeno del huevo. En el tejido conjuntivo del cuerpo, cerca de los vasos sanguíneos, se encuentra un tipo especial de células, los mastocitos, dispuestos a proteger al cuerpo. En los alérgicos estas células están cubiertas de IgE, y cuando esos anticuerpos descubren su alérgeno, se activan los mastocitos y liberan grandes cantidades de histamina, una sustancia que hace que los vasos sanguíneos se ensanchen y empiecen a filtrar líquido, de manera que los tejidos se inflaman. También puede ocurrir que los músculos de las vías respiratorias se contraigan. Se produce entonces una reacción alérgica.

LA REACCIÓN ALÉRGICA PUEDE AFECTAR A DIFERENTES PARTES DEL CUERPO

Una reacción alérgica puede afectar diferentes órganos. Se puede manifestar en la piel en forma de urticaria, una erupción cutánea con un halo eritematoso con el centro blanco (igual que la provocada por el contacto con las ortigas). Otra reacción alérgica cutánea es el eczema, un engrosamiento de la piel, que se vuelve roja, seca y pruriginosa. Los síntomas en las vías respiratorias son comunes entre los alérgicos, por ejemplo, rinitis y ojos llorosos (alergia al polen) o respiración sibilante (asma). Si la reacción alérgica se produce en el estómago se manifiesta en forma de vómitos y diarreas.

La reacción alérgica más peligrosa se produce cuando se activan los mastocitos de todo el cuerpo. Todos los vasos sanguíneos comienzan a filtrar líquido y la presión arterial baja. Al niño se le pueden inflamar la boca y la faringe, puede tener dificultades para respirar y, en algunas ocasiones, toda la piel sufre un brote de urticaria. Esta grave reacción se llama anafilaxia. Requiere tratamiento médico inmediato y puede ser mortal. Por fortuna, la inmensa mayoría de los niños no sufre nunca una reacción anafiláctica, y en el caso de los niños alérgicos tampoco hay que preocuparse de que suceda algo así.

LA MARCHA ATÓPICA. ALERGIAS EN DIFERENTES EDADES

La alergia causada porque el niño produce IgE se conoce con otra expresión: alergia atópica, a veces, solo atopia. Sus manifestaciones cambian durante el crecimiento, de acuerdo con un patrón particular, y a este patrón particular se le denomina la marcha atópica. A menudo comienza con un eczema o una alergia alimentaria, para luego convertirse en asma, rinitis y ojos llorosos en la edad escolar. Repasaremos aquí los diferentes tipos de alergias atópicas.

Eczema

El tipo más común de alergia atópica en los recién nacidos es el eczema atópico o dermatitis atópica, que puede aparecer en las primeras semanas de vida. Les pica la piel, que se vuelve seca, y a veces al bebé le cuesta dormirse. Suele comenzar en las mejillas, pero puede extenderse por todo el cuerpo. En el caso de niños mayores, cuando ya tienen un par de años, las lesiones se manifiestan a menudo en los pliegues de los brazos y las piernas. En ocasiones el eczema atópico es un síntoma de alergia alimentaria, aunque con frecuencia no se sabe exactamente contra qué. Si tu hijo tiene un eczema sospechoso, acude al pediatra. Normalmente se aplica una crema con cortisona que atenúa la respuesta inmune de la piel hasta que se cura. Si el niño se rasca y los eczemas se infectan de bacterias, es necesario un tratamiento con antibióticos. Además, hay que aplicarle cada día una crema hidratante que suavice la piel, incluso cuando el eczema haya desaparecido, para evitar que vuelva a salir.

Si los eczemas son graves, el médico suele hacer un test de alergia al huevo y a la leche, que son las alergias alimentarias más comunes a esa edad.

Alergia alimentaria

El segundo tipo de alergia más común entre los bebés es la alergia a la comida, es decir, a una proteína de la comida. Los síntomas pueden ser gastrointestinales, en forma de vómitos o diarrea, o cutáneos, en forma de urticaria o eczema, o ambas cosas a la vez. Los alimentos más comunes que causan alergias a los niños muy pequeños son la leche de vaca y los huevos. Después son habituales las alergias al pescado, a los frutos secos y a los cacahuetes. Los cacahuetes, aunque se integran dentro de los frutos secos, no tienen nada que ver con ellos, sino que son leguminosas de la misma familia que la soja. Las almendras tampoco son frutos secos propiamente dichos. Hay quienes son alérgicos a las almendras, pero en realidad no es una alergia a lo que en botánica se conocen como frutos secos (nueces, avellanas, castañas y bellotas).

Saber si el niño es alérgico y en concreto a qué no es fácil. La investigación está en manos del médico, quien va excluyendo los posibles alérgenos alimentarios de la dieta del bebé y de la madre que lo amamanta, y examina si se ha producido alguna mejoría en las manifestaciones alérgicas. Si los síntomas mejoran, se prueba a introducir de nuevo ese alimento, y si empeoran, se constata la existencia de una alergia.

A veces se miden las IgE contra el huevo y la leche, lo cual se puede hacer mediante una prueba de sangre o una prueba cutánea, el llamado *prick* test, en el que se aplica sobre la piel una gota de extracto de huevo o de leche y se pincha con una aguja en el centro de la gota. Si el test da positivo no significa necesariamente que el niño sea alérgico, pero puede servir para apoyar el diagnóstico.

Si tu hijo es alérgico a algunos alimentos, a veces puede estar justificado hacerle una prueba llamada diagnóstico por componentes o diagnóstico molecular. Son análisis de sangre que pueden distinguir entre las IgE contra diferentes alimentos estrechamente relacionados. Se pueden emplear para predecir si tu hijo corre el riesgo de sufrir una reacción grave (anafiláctica) contra, por ejemplo, la soja, los cacahuetes o las avellanas, o si ese riesgo es insignificante.

Si el pediatra de tu hijo no conoce bien este método, relativamente reciente, del diagnóstico por componentes, y el niño ha recibido un diagnóstico de alergia a los frutos secos, asegúrate de que te remitan a un pediatra especializado en alergias que conozca el diagnóstico por componentes. La mayoría de los niños con alergia a los frutos secos pueden tener alergia solo a un tipo de fruto seco pero pueden comer otros; sin embargo, después de una reacción alérgica que ponga en peligro la vida del niño se necesita, lógicamente, una evaluación y, a menudo, una prueba realizada por un médico especialista antes de comerlos.

El instinto natural te lleva a que, por seguridad, excluyas todo lo que pueda causar alergia al niño; por ejemplo, si le han salido manchas rojas, excluyes lo que ha comido el día anterior o la semana anterior. No es una buena idea. En parte, porque evitar tantos alimentos complica mucho el día a día, y en parte porque es probable que sea innecesario. Además, la investigación demuestra que corren un riesgo mayor de desarrollar alergias los niños que no toman alimentos que toleran que aquellos que los prueban con regularidad. Sobre esa investigación ya hemos hablado en el capítulo 6. El sistema inmunitario funciona como el cerebro con las fobias: cuanto más evites lo que temes, peor se vuelve la fobia.

Si tienes un niño pequeño, lo mejor es que hables con el pediatra. Existen buenos protocolos para investigar cualquier sospecha de alergia alimentaria, y todo será mucho más fácil si se hacen las cosas bien desde el principio.

Si tu hijo tiene una alergia confirmada a un alimento, el tratamiento actualmente consiste en excluirlo de su dieta. Asegúrate de que el pediatra te dé pautas claras sobre qué debes evitar en la comida del niño y durante cuánto tiempo; esto depende de la gravedad de los síntomas. Un niño que ha sufrido una grave reacción anafiláctica, lógicamente, debe protegerse de una manera mucho más controlada que uno que ha tenido un eczema o una diarrea, aunque la comida que ha provocado la reacción sea la misma. Una buena atención médica de las alergias incluye revisar con regularidad el diagnóstico de alergia. Dado que muchas alergias desaparecen con el tiempo, es importante saberlo para que el niño no tenga que vivir con una limitación innecesaria en su dieta.

Asma

El asma de origen alérgico no suele manifestarse hasta que el niño está en preescolar o en la escuela. En el caso del asma, el sistema inmunitario ha formado anticuerpos contra alguna proteína que se encuentra en el aire que respiramos. Las IgE se fijan a los mastocitos de los bronquios, y cuando el niño inhala algo a lo que es alérgico, eso se une a las IgE. Los mastocitos se activan y, como consecuencia de ello, se produce una inflamación de los bronquios y dificultades para expulsar el aire, y se hacen ruidos sibilantes al respirar.

Muchos niños pequeños tienen tos y dificultades para respirar cuando están resfriados. A veces a eso se le llama asma infecciosa, pero no significa que tu hijo sea alérgico, solo que las vías respiratorias se estrechan y se inflaman cada vez que tiene una infección. Esa es una enfermedad completamente diferente al asma alérgica. En los niños que no tienen alergia, los pitidos en el pecho desaparecen con el tiempo. En los niños alérgicos, es el polen el que desencadena el asma, o el contacto con algún animal al que tienen alergia. El esfuerzo físico suele provocar los síntomas del asma si la enfermedad no está lo suficientemente bien tratada.

El tratamiento para el asma consiste en medicamentos inmunosupresores para curar el pulmón y hacer desaparecer la inflamación; puede tratarse de inhalaciones de corticoides o de antileucotrienos en forma de pastillas. Los medicamentos que relajan los músculos de los bronquios suelen servir de ayuda en los peores momentos del asma.

Rinitis alérgica

La rinitis alérgica, antiguamente conocida como fiebre del heno, se parece al asma, pero los síntomas duran más tiempo en los ojos y la nariz. La secreción nasal y los ojos llorosos y enrojecidos son los síntomas característicos de la rinitis alérgica. Los alérgenos son los mismos que en el caso del asma: proteínas de gatos y caballos que se propagan a través del aire o proteínas del polen.

En caso de rinitis y picor en los ojos, las pastillas antihistamínicas que venden en la farmacia suelen ayudar. También hay tratamientos en forma de aerosoles nasales y colirios. No hace falta receta para comprar estos medicamentos, y si el niño se siente aliviado con ellos, no hay necesidad de llevarlo al médico. Sin embargo, si tiene dificultades para respirar y quizá asma, es importante que reciba un buen tratamiento médico.

La IgE es específica para una proteína concreta. A veces, la misma proteína, o alguna estrechamente relacionada, se encuentran tanto en el polen como en ciertos alimentos. Lo más frecuente es que una persona alérgica al polen reaccione también contra alimentos como las avellanas, las manzanas, el apio o los cacahuetes. Se llama alergia cruzada y nunca o casi nunca suele causar reacciones alérgicas peligrosas, normalmente solo labios rojos y prurito en la boca.

Alergia a las abejas y las avispas

Aproximadamente un 1 % de los niños tiene alergia a las abejas y a las avispas. Si una de ellas les pica, la reacción provoca una urticaria en todo el cuerpo o, en casos graves, una anafilaxia. Acude al médico inmediatamente si tu hijo tiene una reacción semejante.

Todos los niños reaccionan con hinchazón, enrojecimiento y dolor alrededor de la picadura de una abeja o de una avispa, aunque no sean alérgicos. Es una reacción contra el veneno, que puede ser abundante y doler, pero normalmente no es peligrosa. No se precisan cuidados médicos tras una reacción local contra la picadura de estos insectos, con una excepción: si le pican en el interior de la boca, busca atención médica inmediata (ambulancia), porque al niño se le pueden inflamar las vías respiratorias y llegar a faltarle el aire.

Alergia a los alimentos no provocada por los IgE

La alergia alimentaria causada por la reacción de las IgE a las proteínas de los alimentos se manifiesta rápidamente con síntomas en forma de vómitos, hinchazón alrededor de la boca y la faringe o urticaria, y a veces asma.

Pero hay una variante de alergia a los alimentos que no está causada por las IgE, sino probablemente por las inmunoglobulinas de tipo G (IgG) o por los linfocitos T, o por ambos. En este caso los síntomas aparecen poco a poco con dolor de estómago, estreñimiento o diarrea y poco aumento del peso del bebé. No se manifiestan inmediatamente después de que el niño haya comido el alimento al que es alérgico, sino, quizá, uno o dos días más tarde. Por eso es más difícil entender que se trata de una alergia. Una tercera parte de las alergias a la leche de vaca, y también a la soja, son de este tipo.

Una alergia a la leche de vaca en la que no intervienen las IgE casi siempre desaparece a los pocos años y el niño no tiene un riesgo mayor de padecer más adelante enfermedades atópicas como el asma o la alergia al polen. El diagnóstico se hace excluyendo concienzudamente el alimento sospechoso de la comida del niño durante un período de tiempo establecido para observar si los síntomas desaparecen, después se le vuelve a dar el alérgeno y se comprueba si la alergia aparece de nuevo. Tampoco debes experimentar con esto, pues es fácil confundirse con los síntomas ambiguos. Si el niño tiene síntomas gastrointestinales y no aumenta de peso adecuadamente, acude a un pediatra para que realice la investigación.

LAS PRUEBAS CUTÁNEAS DE ALERGIA NO MUESTRAN SI EL NIÑO TIENE ALERGIA

Tanto en tu centro de salud como en la red, pueden ofrecerte hacer «pruebas de alergia» o *prick test*. El nombre es engañoso. Los test no dicen si el niño es alérgico, sino si tiene IgE contra diferentes alérgenos, lo cual se llama estar sensibilizado. Recordemos que la definición de alergia es tener síntomas alérgicos a algo que en realidad no es peligroso.

Es absurdo averiguar si el niño está sensibilizado si no tiene síntomas. La sensibilización sin síntomas no debe ser tratada. No hay nada que diga que el niño debería evitar una sustancia contra la que está sensibilizado, sino todo lo contrario; como muestra el importante y bien realizado estudio científico sobre el que hablamos en el capítulo 6, los niños que están sensibilizados contra los cacahuetes, pero aún no son alérgicos, tienen muchas posibilidades de evitar desarrollar la alergia si comen cacahuetes en abundancia, pero corren un alto riesgo de desarrollar la alergia si evitan comer cacahuetes. Las pruebas innecesarias pueden llevarnos a empezar a evitar unas cosas y otras y a aumentar con ello el riesgo de que el niño se vuelva alérgico. ¡Pasa de esas pruebas!

Queremos hacer una advertencia especial contra un test particularmente malo: no hagas nunca un test de sensibilización contra los perros, puesto que no dice absolutamente nada. Esta prueba sin sentido es la causa de que muchas personas crean que son alérgicas a los perros, aunque no tienen ningún síntoma cuando entran en contacto con un perro, por lo tanto, y por definición, no son alérgicos. Por desgracia, este test está incluido en muchos paquetes básicos de pruebas y miles de personas han recibido el resultado de que son alérgicos a los perros aunque no lo son. Además, piensa que estos test solo miden las IgE. Por lo tanto, no pueden descubrir las alergias que no están provocadas por las IgE.

LA ALERGIA AL PELO DE LOS ANIMALES NO EXISTE

Muchas personas creen que son alérgicos a los gatos y a los perros porque alguien les ha hablado de la «alergia al pelo de los animales», pero ese es un concepto erróneo. La alergia a los animales no tiene nada que ver con su pelaje; el que es alérgico a los gatos es alérgico a una proteína específica de los gatos llamada Fel d 1. Esta proteína la tienen solo los gatos, no los perros ni los caballos ni los conejos. Se forma en la piel y se encuentra en las lágrimas y en la saliva del gato. Los gatos desnudos, sin piel, tienen los mismos alérgenos que los que tienen pelaje.

El alérgeno más común del perro se llama Can f 1 y es una proteína que hay en la sangre, en las mucosas y en la saliva del perro. Este alérgeno tampoco tiene nada que ver con el pelo del animal. Desde el punto de vista de las alergias carece de sentido que se hable de si ciertas razas de perros tienen el pelaje largo, corto o rizado, si se les cae o no.

Los médicos especializados en alergología saben muy bien que la alergia a los gatos es muy común, al igual que a los caballos, mientras que la alergia a los perros no es tan habitual. Pero muchas personas creen que tienen alergia a los perros porque son alérgicos a los gatos y el médico les ha hablado de alergia al «pelo de los animales». Como si todos los animales con pelaje tuvieran algo en común. Desde el punto de vista de las alergias no es así.

¿POR QUÉ AHORA HAY TANTOS NIÑOS ALÉRGICOS?

En el pasado, cuando el 20 % de los recién nacidos morían antes de cumplir su primer año de vida, habitualmente debido a una infección, en principio no existían las alergias. La fiebre del heno fue descrita por primera vez en 1819 por el médico John Bostock, quien fue el primer paciente alérgico conocido. Había notado síntomas en los ojos y en su respiración, que se volvía dificultosa a principios de verano, pero luego esos síntomas desaparecían, para aparecer otra vez al año siguiente. Bostock llamó a la nueva enfermedad «catarro de verano», y pidió a sus colegas que buscaran entre sus pacientes personas con los mismos síntomas. Tras una búsqueda intensa, que le llevó nueve años, describió un total de 23 casos de toda Inglaterra. Los médicos advirtieron que entre quienes habían contraído la nueva enfermedad no había pobres ni campesinos, lo cual les pareció muy raro, ya que casi todas las dolencias afectaban más a menudo a los pobres que a los ricos. La enfermedad cambió de nombre y pasó a llamarse fiebre del heno porque por lo visto aparecía justo durante la época del año en que se cosechaba el heno.

La nueva enfermedad fue aumentando poco a poco durante el siglo XX. El término «atopía» fue acuñado en 1923 para describir el asma, la rinitis alérgica y el eczema atópico, porque se había observado que eran síntomas que aparecían juntos en un individuo, o en una familia. Después de la Segunda Guerra Mundial, la alergia se había convertido en una enfermedad bastante común en los países ricos, y entre 1970 y 1990 se triplicaron las alergias (tanto el asma como la rinitis alérgica y el eczema atópico) en los países ricos como Suecia. En los países pobres, con muchas infecciones y una tasa de mortalidad infantil muy alta, la alergia sigue siendo una enfermedad poco común, pero cuando la población mejora las condiciones de vida y las infecciones disminuyen, también allí aumentan las alergias. Hoy en día la alergia atópica es la enfermedad crónica más común entre los individuos jóvenes en Suecia y en otros países ricos con estilos de vida occidentales.

LA HIPÓTESIS DE LA HIGIENE

La teoría dominante actualmente entre los investigadores sobre las causas de la alergia atópica es la hipótesis de la higiene. Esta teoría fue presentada en 1989 por el médico e investigador británico David Strachan, quien estudió la aparición de la alergia atópica en la edad adulta y la relacionó con el modo de vida durante el crecimiento. Strachan demostró que cuantos más hermanos mayores tuviera un niño, menor era el riesgo de que desarrollara alergia. El riesgo era también menor si los padres tenían pocos estudios. Strachan sugirió que estas relaciones podrían depender de un hecho de sobra conocido: los niños de familias pobres y de familias numerosas tienen muchas infecciones, y sugirió que las infecciones tempranas de alguna manera entrenan al sistema inmunitario para que funcione de la manera más eficaz posible. Sin un entrenamiento semejante, cabe pensar que el sistema inmunitario comienza a reaccionar contra sustancias completamente inofensivas que respiramos o comemos a diario. Como inciso diremos que Strachan también demostró que había un riesgo un poco mayor de padecer alergia atópica entre los niños criados al pecho que entre los que se alimentaban solo con biberón, pero constató que este no era un factor decisivo.

Muchos estudios apoyan la hipótesis de la higiene de Strachan. Pero aún no se sabe exactamente qué infecciones son protectoras o si, tal vez, es suficiente con tener una flora normal que contenga muchas bacterias. Investigaciones con soldados italianos que crecieron en circunstancias bien distintas, desde los ambientes pobres del sur de Italia hasta los entornos ricos del norte, demuestran que quienes habían tenido el tipo de infecciones gastrointestinales que se propagan en condiciones higiénicas malas tenían menos alergias de adultos que los demás. En algunos estudios se ha visto cierto efecto protector en las infecciones normales de las vías respiratorias, pero no siempre, ni mucho menos. Algunos trabajos han demostrado que tener muchas bacterias de diferentes tipos en la flora intestinal, durante los primeros meses de vida del recién nacido, puede tener un efecto protector. Y la transmisión de bacterias de la boca de los padres al niño, si los padres «limpian» el chupete chupándolo, parece que también protege. Pero, a pesar de que han transcurrido treinta años desde que Strachan presentó su hipótesis de la higiene, no tenemos claro qué tipo de microbios necesita nuestro sistema inmunitario ni qué tipo de aprendizaje demanda exactamente.

Se ha investigado si las vacunas provocan más alergias, y no es así. No creas a los antivacunas cuando afirman que la vacuna contra el sarampión causa alergia.

Sin embargo, está muy claro, y se ha demostrado en muchos países, que crecer en una granja es la mejor manera de evitar las alergias. Sobre todo en pequeñas granjas familiares con producción de leche. Que el niño crezca en un ambiente con animales y beba leche fresca de la granja, y que su madre haya trabajado en un establo durante el embarazo son factores que han demostrado, cada uno por separado, que tienen un efecto protector contra la alergia.

¿CÓMO SE PUEDE REDUCIR EL RIESGO DE ALERGIAS EN LOS NIÑOS?

Sabemos que hay tres factores relacionados con el estilo de vida que, con toda seguridad, están asociados con un riesgo bajo de alergias: crecer en ambientes pobres con viviendas pequeñas y de mala calidad, nacer en una familia con muchos hermanos mayores y vivir en una granja. Es el ambiente durante los primeros meses de vida —y hasta cumplir el primer año— el que tiene mayor importancia en el riesgo de desarrollar alergias. Se sabe, por ejemplo, a partir de estudios realizados a hijos de campesinos, que su protección más importante contra las alergias es que crecen en una granja durante su primer año de vida. Pero, lógicamente, nadie quiere volver a la vida de hace cien años, con el retrete fuera de la casa y malos alimentos que causaban muchas infecciones gastrointestinales, aunque es probable que produjeran menos alergias.

Muy pocos niños tienen hoy en día la posibilidad de crecer en una pequeña granja con animales a su alrededor, y uno no se va a vivir al campo solo para proteger a su futuro hijo de las alergias. Y aunque quienes beben leche fresca de granja parece que tienen menos alergias, ahora no podemos comprar leche no pasteurizada sin que haya pasado un control que asegure que está libre de bacterias peligrosas. Hasta que podamos hacerlo, no es recomendable dar a los niños pequeños leche no pasteurizada.

El contacto con personas y animales reduce el riesgo de alergias

Lo que sí puedes hacer es intentar que el sistema inmunitario de tu hijo se ejercite dejando que trate con otras personas y, sobre todo, con animales. No trates de evitar el contacto de tu recién nacido con niños mayores. Lo mejor es que incluso los hijos únicos se relacionen con otros niños. No te desanimes si tu hijo se resfría: ¡cada infección es un pequeño entrenamiento para el sistema inmunitario! Recuerda que es importante entrenarlo temprano, no cuando ya tenga más de un año.

La mayoría de nosotros estamos lejos de poder vivir en una pequeña granja, pero incluso los perros y los gatos domésticos contribuyen a protegernos de las alergias, aunque no de forma tan eficaz como las vacas de una granja. Crecer con animales domésticos reduce a la mitad el riesgo de padecer alergias. Curiosamente, los animales proporcionan más protección aún a los niños que corren un riesgo más alto de ser alérgicos, es decir, aquellos que tienen alergia «en la familia».

El problema es que si en la familia ya hay alergia a los gatos o a los perros, es más difícil encontrar una mascota adecuada. Recuerda que la alergia a los perros es mucho menos frecuente que a los gatos y que muchas personas alérgicas a los gatos o a los caballos toleran a los perros sin problemas. No te preocupes si en el test de alergias te ha dado positivo: ¡ese test no dice que seas alérgico!

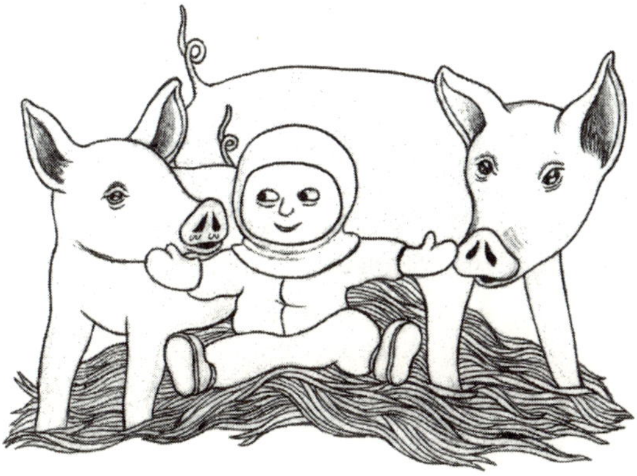

Ofrece nuevos alimentos para reducir el riesgo de alergias

Una medida importante para reducir el riesgo de que el niño desarrolle alergias a diferentes alimentos, como los frutos secos, los cacahuetes, la leche, el pescado, el sésamo y la soja, es introducir pronto esos alimentos en la dieta del bebé. En el capítulo dedicado a la alimentación del bebé, resumimos los nuevos estudios que demuestran que el riesgo de sufrir alergia a los alimentos parece que disminuye si el niño empieza a probar pequeñas porciones desde los tres meses.

La trascendencia de dar al niño diferentes tipos de alimentos desde el principio tiene que ver con que su sistema inmunitario necesita enfrentarse a sustancias nuevas no peligrosas para desarrollar tolerancia hacia ellas. Comer una proteína es normalmente la mejor manera de desarrollar tolerancia inmunológica hacia ella, lo cual es lo contrario de la alergia.

El investigador Gideon Lack ha expuesto la teoría de que el niño que come cacahuetes se vuelve tolerante a ellos, pero, en cambio, si solo absorbe pequeñas cantidades de la proteína del cacahuete a través de la piel aumenta el riesgo de volverse alérgico. La proteína del cacahuete puede estar presente en aceites, champús o pomadas. También los padres pueden contribuir a ello con los dedos si tocan al niño después de comer cacahuetes o si le dan un beso.

Una cosa que es fundamental recordar es que el niño debería comer relativamente mucho —un par de gramos— de la proteína a la que se desea que sea tolerante. De hecho, si le das a tu hijo dosis demasiado pequeñas, puede ser mayor el riesgo de que desarrolle una respuesta inmune y posiblemente una alergia posterior, al menos eso es lo que se ha observado en los experimentos con animales. Una cucharada llena, nada de diminutas medidas de especias, y también es importante darle la proteína con regularidad.

CELIAQUÍA

Otro tipo de alergia es la celiaquía o intolerancia al gluten. Aquí no son las IgE, sino las IgG y los linfocitos T los que reaccionan contra un alimento y causan síntomas intestinales. Reaccionan contra una proteína, o mejor dicho, contra un grupo de proteínas que se llaman gliadinas o gluten, y que están presentes en tres de nuestros cuatro cereales: trigo, centeno y cebada (pero no en la avena). Si una persona celíaca come harina de trigo e ingiere gluten, los anticuerpos y los linfocitos T de la mucosa intestinal reaccionarán con fragmentos de la proteína del gluten (péptidos) y la reacción inmunitaria provocará lesiones en la mucosa intestinal.

En aquellas personas que no tienen enfermedad celíaca, el gluten no es perjudicial en absoluto, de la misma manera que el polen de abedul solo es dañino para quien es alérgico a él y que los gatos no son peligrosos si uno no tiene alergia a ellos. Hay ciertos bulos que afirman que el gluten en sí no es provechoso y que habría que eliminarlo de la dieta, sin más, aunque no se sea celíaco. Esto la ciencia no lo ha demostrado.

La celiaquía afecta aproximadamente al 3 % de los niños suecos. En ocasiones, la enfermedad aparece durante el primer año de vida, pero lo normal es que surja más tarde, porque el niño tiene que ingerir una cantidad grande de gluten para que la enfermedad se manifieste. Los síntomas más comunes son el escaso crecimiento, primero con poco aumento del peso y después también con poco crecimiento en altura. Pueden aparecer dolores de estómago y estreñimiento y, a veces, diarrea.

Diagnóstico y tratamiento

La celiaquía es cada vez más común y nadie sabe a ciencia cierta por qué. La enfermedad aparece en todos los países, pero en Asia es poco frecuente. Hay que tener cierto conjunto de genes para contraer la enfermedad (HLA-DQ2 o DQ8), pero casi la mitad de los suecos tienen alguno de esos genes sin que les haya causado celiaquía. Si un pariente cercano es celíaco, el riesgo aumenta significativamente en relación con aquellos que no tienen la enfermedad en su familia.

Lo mejor es dejar que los médicos se encarguen de hacer la investigación. Para los niños mayores de dos años hay un análisis de sangre excelente (mide el nivel de los anticuerpos antitransglutaminasa, ATGA, en la sangre). Si el nivel es normal en un niño que come gluten, se puede descartar la celiaquía. Un diagnóstico seguro se establece o por la combinación de dos valores de ATGA muy altos, o tomando muestras del tejido de las mucosas del intestino delgado. Para los niños menores de dos años estas pruebas son más inseguras y a veces hay que completarlas con otras pruebas y exámenes.

Hay pruebas de celiaquía que puedes hacerle a tu hijo en casa. Si el test da positivo, existe una posibilidad alta de que sea celíaco, y entonces tienes que acudir a un médico para que le realice un diagnóstico de verdad y te dé instrucciones sobre cómo debes atenderlo. Si el test da negativo, no te puedes fiar de él. Este test mide las inmunoglobulinas de tipo IgA y hay que comprobar que el niño realmente puede producir IgA. De lo contrario el resultado dará negativo, por muy celíaco que sea. En el laboratorio de un hospital esas pruebas se hacen al mismo tiempo, pero las pruebas caseras no comprueban si el niño puede producir IgA. Si es muy pequeño, o no come mucho gluten, el test también puede dar negativo aunque el niño sea celíaco.

Un niño con celiaquía tiene que contar siempre con un pediatra responsable de su tratamiento y un dietista. El tratamiento consiste en una dieta sin gluten para el resto de su vida.

¿Se puede prevenir la celiaquía?

¿Se puede hacer algo para reducir el riesgo de que el niño desarrolle celiaquía? Los investigadores no están seguros. Parece que el riesgo aumenta ligeramente si se espera hasta los seis meses para introducir el gluten (cereales o papillas) en vez de introducirlo a los cuatro meses. No está demostrado que la lactancia materna proteja contra la enfermedad. Además de la predisposición genética, cabe suponer que el estilo de vida puede influir en el riesgo, porque la enfermedad se ha vuelto muy común en Suecia durante los últimos años. Por desgracia, no sabemos qué hay en nuestro estilo de vida que afecta al riesgo de celiaquía y, por tanto, todavía no podemos hacer nada para prevenirla.

LA INTOLERANCIA A LA LACTOSA NO ES UNA ALERGIA

Tanto la leche humana como la de vaca contienen lactosa, el azúcar de la leche. La lactosa está formada por la unión de dos moléculas sencillas: la galactosa y la glucosa. En el intestino, la lactosa se descompone en galactosa y glucosa con ayuda de una enzima llamada lactasa. La carencia congénita de lactasa es una enfermedad genética sumamente rara. Los niños que nacen con esta enfermedad no pueden producir lactasa, con lo que la lactosa se queda en el intestino y el niño sufre diarreas graves desde la primera semana de vida; estas diarreas pueden llevarlo a la muerte por deshidratación. Estos problemas desaparecen cuando al niño se le alimenta con una leche de sustitución especial que no contiene lactosa.

Salvo las personas afectadas por esta enfermedad considerablemente rara, el resto forman lactasa en el intestino durante los primeros años de vida. Es lógico, de lo contrario no habríamos sobrevivido ni con leche materna ni con leche de sustitución, que contiene un porcentaje alto de lactosa.

En la mayoría de la población mundial, la capacidad para descomponer la lactosa disminuye gradualmente a partir de los cinco años, y los niños sufren diarreas que van en aumento y flatulencias por el consumo de leche. Va muy bien que los niños tomen pastillas con lactasa, aunque ingieran mayores cantidades de leche, y a menudo queda cierta actividad de la enzima, que hace que puedan tomar pequeñas cantidades de leche sin problemas.

En familias originarias de Escandinavia, Holanda y Gran Bretaña es más común, sin embargo, mantener la capacidad de producir lactasa a lo largo de toda la vida. Lo cual significa que hasta las personas mayores pueden beber leche sin tener diarrea. Por supuesto, es una gran ventaja para la supervivencia en la parte fría del mundo, donde la leche de vaca ha sido un complemento importante en la dieta durante muchos miles de años. En el sur y en el oeste de Europa, así como en el norte de África, una parte variable de la población tolera la leche de vaca, mientras que la mayoría de los asiáticos adultos son intolerantes a la lactosa.

No es peligroso que alguien con intolerancia tome lactosa

A diferencia de la alergia, incluida la celiaquía, a una persona con intolerancia a la lactosa no le ocurrirá nada grave si ingiere demasiada lactosa, ni a corto ni a largo plazo, aunque es desagradable tener diarrea y flatulencias.

No hay ninguna razón para dar a los niños de corta edad productos sin lactosa, pues todos toleran la lactosa. Los productos sin lactosa no son en absoluto mejores, solo son más caros. A diferencia de la celiaquía, con la alergia a la proteína de la leche de vaca y otras alergias alimentarias no es necesario andarse con tantos miramientos. Si eres intolerante a la lactosa puedes ir probando hasta alcanzar un nivel de tolerancia a la lactosa que funcione. Para los intolerantes es bueno saber que el queso maduro y el yogur no suelen causar problemas.

Las pruebas para medir la intolerancia a la lactosa carecen de sentido

No tiene ningún valor hacer análisis de sangre para comprobar la intolerancia a la lactosa en los niños pequeños, puesto que se trata de pruebas genéticas que lo que muestran es la probabilidad de que toleren la lactosa de adultos. A pesar de ello, algunos médicos, que o carecen de conocimientos o no emplean los que tienen, siguen realizando muchos análisis de sangre de este tipo. Los niños pequeños de todo el mundo toleran la lactosa, con independencia de los genes que tengan. La producción de lactasa no empieza a desaparecer hasta la edad escolar, y entonces lo hace de modo gradual. Si un niño pequeño reacciona a la leche de vaca, puede deberse a otra enfermedad gastrointestinal encubierta. La alergia a la leche de vaca o cualquier otra enfermedad debe ser investigada por un pediatra.

En niños mayores o en adultos, las pruebas tampoco tienen sentido en la mayor parte de los casos. Si las personas de tu familia cuando beben leche suelen tener diarrea desde la edad escolar y a ti también te pasa, seguro que tienes intolerancia a la lactosa y evitarás oportunamente las cantidades de lactosa que no toleras sin que se conviertan en un apuro cuando estás en sociedad. No es una enfermedad, porque así funciona aproximadamente el 70 % de la población sana del mundo.

EN RESUMEN...

... la alergia es muy común y la enfermedad celíaca no es infrecuente. Ambas son enfermedades inmunológicas que tienen que ser investigadas por un médico. Por fortuna, ahora disponemos de mejores medicamentos para las alergias que hace treinta o cuarenta años; no obstante, la celiaquía requiere seguir una dieta con alimentos sin gluten toda la vida. Sin embargo, la intolerancia a la lactosa en los niños pequeños es algo en lo que no hay ni que pensar. No compres alimentos sin lactosa, caros e innecesarios, para tu hijo y abstente de hacer un montón de test caseros que cuestan dinero y en raras ocasiones te dan la respuesta que necesitas.

- 12 -

¿Peligroso o inofensivo? ¿Verdadero o falso?

Como progenitor eres responsable de la vida de un recién nacido indefenso. El pensamiento más aterrador es que estés haciendo algo que suponga un peligro para el bebé, y no tardarás mucho en encontrar opiniones sobre cosas que pueden ser perjudiciales para él. En este capítulo explicaremos dónde está el verdadero peligro, es decir, de qué se mueren los recién nacidos hoy en día en Suecia. Por ejemplo, comentaremos si realmente es peligroso que los bebés estén expuestos al polvo o a plásticos blandos. ¿Cuánto debes preocuparte por el efecto que pueda tener el cóctel de sustancias químicas en el sistema hormonal del bebé? ¿Por qué los médicos saben tan poco sobre esto? ¿Y de quién te puedes fiar cuando cada uno te dice una cosa diferente?

Los datos solo pueden ser verdaderos o falsos. Es verdad que el corazón bombea la sangre por todo el cuerpo; es falso que los bebés nacen con una mancha de nacimiento particular (*naevus flammeus*) si la madre vio un incendio cuando estaba embarazada. Otras cuestiones, tales como si los peleles de color rosa son bonitos o no, o si Dios existe, son creencias u opiniones, pero no son hechos científicos, no son datos.

La investigación científica es el método que usamos para conseguir datos. A partir de los datos conocidos y aceptados, los investigadores formulan ideas, teorías, sobre cómo creen que funciona el cuerpo. En el proceso se prueban esas ideas por el método científico, y solo aquellas que hayan podido demostrarse se cuentan como evidencias. Luego todo el proceso vuelve a empezar con la formulación de nuevas hipótesis y teorías que hay que probar, y así sucesivamente.

Antes de que existiera internet, los periodistas controlaban lo que se divulgaba a través de la prensa, la radio y la televisión. Los profesionales de la comunicación preguntaban a los científicos como expertos, o por lo menos así se hacía en las sociedades democráticas; en las dictaduras era el Estado quien decidía qué era verdad. En la era de internet este control ha desaparecido. Cualquiera puede crear un *podcast*, un blog o un canal de YouTube, y el que sea más carismático ganará más seguidores. Gente que se autoproclama experta declara su opinión sobre cuestiones médicas complejas con una seguridad que jamás se permitiría un catedrático o un médico, y a menudo sin tener estudios ni conocimientos sobre el tema. Los medios de comunicación tradicionales, como los diarios y las revistas serias, se mueren de hambre y el dinero de los anunciantes se va a Google o a Facebook en vez de a la redacción de los periódicos. Cada vez hay menos periodistas y cada vez tienen menos tiempo para analizar la veracidad de lo que escriben. A esto se suman los troles de internet, que se pasan el día pregonando sus opiniones en las secciones de comentarios. Algunos troles tienen un propósito oculto, a otros parece que simplemente los entretiene armar bronca.

¿Qué tiene que ver todo esto con ser padres? Siempre está bien saber distinguir entre los hechos científicos y las opiniones, pero si estás a punto o acabas de tener un hijo, esto puede ser un tema de supervivencia. Por una parte, ahora eres responsable de la vida de un niño; por otra, estás más preocupado y tienes tendencia a culparte a ti mismo o a ser más fatalista que antes. Si durante este período tan delicado de tu vida, además de hacerte cargo de un recién nacido indefenso, prestas atención a todos esos expertos autoproclamados y alarmistas que te cuentan cómo debes organizar tu casa, vivir tu vida y cuidar de tu hijo para evitar desde el cáncer o enfermedades hormonales hasta una terrible muerte súbita, entonces no te quedará mucho tiempo para hacer otra cosa que intentar evitar todos esos riesgos.

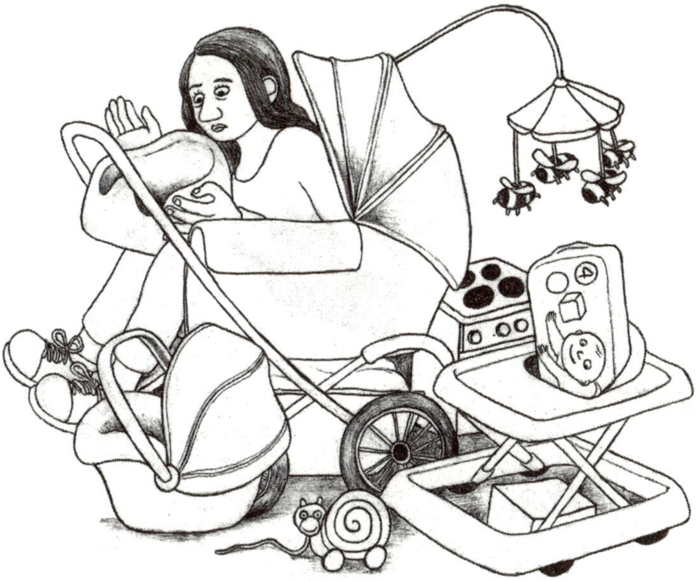

La tendencia a preocuparse más cuando uno se convierte en progenitor puede tener sus raíces en la evolución: quien se preocupa tiene más probabilidades de que su hijo sobreviva que quien está más relajado y deja que el niño de dos años se bañe sin supervisión alguna. Lo malo es que también otros tipos de ansiedad y obsesiones son más comunes en los padres y madres primerizos. Muchos dedican gran parte de su tiempo a pensar en cómo minimizar los riesgos que rodean al bebé. No conocemos ningún estudio científico sobre el tema, pero creemos que es una estrategia poco útil. Es imposible eliminar todos los peligros.

Creemos que es mejor desafiar la angustia y procurar analizarla con sensatez. Tener conocimientos ayuda bastante, porque cuanto menos sepas, más peligroso te parecerá todo. Este es el motivo de que tengamos más miedo por la noche que durante el día, porque no vemos lo que hay en la oscuridad. Por eso este capítulo trata de qué es lo verdaderamente peligroso y qué son miedos infundados. Qué puedes prevenir y qué está fuera de tu control.

¿POR QUÉ SABEN TAN POCO LOS CIENTÍFICOS Y LOS MÉDICOS?

En capítulos anteriores hemos repetido una y otra vez que hay muchas cosas que no sabemos con certeza. No se sabe por qué las mujeres embarazadas tienen náuseas ni qué puede aliviar esas molestias. No se sabe por qué lloran los bebés ni a qué se debe el cólico. ¿Cómo es posible que sea así, si el mundo está lleno de científicos?

El hecho de que la ciencia no haya encontrado respuesta a algunas preguntas puede deberse a una de las dos razones que exponemos a continuación o a una combinación de ambas. Por un lado, es posible que sencillamente no haya habido interés en investigar ciertos temas. Es el caso de muchas cuestiones relacionadas con el cuerpo femenino, como el embarazo y la función del suelo pélvico después del parto. La investigación científica requiere financiación, y para conseguirla es necesario que el Estado decida qué estudios merecen la pena, que haya un fondo de investigación dedicado a ese tema, o que una empresa farmacéutica vea la posibilidad de ganar dinero al investigar y poner en el mercado un nuevo medicamento en ese sector.

Tenemos la esperanza de donar dinero al Fondo para la investigación del suelo pélvico en un futuro próximo, y de que el Gobierno presente su iniciativa para fomentar la investigación científica sobre las náuseas de la embarazada durante la próxima legislatura. Más vale tarde que nunca.

Por otro lado, es posible que a nadie se le haya ocurrido la respuesta a una pregunta aunque numerosos científicos le hayan dedicado muchísimo tiempo y energía; que no hayan podido demostrar ninguna de las hipótesis que han investigado; que una idea tras otra se haya mostrado falsa. No se conoce con exactitud la causa de enfermedades autoinmunes, es decir, las que hacen que el sistema inmunitario ataque a nuestro propio cuerpo, aunque se hayan publicado miles de artículos intentando enfocar el tema desde diferentes ángulos. No se sabe a qué se debe la esquizofrenia o qué ha dejado de funcionar en el cerebro durante una depresión. Y eso a pesar de que son enfermedades que padecen millones de personas y que requieren una cantidad desorbitada de recursos en nuestra sociedad.

El cuerpo humano es complejísimo, solo entendemos una parte mínima de sus funciones, y sabemos aún menos sobre las complicaciones que pueden surgir, cuándo y por qué. Se conoce más acerca de algunas partes que de otras; así, por ejemplo, sabemos bastante sobre el corazón pero muy poco sobre el funcionamiento del cerebro.

¿POR QUÉ APARECEN CONSTANTEMENTE CONSEJOS QUE SE CONTRADICEN?

Antes de introducir un medicamento nuevo en el mercado es necesario hacer investigaciones rigurosas que demuestren que es efectivo y que no tiene efectos secundarios peligrosos. Estos requerimientos aún no se aplican a los consejos de salud, por eso las recomendaciones oscilan como un péndulo de un lado para otro. Primero dicen que los bebés deben empezar a alimentarse con comida antes de cumplir los tres meses, luego que hay que darles el pecho durante seis meses, después que deben probar porciones minúsculas a partir de los cuatro meses y dentro de poco igual vuelven a decir que deben alimentarse con comida antes de los tres meses. O cuatro.

Que estos consejos cambien en un sentido u otro rara vez se debe a que nuevos estudios científicos hayan demostrado que algo que se tenía por cierto no lo es, sino todo lo contrario. Es mucho más común que quienes escriben estos consejos hayan trabajado con los datos incompletos y después los hayan completado con opiniones y suposiciones. No se trata solo de los troles de internet o de los blogueros; tanto las autoridades como los equipos de médicos son a menudo responsables de recurrir a este método de opiniones y suposiciones cuando no hay suficiente evidencia científica.

Quien se toma la molestia de intentar comprender el panorama de evidencia científica acerca de una cuestión y lo estudia bien no suele tener que cambiar de manera radical su forma de ver el mundo cuando se descubren nuevos conocimientos. Por el contrario, quien sigue indagando e investigando obtendrá conocimientos cada vez más profundos y extensos. Es cierto que siempre se descubren cosas nuevas, pero eso no significa que haya que desechar las teorías anteriores si estas se basan en estudios científicos rigurosos. La investigación de Einstein no hizo que las leyes de Newton fueran irrelevantes, simplemente sirvió para completar los conocimientos que se tenían antes. Un científico sabe mucho sobre un tema en concreto, pero también lee a diario los trabajos de otros investigadores y entrena su capacidad para pensar de manera crítica y para ver la relación que puede existir entre diferentes datos científicos. Sin embargo, la mayoría de los progenitores con hijos pequeños no son científicos.

¿CUÁLES SON LOS VERDADEROS PELIGROS PARA LA VIDA DEL BEBÉ?

El miedo más profundo de los padres es que su hijo muera, por eso empezaremos viendo las causas reales de muerte infantil que existen en Suecia. La base de datos sobre las causas de muerte que tiene la Dirección Nacional de Sanidad y Bienestar Social muestra de qué han muerto los niños de cero a cuatro años. El cuadro adjunto se basa en datos estadísticos entre los años 1997 y 2014 y presenta el valor medio de niños fallecidos durante un año por diferentes motivos. Todo lo que haya provocado por lo menos una muerte por año está incluido. Recuerda que en Suecia nacen entre cien mil y ciento veinte mil niños al año, así que en total hay casi medio millón de niños entre cero y cuatro años.

Causa de muerte	Número de niños fallecidos (0-4 años) por año
Malformaciones o enfermedades congénitas	122
Enfermedades neonatales	116
Síndrome de muerte súbita del lactante, etc.	42
Cáncer	18
Enfermedades del sistema nervioso	15
Enfermedades infecciosas	7
Accidentes de tráfico	3
Ahogamiento	3
Asfixia	2
Tsunami de 2004	2
Maltrato físico	2
Quemaduras	1
Daños sin causas conocidas	1

En la tabla puedes ver claramente que hay dos causas de muerte que son, con diferencia, las más frecuentes entre los niños de cero a cuatro años: las malformaciones y enfermedades congénitas y las enfermedades neonatales. En tercer lugar está el síndrome de muerte súbita del lactante, en el cual incluimos situaciones similares de muerte súbita, inesperada y repentina en niños un poco mayores. El número disminuye bastante en el cáncer y las enfermedades del sistema nervioso, y aún más en las enfermedades infecciosas, con solo siete fallecimientos al año en Suecia. Algunos niños mueren en accidentes de tráfico o en incendios, y muy pocos por ahogamiento, asfixia o maltrato físico.

Antes de que expliquemos en qué aspectos puedes influir tú, te proponemos que reflexiones un momento en lo que significa que en Suecia solo mueran al año por enfermedades infecciosas siete niños menores de cinco años (entre el medio millón de niños de esta edad).

La mayoría de los que fallecen a causa de infecciones tienen además otras enfermedades graves, como lesiones cerebrales serias o dolencias cardíacas y respiratorias. Esto significa que puedes dejar a un lado tus miedos de que el niño vaya a morirse por estar rodeado de gente, comer tierra o lamer un suelo sucio. Más adelante puedes mirar la lista otra vez y buscar las defunciones causadas por plásticos blandos, limpiezas hechas a medias o dietas monótonas.

MALFORMACIONES Y ENFERMEDADES CONGÉNITAS

Como puedes ver en la lista, las malformaciones y las enfermedades congénitas son la causa más común de fallecimiento en niños de cero a cuatro años en Suecia. Muchos de los niños que mueren al principio de su vida tienen malformaciones o lesiones que afectan a varios de sus órganos. Algunas malformaciones no permiten vivir fuera del útero, por ejemplo, nacer sin cerebro o con el corazón muy deforme. Otras enfermedades congénitas afectan al metabolismo, por ejemplo que el bebé no pueda digerir adecuadamente algún componente de la leche materna, de manera que le sea imposible absorber los nutrientes; además, en estos casos la descomposición de esos nutrientes suele producir restos tóxicos. Algunas de estas enfermedades se combaten con dietas especiales si se descubren a tiempo; otras no tienen remedio. En Suecia se hace un análisis de sangre, PKU (por sus siglas en inglés), de la fenilcetonuria a todos los recién nacidos durante sus primeros días de vida para comprobar si tienen este tipo de enfermedades.*

Las malformaciones y las enfermedades congénitas graves a menudo tienen una causa genética, es decir, son hereditarias. Otras pue-

* En España se realiza la prueba del talón al recién nacido, en la que se extrae una gota de sangre para detectar siete enfermedades: fenilcetonuria, hipotiroidismo congénito, fibrosis quística, deficiencia de acil-CoA deshidrogenasa de cadena media, deficiencia de 3-hidroxi-acil-coenzima A-deshidrogenasa de cadena larga, acidemia glutárica tipo 1 y anemia falciforme, pero las diferentes comunidades autónomas pueden añadir otras enfermedades. *(N. de la E.)*

den ser producidas por infecciones que dañen al feto durante el embarazo (como el virus del Zika o la rubéola) o medicamentos que provoquen daños al feto (por ejemplo, ciertos fármacos contra la epilepsia, o la talidomida que hoy en día se utiliza para combatir algunas formas de cáncer, o la isotretinoína que se usa contra el acné). En muchos casos no se puede hallar la razón por la que un bebé nace con malformaciones. Si tu hijo tiene alguna malformación, los médicos intentarán averiguar la causa, pero sea la que sea su respuesta, debes recordar que no hay nada de tu estilo de vida antes o durante el embarazo que pueda evitar o provocar daños graves al feto. Cuando esto sucede siempre es una gran tragedia, pero es importante que no creas que tienes la culpa de algo en lo que ni siquiera tenías la posibilidad de intervenir.

ENFERMEDADES NEONATALES

Las enfermedades relacionadas con el nacimiento son la segunda causa más común de que fallezcan niños menores de cuatro años en Suecia. Lo más frecuente es que el bebé no consiga respirar de manera adecuada. En el estado fetal el niño no necesita respirar, ya que la madre le transmite sangre con oxígeno. Cuando nace, el bebé tiene que adaptarse y respirar por sí mismo, lo cual requiere que toda la circulación sanguínea se redirija de forma que pase por los pulmones. A veces esa adaptación no funciona. La mayoría de estos casos se deben a un parto muy prematuro. El riesgo también aumenta si el parto ha sido difícil o si no se ha transferido suficiente oxígeno a través del cordón umbilical. En algunos casos puntuales esto puede afectar a bebés maduros o que hayan nacido a término tras un parto normal.

La mortalidad relacionada con el parto o el período perinatal se puede minimizar con buenos cuidados obstétricos y neonatales. En Suecia 2 de cada 1.000 niños mueren durante el primer mes de vida (una de las cifras más bajas del mundo). En Angola o en Pakistán fallecen más o menos 50 de cada 1.000 niños durante el mismo período de tiempo, y la mayoría de estas muertes se podrían evitar con iniciativas sencillas pero efectivas en el cuidado sanitario, como ayudar a los bebés con la respiración, mantenerlos calientes y dar más comida a quienes la necesiten.

Dar a luz en un país que tenga una alta calidad en la atención sanitaria minimiza el riesgo de que tu hijo fallezca durante el parto o inmediatamente después. También es importante que el parto tenga lugar en un hospital. Acuérdate de que la competencia de los médicos y enfermeros, de los cuidados intensivos y de los bancos de sangre determinará el resultado si la situación se complica. El que las habitaciones estén bien decoradas o sean salas sobrias de los años sesenta con feos suelos de linóleo no tiene relevancia alguna.

SÍNDROME DE MUERTE SÚBITA DEL LACTANTE

Si hubiéramos escrito este libro en 1990 nuestra lista de causas de fallecimiento habría sido diferente. Ese año murieron 146 bebés por el síndrome de muerte súbita del lactante, SMSL. Desde entonces el número de fallecimientos se ha reducido drásticamente, y en 2014 solo 16 muertes infantiles se debían a esta razón. (Como hemos comentado, los números de nuestra lista también incluyen fallecimientos por causas desconocidas de menores de cinco años, y es una media de los años 1997-2014.) La diferencia se debe a la recomendación de acostar a los niños de espaldas, boca arriba, para dormir, como describimos en el capítulo 7.

CÁNCER

En la mayoría de los casos se desconoce por qué se desarrolla un cáncer en un bebé. Muchas veces se trata del azar. En algunos casos el niño ha nacido con un gen que conlleva un gran riesgo de cáncer temprano en la vida. Si hay una historia de tumores infantiles en tu familia, te recomendamos que te pongas en contacto con un experto en genética clínica para que pueda aconsejarte. Si lo haces cuando estás planeando quedarte embarazada, es posible que habléis de si quieres hacer pruebas diagnósticas al feto o un análisis genético preimplantacional. Si consultas con un genetista clínico después de que el bebé haya nacido, este a menudo puede determinar mediante investigaciones el riesgo de que el bebé desarrolle tumores. Si el riesgo es alto, recomendará un programa de revisiones para encontrar los tumores a tiempo. También es posible que la investigación demuestre que el niño no ha heredado el gen que causa el cáncer infantil que ha habido en la familia, y entonces no hay un riesgo elevado de que el bebé tenga cáncer.

Los siguientes factores no afectan al riesgo de padecer cáncer infantil: la comida del bebé, tragar tierra o arena, chupar rotuladores, golosinas con colorantes artificiales, perritos calientes que estén un poco quemados, bebidas carbonatadas, juguetes de plástico y bañarse con espuma de baño de poca calidad.

Si el bebé tiene cáncer, necesita atención sanitaria en un hospital. Actualmente la mayoría de los niños afectados se curan después del tratamiento. Sobre todo los casos más habituales de leucemia, la leucemia linfoblástica aguda (LLA), que hoy en día tiene una probabilidad de supervivencia del 85 %.

ENFERMEDADES DEL SISTEMA NERVIOSO

A veces las enfermedades mortales que afectan al sistema nervioso de los niños pequeños son genéticas, el resto de los casos se deben al azar. Estas afecciones no tienen nada que ver con la dieta ni con el estilo de vida.

ENFERMEDADES INFECCIOSAS

Las enfermedades infecciosas son una causa de fallecimiento muy poco común entre los menores suecos. Los pocos casos de niños que se mueren por enfermedades infecciosas suelen deberse a otra causa subyacente, por ejemplo, serios problemas cardíacos o lesiones cerebrales que hacen que su sistema inmunitario no pueda combatir las infecciones como debe. También se puede deber a que el parto haya sido muy prematuro. Solo en algunos casos aislados, bebés previamente sanos han sufrido una meningitis o septicemia tan graves que les ha costado la vida. Es imposible predecir a quién afectará este tipo de infecciones raras pero mortales, y aparte de vacunar contra estos virus y bacterias no puede hacerse nada para minimizar el riesgo individual.

La mortalidad infantil a causa de enfermedades infecciosas ha disminuido drásticamente en Suecia durante el último siglo; esto se debe sobre todo a tres razones. La más importante es la mejora en el estándar de vida que se ha conseguido con la salubridad del agua, desagües, viviendas mejores y el control en el procesamiento de alimentos. Un 20 % de la población sueca fallecía por enfermedades infecciosas en 1865, pero en 1930 la cifra era del 1 %, a pesar de que entonces aún no se habían inventado los antibióticos. El acceso a comida buena y sana también previene la muerte por infecciones. Tiene muchas más posibilidades de morir a causa de una infección un bebé desnutrido y deshidratado que uno bien alimentado con acceso a agua limpia durante el período que se encuentre enfermo.

La segunda razón es la introducción del programa nacional de vacunación infantil. El sarampión afectaba antes a todos los niños suecos, incluso durante las décadas de 1950 y 1960, cuando los pequeños se alimentaban adecuadamente y vivían en una sociedad que funcionaba bien, fallecía 1 de cada 1.000 niños que contraía la enfermedad. El mismo número de niños que morían por lesiones cerebrales graves.

La tercera razón son los tratamientos con antibióticos, que pueden salvar la vida en casos de infecciones bacterianas graves como neumonía, pielonefritis, meningitis, osteomielitis o septicemia.

Para reducir el riesgo de que tu hijo muera por una enfermedad infecciosa, sigue el calendario de vacunas y evita viajar a países donde el sarampión es común, antes de que el niño se haya vacunado contra esta enfermedad (normalmente la vacuna se administra a los dieciocho meses, pero puede adelantarse a los seis meses si vais a ir al extranjero; véase el capítulo sobre las vacunas). Si el bebé no tiene fuerzas para beber, debes buscar atención médica que le ayude a comer y le dé antibióticos si es necesario.

Si tu hijo es muy sensible a las infecciones debido a alguna afección subyacente (como una enfermedad pulmonar tras un parto muy prematuro, problemas cardíacos, movilidad muy reducida con dificultades para toser y tragar, inmunodeficiencia congénita grave o serios trastornos metabólicos), plantéate evitar la guardería en épocas de gastroenteritis o resfriados. Consúltalo con el pediatra para que te aconseje. Pero si tu hijo en general está sano, es importante que salga al aire libre y se encuentre con otras personas aunque exista el riesgo de contagiarse de gastroenteritis o infecciones respiratorias; es necesario entrenar el sistema inmunitario del bebé. Esto puede hacerse de dos maneras: por medio de vacunas o a través de infecciones (véase el capítulo 9). No te dejes llevar por la propaganda alarmista que dice que es peligroso para los niños entrar en contacto con bacterias o virus, o encontrarse con personas o animales. Los bebés nacen preparados para eso.

ACCIDENTES DE TRÁFICO

El número de niños pequeños que fallecen a causa de accidentes de tráfico se ha ido reduciendo de manera constante durante las últimas décadas en Suecia. Esto probablemente se deba al trabajo que se hace desde hace muchos años para aumentar la seguridad en las carreteras. Gracias al uso obligatorio del cinturón de seguridad, a la imposición de que los niños de menos de 135 centímetros de altura usen una silla de coche para niños, a los vehículos cada vez más seguros y a la renovación de las carreteras con medianas de separación entre los dos sentidos del tráfico se ha podido salvar la vida de muchos niños.

Hoy en día es tan raro que mueran niños en accidentes de tráfico en Suecia, que si sigues la normativa vigente (no dejas que el niño vaya en un coche con un conductor ebrio, usas cinturón y silla de coche) y vigilas que tus hijos no salgan a correr a vías por donde pasan coches, casi conseguirás eliminar del todo el riesgo.

AHOGAMIENTO

Cada año mueren por ahogamiento unos tres niños menores de cinco años. A diferencia de los adultos —muchos se ahogan porque se caen al agua estando bebidos—, los niños suelen ahogarse en aguas poco profundas. Si están cerca del agua hay que vigilarlos constantemente. Algunos ahogamientos han sucedido cuando había adultos a su alrededor, en la playa o en la piscina, pero todos creían que otra persona estaba al tanto del niño. Con lo cual, si sois varios adultos, llegad a un acuerdo para atender al niño por turnos. Mientras seas tú el responsable, no apartes la vista de él ni un segundo, porque el ahogamiento puede suceder muy deprisa. Al niño le entra agua en los pulmones y no puede gritar, y en pocos minutos las lesiones cerebrales pueden ser muy graves, a menudo mortales. Si desaparece bajo el agua será difícil encontrarlo si no lo estabas observando todo el rato. Los niños pequeños también pueden ahogarse en la bañera. ¡Jamás dejes al niño solo en la bañera!

ASFIXIA

Cada año fallecen un par de niños menores de cuatro años a causa de asfixia, porque se atragantan con trozos de comida, juguetes pequeños o piedras. Algunas enfermedades o malformaciones aumentan el riesgo de asfixia, por ejemplo enfermedades que afectan a los músculos o a los nervios que deterioran los mecanismos reflejos para toser y tragar. Si tu hijo sufre estas dificultades, debes consultar a un logopeda para determinar qué tipo de comida y de qué manera debe comer tu hijo para que no haya problemas.

Si no, la típica situación en la que se produce asfixia es cuando un niño corre, salta o se cae mientras tiene un trozo de comida o un juguete (una ficha de lego, una canica, etc.) en la boca. Entonces los mecanismos reflejos que protegen la garganta están fuera de juego y el objeto puede acabar en la tráquea. Con un poco de suerte la tráquea no se queda taponada del todo, y puede expulsar el objeto en un ataque de tos. Si no lo consigue expulsar enseguida, llama al 112 y pide una ambulancia.

Si el objeto obstruye la tráquea del todo, el niño estará completamente callado y en estado de pánico, y la piel se le empezará a poner azulada. Tienes que ayudarle a expulsar el objeto. Si aún no ha cumplido el año, túmbalo con la tripa sobre tu antebrazo izquierdo mientras sujetas la barbilla y la mandíbula inferior del bebé con tu mano izquierda. Golpea fuerte la espalda cinco veces con tu muñeca derecha.

Así crearás un impulso con el aire que queda en los pulmones para que suba lo que le está bloqueando las vías respiratorias. Si el objeto sigue sin salir, da la vuelta al bebé para que quedé tumbado de espaldas y presiona con fuerza en medio del esternón cinco veces. También en esta situación debes apretar fuerte para que el impacto del aire desatasque la tráquea. Repite esto tres veces antes de llamar al 112 (a no ser que hayas podido pedirle a otra persona que llame enseguida, claro).

Hay cursos donde se practican estas maniobras; se suelen llamar «Primeros auxilios para salvar la vida de tu hijo» o algo parecido, y recomendamos encarecidamente asistir a alguno de ellos. Por lo demás, es buena idea no dejar que los niños corran o jueguen mientras tienen comida en la boca.

MALTRATO FÍSICO

Cada año mueren algunos niños a causa de violencia física, y en 9 de cada 10 casos el culpable es uno de los progenitores. Cuanto más pequeño es el niño, más probabilidad hay de que sea la madre quien le haya provocado la muerte, muchas veces justo antes de suicidarse.

Las madres que matan a sus propios hijos suelen padecer graves enfermedades mentales, a menudo psicosis, lo cual significa que pierden el contacto con la realidad. Existen tratamientos efectivos, y lo mejor que puedes hacer si conoces a un padre o una madre que muestra señales de tener graves problemas mentales es ayudarle a que reciba atención médica. Los síntomas pueden ser una ansiedad aguda, muchas dificultades para dormir y la sensación de que la vida es inmanejable. Si identificas estos síntomas en alguien conocido, busca ayuda en las urgencias de psiquiatría más cercanas. Si la persona en cuestión se niega a ir, llama para que te aconsejen.

En Suecia, algunos servicios de urgencias psiquiátricas tienen unidades móviles que acuden a casa de las personas que tienen enfermedades psíquicas graves y se niegan a ir al hospital voluntariamente. En esos casos puede ser necesario hospitalizarlos sin su consentimiento hasta que se sientan mejor. La sociedad tiene el derecho y la obligación de hospitalizar a personas con graves enfermedades mentales, aunque sea sin su consentimiento, si suponen un peligro para sí mismos o para otras personas.

Los padres que matan a sus hijos suelen tener una historia de violencia, celos y actitud controladora hacia su pareja, y a menudo han maltratado a las mascotas que han tenido. Pero también hay casos en los que un hombre mata a su hijo y luego se suicida, y hay mujeres que maltratan a sus parejas y a sus hijos. Si estás viviendo con alguien que tiene tendencias violentas, controladoras o celosas: ponte en contacto con asuntos sociales o con el teléfono de atención a mujeres maltratadas.* Si eres tú quien tiende a ser violento o a querer controlar a tu pareja, ponte en contacto con tu centro de salud, con asuntos sociales en tu ciudad o con un centro de acogida para hombres violentos. Si ya has agredido a tu pareja, sé responsable y deja a la otra persona en paz hasta que hayas conseguido resolver tus

* En España se puede llamar al 016 (violencia de género), al 062 o al 112. *(N. de la E.)*

problemas de agresividad. Si no eres capaz de respetar a tu pareja cuando vivís juntos, debéis separaros.

Es habitual que los progenitores primerizos tengan pensamientos horribles sobre herir adrede a su hijo. «¿Y si le clavara este cuchillo en el pecho a mi bebé?» «¿Y si tirara al niño por la ventana?» Muchas personas tienen este tipo de pensamientos en algún momento, a otras les sucede más a menudo y está ligado a la ansiedad. Por lo menos 1 de cada 10 mujeres tiene pensamientos obsesivos o compulsivos durante un período después del parto, en comparación con solo el 2-3 % de mujeres que lo sufren durante otras épocas de su vida. Además, alrededor de la mitad de las madres primerizas tienen formas más leves de pensamientos obsesivos mientras el niño todavía es un bebé. No hemos encontrado estudios sobre si esto les pasa también a los padres.

Es bueno saber que este tipo de pensamientos no llevan nunca al padre o a la madre a hacer daño de verdad a su hijo. Son normales y completamente inofensivos, aunque resulten espantosos para quien los tiene. Hay que verlos como lo que son: otra parte de la ansiedad y el catastrofismo que están ligados con el hecho de ser padres primerizos. Probablemente hayan cumplido alguna función antes en nuestra evolución, aunque aún no sepamos cuál.

Si tus pensamientos obsesivos hacen que te sientas mal, habla con tu médico para que te ayude. Si empiezas a evitar hacer ciertas cosas, como cortar pan o salir al balcón, o si empiezas a hacer algo de manera compulsiva, como lavarte las manos o controlar una y otra vez que las placas de la cocina estén apagadas, necesitas ayuda. Es normal que intentes evitar aquello que te provoca ansiedad, pero la obsesión es una mala estrategia, pues solo conseguirá que aumente tu ansiedad y que limites tu vida. Un psicólogo o un médico te puede ayudar si la ansiedad o los pensamientos obsesivos llegan a ser un obstáculo en tu vida.

QUEMADURAS

Aunque en Suecia muere, de media, un niño al año a causa de quemaduras, incluidos los incendios en los hogares, este tipo de lesiones son una causa frecuente y dolorosa de que los niños necesiten atención médica de urgencia. Se trata, sobre todo, de menores entre uno y dos años, a menudo justo cuando han aprendido a andar.

Un tipo de quemadura común (que rara vez resulta mortal) es la escaldadura, cuando un niño que justo es capaz de llegar a la mesa se echa encima una jarra o una taza de té o de café hirviendo y acaba con quemaduras en el cuello, la tripa y hasta en las piernas. Son especialmente peligrosos los hervidores o las cafeteras con cables, pues si el pequeño ve el cable colgando puede intentar tirar de él para ver qué pasa. Por eso siempre es recomendable colocar los hervidores, las teteras y las cafeteras en la encimera pegados a la pared, e instalar un protector en la cocina para que el niño no llegue a las placas o a las cazuelas que estén cerca del borde. Una barbacoa necesita supervisión adulta constante mientras esté caliente (aunque el fuego esté apagado) si hay pequeños alrededor.

Si aun así el niño se quema, quítale la ropa mojada si se trata de una escaldadura, mantén la piel quemada bajo agua corriente fresca durante 15 minutos y observa después la quemadura. Si la piel está rojiza y solo tiene ampollas pequeñas, podéis quedaros en casa y dejar que la piel se cure sola. Si ves ampollas grandes u otro tipo de lesiones, debes acudir directamente a un centro de salud o a un hospital. En casos de quemaduras graves llama al 112 y pide una ambulancia.

INTOXICACIONES

Es muy poco común actualmente que los niños mueran a causa de intoxicaciones en Suecia, pero algunos se lesionan y muchos tienen que solicitar atención médica. Hay algunos tipos de productos químicos en el hogar que pueden ser mortales o provocar daños serios e incurables, estos hay que guardarlos, obviamente, de manera que estén por completo fuera del alcance de los niños. Entre estas sustancias se cuentan las siguientes:

Sustancias corrosivas

Tanto las sustancias muy básicas como las muy ácidas son corrosivas, y si un niño las ingiere puede sufrir quemaduras en la boca y en el esófago. Plantéate si necesitas tener este tipo de productos químicos en casa mientras tus hijos son pequeños y, si llegas a la conclusión de que sí, guárdalos en un lugar alto donde los niños nunca puedan alcanzarlos.

Un ejemplo de este tipo de sustancias es el detergente para el lavavajillas, aunque los actuales sean menos peligrosos que los que se usaban antes. La sosa cáustica es extremadamente corrosiva.

Aceite de parafina, aguarrás, gasolina y líquido para encender barbacoas

Estas sustancias son muy líquidas y volátiles (es decir, se evaporan fácilmente). Si entran en la boca, tienden a acabar en gran parte en los pulmones en vez de caer al estómago. Allí provocan un tipo de inflamación que se llama neumonitis química y que puede ser muy grave.

Te recomendamos que guardes tus lámparas de parafina en el trastero mientras tus hijos sean pequeños y las saques cuando sean lo suficientemente mayores como para entender que no deben probar lo que hay dentro. Vigila el aguarrás cuando estéis pintando y piensa en otras opciones para prender la barbacoa, o vigila muy de cerca el líquido para encenderla. ¡No te fíes nunca de tapones en los que ponga que son «seguros para los niños»!

Medicamentos

Hay mucha variación en la toxicidad de los diferentes medicamentos, y algunos de los que se pueden adquirir sin receta médica son de los que pueden causar intoxicaciones graves. Tanto los suplementos de hierro como los analgésicos con paracetamol pueden provocar síntomas de intoxicación mortales si se toman en una dosis que puede ingerir un niño pequeño sin problemas. Guarda los medicamentos de forma que los niños no los puedan alcanzar.

Pila

Si el niño se traga una pila, esta puede liberar en el estómago el ácido que contiene y provocarle quemaduras químicas. Hay que sacarla inmediatamente del estómago; para ello debes llevarlo al hospital y se la extraerán con un gastroscopio. Intenta eliminar cualquier posibilidad de que tus hijos se traguen una pila; si a pesar de todo ocurre, busca atención médica urgente. Aunque no estés seguro de si se la ha tragado, solicita atención médica. La pila puede localizarse con facilidad en el estómago con la ayuda de rayos X.

Imanes

Si un niño se traga dos imanes, existe el riesgo de que acaben en diferentes partes del intestino o del estómago y se atraigan mutuamente; si tienen la fuerza suficiente pueden causar tal presión en los tejidos que estos se rompan o se produzca una úlcera. Esto supone un riesgo, es decir, los imanes pequeños y fuertes son peligrosos. Los niños, evidentemente, no pueden engullir los imanes más grandes con forma de herradura, pero si sospechas que tu hijo se ha tragado unos imanes más pequeños, busca atención médica. Estos objetos también pueden detectarse con rayos X, y si hay más de uno en el estómago es preciso extraerlos con un gastroscopio.

EL SERVICIO DE INFORMACIÓN TOXICOLÓGICA LO SABE TODO SOBRE SUSTANCIAS TÓXICAS

Existe un servicio de información toxicológica que puede darte muy buenos consejos si tu hijo ha ingerido algo tóxico. [En España puedes llamar al teléfono 91 562 04 20 las veinticuatro horas del día en caso de necesidad.]

¿QUÉ PASA CON LOS JUGUETES DE PLÁSTICO, LOS PRODUCTOS QUÍMICOS Y EL POLVO?

Hoy en día, muchos padres en Suecia, sobre todo entre la clase media con una educación superior, invierten demasiado tiempo en intentar proteger a los niños de los plásticos, los «productos químicos» y el polvo. Seguramente antes de que este libro salga publicado los peligros de moda serán otros, pues estos han ido cambiando a lo largo de la historia.

Polvo

Hace mucho tiempo que se acusa al polvo de causar enfermedades, pero las enfermedades que provoca han variado con el tiempo. A principios del siglo pasado se creía que el polvo causaba la tuberculosis y otros tipos de infecciones. Limpiar y mantener la casa en orden se convirtió en la responsabilidad del ama de casa, lo cual costaba mucho trabajo a las mujeres y no ayudaba para nada a combatir la tuberculosis, la difteria y otras infecciones. Cuando las enfermedades infecciosas se volvieron menos amenazadoras, empezaron a pensar que el polvo causaba alergias. De nuevo se proclamó que era importante la limpieza como medida preventiva, pero resultó tan ineficaz en ese caso como en el de las infecciones. Ahora hay gente que dice que el polvo puede contener sustancias químicas que interferirían con las hormonas de los niños, y que por eso es necesario pasar la aspiradora y fregar el suelo.

El polvo es una gran mezcla de sustancias. En una casa cerca del desierto estará compuesto sobre todo por arena que ha entrado con el viento y se ha depositado en el suelo. En un club canino el polvo será en gran parte pelo y partículas de piel de perros y quizá algunas migas de comida seca. En una casa sueca corriente está compuesto de escamas de piel, fibras textiles, pelos y un poco de todo.

El polvo es seco y estéril. Ninguna bacteria se puede reproducir en él, al igual que nunca ha podido causar tuberculosis (eso era culpa de las bacterias de la tuberculosis) ni alergias. La idea es completamente absurda: ¿por qué iba a enfermar alguien alérgico al polen o a la leche de vaca debido al polvo que hay en casa? El único perjuicio que puede causar el polvo es estético, además de ensuciar los calcetines. Para la salud y el desarrollo infantil da completamente igual si se pasa o no la aspiradora en casa.

El miedo al plástico

Los progenitores de un recién nacido son expertos en hallar peligros imaginarios. Por si esto no fuera suficiente, hay muchos que explotan esta ansiedad para transmitir diferentes mensajes. Mientras que las madres de antaño tenían que limpiar y fregar para prevenir la tuberculosis o las alergias (en ambos casos, como ya hemos dicho, completamente en vano), los padres y madres de hoy deben tener cuidado porque el polvo puede contener «sustancias químicas». Esta expresión no tiene ninguna definición oficial, pero en estos casos suele referirse a moléculas que no se encuentran en la naturaleza, sino que han sido creadas por el hombre. Es muy común que se asuma erróneamente que ese tipo de moléculas son peligrosas, mientras que las sustancias «naturales» son saludables o inofensivas. En realidad, algunas de las sustancias más venenosas que conocemos son naturales y la mayoría de las moléculas creadas por el hombre no son particularmente peligrosas, a no ser que se ingiera una dosis muy alta, por supuesto, pero entonces casi todo es peligroso.

Un médico danés lanzó una hipótesis en la década de 1990 diciendo que las malformaciones y el cáncer en los niños se debían a que absorbían ciertas sustancias químicas cuando estaban en el vientre de la madre. Según esta teoría, muchas de las sustancias químicas que nos rodean a diario se deben parecer a nuestras hormonas, y por eso interfieren con su funcionamiento. Sobre todo, se sospechaba de diferentes tipos de plástico. Esta hipótesis se investiga desde hace unos veinte años sin que haya podido demostrarse que las sustancias químicas que abundan a nuestro alrededor puedan perjudicar a las personas. En 2016 se publicó un metaanálisis, es decir, una recopilación de una gran cantidad de estudios, que demuestra que no existe ninguna relación entre la concentración en la sangre de varias sustancias químicas corrientes y el riesgo de que se contraigan enfermedades o se produzcan malformaciones que supuestamente provocarían «las sustancias químicas» al interferir con nuestras hormonas.

Así que la hipótesis era errónea, lo cual es completamente normal en la investigación científica: se presenta una teoría y se demuestra si es correcta o (como sucede en la mayoría de los casos) falsa. Por desgracia, durante todo este tiempo se han escrito libros sobre lo peligrosos que son los patitos de goma, y muchos activistas en contra del plástico les han metido miedo a padres de niños pequeños y les han convencido para que se deshagan de tazas y cucharones de plástico del todo inofensivos. En muchos lugares se han impulsado proyectos para eliminar los plásticos que no han servido para nada.

Claro que vivimos rodeados de un montón de sustancias químicas fabricadas por el hombre, en eso se basa nuestro nivel de vida: sin plástico no tendríamos ni móvil ni televisor. Si la carne no estuviera envuelta en plástico no podría estar en el mostrador refrigerado. De hecho, los frigoríficos y los lavavajillas en gran parte están hechos de plástico. Según nuestras leyes sobre sustancias químicas, hay que analizar las que nos solemos encontrar a diario para calcular a qué niveles podemos estar expuestos sin que suponga un riesgo. En lo que se refiere a sustancias químicas corrientes, que se pueden encontrar en plásticos en el hogar, las dosis que podrían ingerir los niños en casa o en la guardería están muy por debajo de la cantidad límite que se puede ingerir cada día durante toda la vida sin que sea peligroso, lo que se llama CDT (consumo diario tolerable). Puedes estar seguro de que las autoridades que han calculado estas cantidades límites han dejado margen de sobra.

Por alguna razón, a la gente de hoy le encanta ser alarmista con el plástico, pero mañana la moda habrá cambiado. Las teorías conspirativas se basan en que estamos rodeados de un montón de peligros que nos están ocultando o que no entendemos. Pero nada indica que sea así, al contrario, por cada década que pasa son menos los niños que mueren o se lesionan de forma grave. Nuestra esperanza de vida aumenta y cuanto más industrializada se vuelve la sociedad, más sanos estamos. A uno le puede parecer que la vida era más agradable y más «natural» hace cien años, pero nuestra media de vida se ha incrementado muchísimo desde entonces y la mortalidad infantil se ha dividido por cien.

Antes de 1805 el 20 % de los niños en Suecia morían antes de cumplir un año. En 2015 la cifra era del 0,25 %. Recuerda que esto incluye a todos los niños que han nacido con malformaciones o en un parto muy prematuro. Nunca jamás en la historia de la humanidad ha sido tan alta la probabilidad de que un niño llegara a adulto como lo es hoy.

RESISTE

Es natural asustarse cuando escuchas a tantos agoreros que están intentando convencerte de lo peligrosas que son tantas cosas. El problema es que es imposible demostrar que algo es completamente inofensivo. Y si resulta que el plástico en teoría puede ser un riesgo, ¿por qué no también los tejidos impermeables o los tejidos de algodón de colores? ¿Por qué no iban a ser peligrosos la madera, el aire o el olor a rosas? ¿Y los bollos de canela? Desde un punto de vista filosófico nunca podremos estar seguros del todo. Con lo cual es imposible, por razones puramente teóricas, crear una vida con cero riesgos. Tampoco es sano esforzarse por intentar conseguirla. Al igual que a una persona que sufre un trastorno obsesivo-compulsivo quizá le dé por controlar infinidad de veces que ha apagado las placas de la cocina, un padre y una madre preocupados siempre encontrarán algo nuevo por lo que angustiarse.

Si tienes tendencia a preocuparte demasiado, intenta resistirte. Lo que debes hacer no es deshacerte de todo el plástico, sino detener el flujo de consejos que te llegan. Deja de seguir en las redes sociales a personas que se dedican a asustar a los progenitores de niños pequeños. Di «No, gracias» a consejos que no has pedido. Parece que a algunas personas les entretiene asustar a los demás; si se dedican a contar historias de fantasmas o a producir películas de terror es perdonable, pero no tienen ningún derecho a meterte miedo solo porque acabas de tener un hijo. Piensa en la viejecita de *Miguel el travieso*, el cuento de Astrid Lindgren. Era pobre y estaba en el último escalafón de la comunidad de campesinos, y lo único que le animaba era cuando podía horrorizar y meter miedo a los demás con sus historias terroríficas. ¡Evita a todos los agoreros cuando esperas o acabas de tener un hijo!

Merece la pena recordar que nunca jamás en la historia de la humanidad ha habido probabilidades tan altas de que un niño llegue a ser adulto como ahora. Esto no ha reducido nuestra ansiedad, a veces casi parece que ha hecho todo lo contrario: la alimentamos porque imaginamos todo lo malo que puede pasar mientras intentamos eliminar riesgos. La única manera de calmar la preocupación (si no es demasiado intensa, porque en ese caso se necesita ayuda profesional) es que nos dediquemos a hacer otra cosa completamente diferente para que a uno no le dé tiempo de pensar en posibles peligros.

Si tienes permiso por maternidad o paternidad, tal vez ha llegado la hora de que vuelvas al trabajo, así no te pasarás todo el día en casa preocupándote. También puedes ir a un curso para aprender algo nuevo, salir a correr, ir una noche de fiesta con tus amigos o hacer cualquier otra cosa para despejarte. Demasiada preocupación y ansiedad no es bueno para ti ni para la vida en familia.

Es mucho más frecuente que sean las madres quienes sientan esta intensa preocupación que los padres. Esto puede deberse a que las mujeres en general son más susceptibles a la depresión y la ansiedad que los hombres, pero también a que a menudo las mujeres tienen la mayor parte de la responsabilidad sobre el niño, y por ello cargan también con la mayor parte de las preocupaciones. Como sabrás, nosotras consideramos que los progenitores deben dividir por igual la responsabilidad sobre el hijo, y esta es otra buena razón para hacerlo. Si compartes la responsabilidad con tu pareja, también podréis hablar de vuestros miedos para tranquilizaros. Si uno de los progenitores se hace cargo de todo, no podrá escuchar al otro que no está igual de preocupado. La falta de preocupación se interpretará como falta de competencia, lo cual en algunos casos es verdad y en otros no.

EN RESUMEN...

... es importante saber distinguir entre datos científicos, creencias y opiniones. Los niños que fallecen hoy en día en Suecia suele ser a causa de malformaciones congénitas o de partos muy prematuros, y no puedes hacer nada para evitarlo. Lo fundamental para proteger a tu hijo es dejar que duerma boca arriba, vigilarlo cuando esté en el agua, guardar la sosa cáustica, el líquido para encender barbacoas y los medicamentos bajo llave, seguir las normas de tráfico y el calendario general de vacunaciones. Deja de eliminar el plástico y limpia solo cuando a ti te parezca que hace falta. No hagas caso a los agoreros y utiliza tu pensamiento crítico cada vez que oigas algo sobre algún nuevo peligro para los niños. Sobre todo si la «solución» supone más trabajo doméstico para ti y menos libertad.

- 13 -

La herencia genética, el entorno y la importancia del grupo

Muchas personas creen que si son padres y madres perfectos durante el primer año de su hijo, lo están «vacunando» para que no sufra en el futuro, y que esto es necesario para que el niño se convierta en un adulto feliz y con éxito. Es fácil flaquear ante la enorme tarea que supone crear un ser equilibrado. En el último capítulo de este libro afrontamos la idea de que el recién nacido es como una hoja en blanco en la que los progenitores pueden imprimir sus normas. Hablaremos de la genética de la personalidad y de la importancia que tiene el ambiente que rodea al niño. También ofreceremos consejos sobre lo que es importante para que la vida en familia funcione bien.

En nuestra cultura está firmemente asentada la idea de que la personalidad del niño se forma sobre todo a través del cuidado y de la educación que recibe de sus progenitores. Si haces lo correcto, tu hijo saldrá bien; si fallas, todo puede acabar mal. Se culpa a los padres y a las madres por todo, desde la anorexia, el autismo y las adicciones, hasta la incapacidad para mantener buenas relaciones de adulto. Las secciones de cartas al editor o de comentarios están llenas de agrias acusaciones contra padres y madres por no haber educado bien a sus hijos.

El debate sobre qué determina la vida y la personalidad de una persona probablemente haya existido desde que los seres humanos podemos comunicarnos con palabras; parece que nos resulta bastante interesante. ¿Qué determina nuestro desarrollo personal? ¿Es lo que heredamos, el ambiente que nos rodea, o el destino? Vamos a dejar el destino, u otras causas misteriosas o divinas, fuera de este libro. Como habréis comprendido, la teología no es nuestro ámbito de competencia.

Sin embargo, en este capítulo discutiremos el significado que tienen la herencia genética y el entorno para el desarrollo de la personalidad y de la vida del niño. Cuando hablamos de herencia genética nos referimos a los aspectos biológicos heredados de las personas que han aportados los gametos a partir de los cuales se ha desarrollado el niño (suelen ser el padre y la madre, pero en casos de donación de óvulos o esperma se trata del donante, y en adopciones, de los padres biológicos). Definiremos más adelante lo que constituye el entorno.

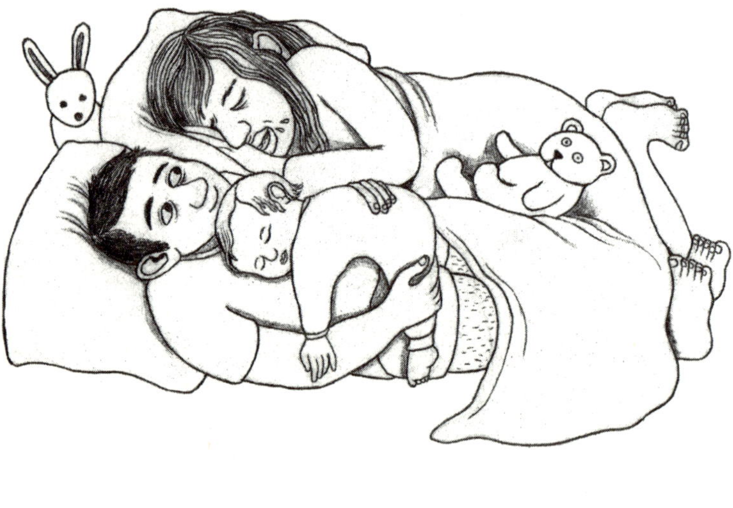

LA HERENCIA GENÉTICA Y EL ENTORNO

No es necesario que especulemos demasiado sobre el impacto que puede tener la herencia genética en los rasgos de la personalidad. Hay evidencias científicas sólidas sobre este tema, que se han conseguido sobre todo por medio de dos clases de investigaciones: estudios de gemelos y estudios de adopciones.

En las investigaciones los científicos miden las diferencias entre parejas de gemelos monocigóticos y parejas de mellizos, entre hermanos con el mismo padre y la misma madre y entre hermanastros y entre niños que crecen con su padre y su madre biológicos y sin ellos. A partir de estas mediciones, los investigadores pueden calcular qué parte de una característica personal depende de los genes y cuánto depende del medio.

En los últimos años también se han realizado estudios en los que se observa directamente el ADN, y estos han llegado a las mismas conclusiones que los dos métodos anteriores.

Tomemos como ejemplo la inteligencia durante la infancia, medida como cociente intelectual, CI, y determinada aproximadamente al 50 % por la genética. La mitad de la variación del cociente intelectual entre los niños en un grupo se basa en los genes que han heredado de sus padres. Cuando se mide lo mismo en un adulto, la parte hereditaria aumenta al 70-80 %. Cuanto mayor, más importante es la genética para el tipo de inteligencia que mide el cociente intelectual. Por eso el CI de los gemelos monocigóticos se va pareciendo más con la edad.

Por otra parte, el entorno familiar explica aproximadamente el 15-20 % de la variación del CI en los niños. Pero si mides el cociente intelectual en adultos, casi nunca se puede apreciar ningún efecto del ámbito familiar en el que creció de niño. El comportamiento de los padres puede influir de manera limitada en el CI de los niños mientras estos vivan en casa, pero los efectos se disipan cuando son adultos.

El lector atento se habrá dado cuenta de que los porcentajes de lo que se atribuye a los genes y lo que se atribuye al ambiente familiar no suman el 100 %. Para llegar al 100 % es necesario añadir otro factor, algo que los científicos llaman el «ambiente no compartido», es decir, la experiencia que es única para cada niño.

EL AMBIENTE COMPARTIDO Y EL AMBIENTE NO COMPARTIDO

El ambiente compartido está compuesto por aquellos factores que afectan a todos los niños que crecen en la misma familia. Este tipo de factores son vivir en la ciudad o en el campo, que los progenitores sean ricos o pobres, tener acceso a libros o disponer de muchas pantallas en casa.

El ambiente no compartido, mucho más difícil de definir, es distinto para los diferentes habitantes de un hogar, es único para cada individuo. Son cosas como amigos, actividades en el tiempo libre, compañeros de clase, enfermedades y accidentes que afectan a un hermano pero no al otro.

¿Y las costumbres alimentarias? ¿Forman parte del ambiente compartido o no compartido? Aquí ya se complican las cosas. Lo que se sirve para comer en casa pertenece al ambiente compartido si los niños comen exactamente lo que les han servido. Pero si un gemelo como la carne que se pone en la mesa, mientras que el otro solo se come la salsa y las patatas, entonces se trata del ambiente no compartido, igual que las chucherías que se compran con la propina y lo que les dan para comer en casa de sus amigos.

Está claro que se trata del ambiente compartido si hay un balón de fútbol para jugar, pero si el niño juega o no es algo no compartido. Que el padre o la madre lea un cuento por la noche puede formar parte del ambiente compartido, mientras que si el niño tiene la costumbre de leer solo o no es algo no compartido. Los ingresos que tengan los progenitores y el lugar donde viven pertenece al ambiente compartido, pero su comportamiento con el niño suele ser menos compartido de lo que nos gustaría creer. Porque, aunque muchos intentamos tratar a nuestros hijos de manera justa, es imposible tratar a niños con personalidades diferentes exactamente igual. Hablaremos de esto más adelante.

LOS GENES Y EL AMBIENTE NO COMPARTIDO SON LO MÁS IMPORTANTE

Casi todos los rasgos de la personalidad tienen más que ver con el ambiente no compartido que con el compartido, pero sobre todo están relacionados con los genes. Según un metaanálisis, la herencia genética es responsable del 48 % de la variación que existe en la habilidad lingüística entre individuos, mientras que el ambiente compartido solo es responsable del 19 %. Un 60 % de la orientación espacial es hereditaria, y el ambiente compartido no tiene nada que ver con ella. El ambiente compartido tampoco explica la variación en la capacidad para memorizar cosas, el 48 % depende de la herencia genética.

Los test de personalidad muestran resultados similares. El neuroticismo, o inestabilidad emocional, que se caracteriza por la tendencia a preocuparse o sentir emociones negativas, depende un 42 % de la herencia genética en los hombres y un 50 % en las mujeres. El ambiente compartido es responsable del 5 % de la variación en neuroticismo entre los hombres y del 0 % entre las mujeres.

Pero si sobre todo son los genes y el ambiente individual los que desempeñan un papel decisivo en el desarrollo del niño, ¿cómo se explica que una y otra vez veamos que padres equilibrados y tranquilos tienen hijos buenos y bien educados, mientras que los hijos de padres inquietos a menudo están enfadados y tienen problemas para concentrarse? Obviamente, aquí también se debe una parte a la herencia genética. La mayoría de los rasgos de personalidad son hereditarios hasta un 50 %, de media. En las familias donde tanto los niños como los padres tienen una predisposición genética a ser muy temperamentales va a haber altercados, y las broncas solo llevan a más broncas. De la misma manera, el buen comportamiento suele dar lugar a respuestas cordiales. Un niño alegre y risueño recibirá sonrisas y besos de sus padres, lo cual hará que el niño esté contento y se creará un círculo virtuoso. Esto suele suceder sobre todo en familias donde los hijos y los padres tienen genes que hacen que vean la vida desde un punto de vista optimista.

La ansiedad (el neuroticismo) depende hasta un 50 % de los genes, con lo cual no es para nada seguro que los padres tengan la culpa por haber sobreprotegido a un niño quejoso y pesado. Puede que haya nacido así. En algunos casos por lo menos uno de los progenitores también es una persona con ansiedad. En otros casos dos progenitores que no son para nada neuróticos pueden tener un hijo inquieto.

Si te ha tocado un niño que no te causa ningún problema, sino solo alegrías, has tenido suerte tanto con el niño como con tu habilidad para ver todo y a todos de forma positiva. Sin embargo, si te ha tocado un niño más descontento y no muy simpático, la culpa no es tuya.

EL ENTORNO SOCIAL

El entorno social es aquel ambiente que comparten todos los miembros de una sociedad. En una sociedad donde la gente se muere de hambre, los genes que causan sobrepeso no se notarán. Nadie, independientemente de los genes que tenga, puede tener sobrepeso si solo cuenta con comida suficiente para sobrevivir. Pero en una sociedad donde el acceso a comida rica en calorías es fácil, las personas con una tendencia genética al sobrepeso a menudo lo desarrollarán. Los estudios sobre la importancia de la herencia genética y el ambiente se suelen limitar a un país o a cierto ámbito cultural. Es decir, se investiga lo que diferencia a las personas gordas y delgadas en Estados Unidos o en Japón, no las diferencias entre personas gordas y delgadas de todo el mundo, porque entonces solo se vería que el factor más importante es el acceso a alimentos.

Esto también se aplica a estudios sobre violencia o criminalidad. En Estados Unidos hay cuatro veces más violencia mortal que en

Suecia, lo cual tiene causas culturales e históricas. Dejando de lado la genética, los niños que se crían en una favela en Brasil o en un barrio marginal donde los narcotraficantes son los reyes, corren un riesgo muy elevado de convertirse en drogadictos o delincuentes. Esto muestra otra vez que la educación que imparten los padres no es lo más importante. Aunque hagas todo lo posible como progenitor para inculcarle buenas normas a tu hijo, el riesgo de que acabe teniendo problemas es muy alto en ese tipo de ambientes.

En una sociedad en la que no existe la lengua escrita nadie aprende a leer, pero en una con educación obligatoria donde se valora mucho la habilidad de leer y escribir, la mayoría aprenderá a leer; algunos leerán muy bien, y a otros, con predisposición genética a la dislexia, les resultará más difícil.

El hecho de que consideremos que el desarrollo de los niños se debe en gran parte a factores genéticos no significa que nos volvamos cínicos o antisociales. Al ser conscientes de que no tiene mucho sentido culpar a los padres porque su hijo se haya desviado, también vemos que la mejor estrategia es luchar por buscar soluciones generales que puedan ayudar a todos los niños. Sabemos que son efectivos. Cuando Suecia se convirtió en 1979 en el primer país del mundo en prohibir el castigo corporal a menores, a muchas personas les pareció ridículo, pues entonces se consideraba normal pegar un poco a tus hijos, siempre y cuando no se produjeran lesiones (en ese caso era maltrato). Sabemos que la ley hizo que cambiara nuestra manera de ver la violencia contra menores y que hoy en día muchos menos padres y madres pegan a sus hijos. Por supuesto no todos los niños recibían palizas antes de 1979, muchos de ellos tenían progenitores buenos. Y por supuesto algunos las reciben todavía hoy en día, aunque esté prohibido. Pero tanto los hijos de progenitores buenos como los de progenitores agresivos reciben muchas menos palizas ahora que antes. Todo gracias a un cambio legislativo.

NEURODIVERSIDAD

Nos parecemos unos a otros en algunos aspectos, y en otros somos diferentes. Aunque todos los cerebros estén formados de la misma manera, todos tenemos una personalidad y capacidades diferentes. Las sociedades compuestas por individuos con gran variedad de cualidades y comportamientos es probable que hayan tenido más éxito que aquellas en las que todos se parecían mucho.

Actualmente algunos patrones de comportamiento pueden crear problemas tan importantes en la escuela y en la vida laboral que su diagnóstico tiene nombre propio. Entre estos se encuentran el trastorno por déficit de atención con hiperactividad (TDAH) y trastornos del espectro autista (TEA). El hecho de que puedan causar dificultades en la escuela o en el trabajo no significa que solo haya desventajas con un cerebro que funciona de esta manera. Al contrario, personas con estos tipos de comportamiento son primordiales para el desarrollo de la sociedad. En este libro sobre embarazos y recién nacidos presentaremos algunos de estos patrones de comportamiento porque sus características pueden manifestarse durante el primer año de vida, aunque no sea posible diagnosticarlos hasta que el niño sea mayor.

TDAH

A las personas con trastorno por déficit de atención con hiperactividad, TDAH, les cuesta diferenciar aquello a lo que deben prestar atención de aquello que deben ignorar y tienen dificultades para concentrarse en algo determinado. Sobre todo, les suele resultar difícil concentrarse en tareas aburridas y repetitivas. Las personas con este trastorno son impulsivas y no se les da bien regular su nivel de trabajo; o bien están muy activas, o bien están sin hacer nada. En general la memoria de trabajo es bastante mala. Los niños con TDAH acostumbran a ser intensos, ingeniosos y divertidos, pero a su vez muchos, sobre todo los chicos, tienen facilidad para meterse en peleas. Las niñas que tienen este trastorno sin diagnosticar a menudo manifiestan problemas de ansiedad. Cuando en la escuela se les empieza a demandar que se organicen y planifiquen, los niños con TDAH suelen tener dificultades para obtener resultados acordes con su potencial.

El TDAH es uno de los trastornos más hereditarios que se conocen, por lo menos un 75 % depende de los genes. Por alguna extraña razón los periódicos están llenos de artículos que declaran que todo, desde la comida hasta el plástico, causa TDAH, pero no es así. Dado que el factor hereditario es tan elevado, la mayoría de las veces por lo menos uno de los progenitores padece a su vez este trastorno de personalidad, aunque quizá no se lo diagnosticaran de niño. Un parto extremadamente prematuro parece ser un factor ambiental que puede provocar un tipo de TDAH, y algunas infecciones cerebrales en el niño pueden causar efectos similares. Sin embargo, el hecho de no ser un buen progenitor seguro que no hará que el niño tenga TDAH.

Al igual que no se puede tener sobrepeso en una sociedad donde apenas hay comida suficiente, el tipo de personalidad que hoy diagnosticamos como TDAH no suponía una gran desventaja en una sociedad en la que se premiaba el rendimiento físico y la fuerza para actuar y casi nadie se pasaba el día leyendo en su habitación. Un ama de casa que no paraba quieta ni un momento y estaba siempre ocupada en diferentes tareas, cuya atención iba de una cosa a otra de manera que no se escapara de su vista nada de lo que les pasaba a sus hijos, a los animales de su granja ni a las plantas, seguramente era una mujer con un temperamento muy apreciado en las granjas del siglo XIX. El tipo de personalidad depende mayoritariamente de los genes, pero hasta qué punto lo consideramos un problema o un comportamiento digno de diagnóstico una consecuencia de cómo está estructurada nuestra sociedad. Muchas personas creen que ahora hay más personas con TDAH, pero lo que en realidad ha aumentado es la tendencia a diagnosticarlo.

A menudo los años en la escuela son el período más difícil para un niño con este trastorno, pero si logra acabar esta etapa de formación, luego tendrá más posibilidades de encontrar un trabajo en el que un cerebro como el suyo se considere una ventaja. Para encontrar a adultos con TDAH hay que buscar entre artistas, empresarios, agentes inmobiliarios, médicos de urgencias y asesores. Por desgracia también los hay en las cárceles, ya que el TDAH (en hombres) aumenta el riesgo de delincuencia, quizá porque les resulta difícil controlar los impulsos.

No se puede cambiar la personalidad de un niño, pero si tienes un hijo con TDAH debes tratar de adaptar el entorno para que se desarrolle lo mejor posible. También hay tratamientos médicos que son efectivos en muchos casos y facilitan enormemente vivir con este trastorno en nuestra sociedad moderna.

TRASTORNOS DEL ESPECTRO AUTISTA

Otra variante de comportamiento cuyo diagnóstico tiene nombre propio son los trastornos del espectro autista (TEA). Un individuo con este diagnóstico suele tener dificultades para entender el punto de vista de otras personas y prefiere ceñirse a una rutina establecida. Muchas personas con TEA tienen de vez en cuando altercados porque valoran los hechos científicos ante todo. Su capacidad para acabar completamente absorbidos por sus propios intereses y creencias puede aburrir a los demás. Los trastornos del espectro autista también son fuertemente hereditarios.

No hay nada que indique que este trastorno sea más común ahora que antes, pero algunos sectores de nuestra sociedad (sobre todo la escuela) no están preparados para aceptar a quienes no tengan suficiente inteligencia social o no sepan adaptarse a los cambios. Las personas con trastornos del espectro autista pueden hacer grandes aportaciones a la sociedad como escritores, periodistas o científicos. Isaac Newton tenía una personalidad que hoy en día quizá hubiera recibido un diagnóstico semejante, y en la actualidad hay varios ejemplos de científicos reconocidos con ese diagnóstico. No hay tratamientos médicos para combatir los trastornos del espectro autista, pero es útil aprender cómo funciona para adaptarse a la situación.

Si tú, tu hijo u otra persona de la familia tienen trastorno por déficit de atención con hiperactividad o trastorno del espectro autista, una buena idea es buscar ayuda si algo en el día a día no funciona bien. Si los problemas son menores puedes acudir a tu centro de salud, al médico de la escuela, a un psicólogo o al pediatra. En casos más graves, que supongan un verdadero obstáculo para la vida cotidiana, deberás contactar con la unidad de psiquiatría infantil, de psiquiatría para jóvenes o para adultos.

NIÑOS FÁCILES Y NIÑOS DIFÍCILES

Hoy en día se suele echar la culpa a los padres de que sus hijos sean revoltosos, y en el peor de los casos las personas de su entorno no paran de darles consejos sobre lo que deben hacer para corregir los problemas en la personalidad del niño. Por suerte, la naturaleza nos ha dotado de suficiente amor paternal como para que también los niños un poco menos simpáticos sean adorados incondicionalmente por sus progenitores. A lo largo de la evolución los niños han adquirido además la habilidad para, en mayor o menor medida, parecer encantadores también a otros adultos. En esto se pueden observar grandes diferencias, y es algo en lo que tú como madre o padre no puedes hacer nada, así que no debes ni echarte la culpa ni alardear de ello.

Si tienes un hijo que requiere mucha atención extra, es positivo que haya varias personas para cuidarle. Desde luego que, si sois dos adultos a cargo del niño, es importante compartir la responsabilidad también cuando se hayan acabado los permisos de maternidad y paternidad. Pero a menudo, si se trata de un niño que exige mucho tiempo, hace falta que estén involucrados más de dos adultos, para que los progenitores puedan tener una vida laboral y dispongan de tiempo para recobrar fuerzas. Haz una lista de amigos y familiares y pídeles ayuda. Deja que el niño se quede en la guardería el tiempo que sea necesario, aunque muchas veces sea más del que se quedaría un niño con menos dificultades.

Aunque la investigación científica no haya podido demostrar que el entorno familiar sea un factor muy importante para el desarrollo de la personalidad del niño, esto no es razón para dejar de procurar que el niño crezca en un buen ambiente. La relación progenitores-hijo es una relación desigual. El hijo tiene que vivir con los padres, y estos tienen mucho poder sobre el hijo mientras crece. Por eso todos los progenitores tienen el deber moral de intentar comportarse bien y crear un ambiente agradable, aunque el hijo tenga una personalidad difícil.

También los niños con dificultades van a dar y tener más momentos alegres en familias en las que los padres procuran portarse bien con ellos que en familias en las que es habitual que haya violencia, amenazas y voces. Desde 1979 en Suecia los niños tienen el mismo derecho que los demás a no sufrir violencia física. Como hemos explicado, antes estaba permitido pegar a los niños en casa para educarles.

Si tienes un hijo que no te da muchas complicaciones, intenta apoyar, ser comprensivo y no juzgar si te encuentras con padres cuyos hijos son más difíciles. De esa manera el ambiente será más agradable para todos. No sabemos si tú hubieras sido mejor padre o madre para esos niños tan molestos a los que observas en el autobús, o si hubieras sido un padre o una madre más eficaz para ese niño tan quejoso y llorica que te encuentras en la guardería.

SER PADRE O MADRE EN LA VIDA REAL

En muchas familias suecas actuales, sobre todo en aquellas donde los progenitores tienen una educación superior, existe la tendencia a ceñirse a los deseos y a la voluntad del hijo, a veces a costa de las necesidades que tiene el resto de la familia u otras personas en el entorno. Las intenciones son buenas, no quieren contrariar al niño, pero si el progenitor se pasa, pierde todo su poder, y eso tampoco es bueno. El cerebro de los niños no está maduro, y por eso no se les da bien darse cuenta de las consecuencias de sus actos o situarlos en un contexto más amplio. De eso saben más los padres, quienes también son capaces de entender que otros adultos se irriten si un niño está interrumpiendo y exigiendo atención constantemente.

Normas y educación

Por supuesto, como progenitor puedes decidir qué normas y reglas deben regir en tu casa. La ley otorga a padres y madres la patria potestad sobre el niño hasta que cumpla dieciocho años.

Hablad sobre cómo queréis que funcione vuestra familia. Si hay normas claras y pautas de conducta para la convivencia en casa, os será más fácil ser padres y surgirán menos broncas. Además, el niño sabrá que no merece la pena seguir discutiendo cuando uno de sus progenitores le clava la mirada y habla en tono serio, ya se trate de la hora de acostarse, de los helados o de si se pueden manosear todas las chucherías en la tienda aunque no se vayan a comprar.

No intentes ser perfecto

Muchos progenitores quieren ser perfectos y tienen mala conciencia, sin sentido, cuando tienen reacciones tan humanas y normales como la irritación, la falta de interés (por ejemplo, cuando el niño quiere jugar en mitad de la noche) y las ganas de salir de casa y pasar un rato agradable con un grupo de adultos. Es imposible ser un padre o una madre perfectos, porque la perfección no existe. Además, cabe preguntarse si sería buena idea que un niño creciera con unos padres perfectos. Probablemente se llevaría un gran choque cuando saliera de su burbuja. Porque en el mundo real no existen solo personas buenas, y está lleno de injusticias, de contradicciones y de personas a las que, sencillamente, no les caes bien. Es bastante extraña esta idea moderna de que los progenitores deben esforzarse para crear un ambiente perfecto para su hijo.

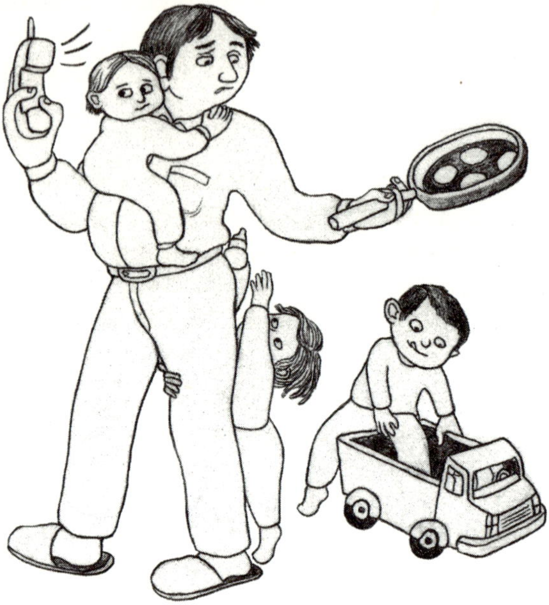

Los niños necesitan tiempo para entender que no todos los adultos opinan ni se comportan igual. La madre quizá no tiene la misma paciencia que el padre, o uno de los progenitores está de mal humor por la mañana mientras que el otro se queda dormido cuando les está leyendo un cuento.

Está bien establecer normas generales sobre asuntos que os parezcan importantes a los dos, pero también debéis respetar la individualidad y la relación única que cada uno de vosotros ha desarrollado con el hijo. Procurad evitar criticar la manera de ser padres de otros; eso hiere mucho.

No uses la violencia

Hay cosas que nunca debes hacer, y una de ellas es usar la violencia. Es fácil enfadarse con los niños, y la falta de sueño, el hambre, las discusiones de pareja y el llanto de un bebé pueden provocar una ira desesperada e impotente. En las culturas donde no está expresamente prohibida, la violencia contra los niños es una parte normal de la vida en familia. Aparte de que la violencia atemoriza al niño y puede ser peligrosa para su salud, tú también te sentirás peor y serás peor persona si levantas la mano.

Pero ¿qué es la violencia? Dar patadas, pegar, empujar, pellizcar, quemar, zarandear o morder al niño son ejemplos de violencia física. En ocasiones es necesario sujetar con fuerza a algunos niños que son incontrolables o revoltosos; a otros hay que agarrarlos para peinarles o cortarles las uñas. Este tipo de violencia es aceptable, y no suele hacer falta repetirlo muchas veces para que el niño se dé cuenta de que no sirve de nada intentar escabullirse. Es posible que tengas que usar un tono muy enfadado para demostrar al niño que ha hecho algo inadmisible, o que lo tengas que sujetar con fuerza para evitar que se haga daño a sí mismo o a otras personas.

No todos los niños son igual de revoltosos, algunos son más precavidos u obedientes que otros. Por eso variará el número de veces que necesiten que los sujetes o les riñas. Tener un hijo muy agresivo puede poner a prueba tu paciencia. Piensa que los niños suelen enfadarse o volverse contestones cuando les exiges algo que no se ven capaces de hacer. Si tu hijo a menudo reacciona con ira, reflexiona sobre si puedes bajar tus exigencias de alguna manera.

No es fácil determinar qué se considera un nivel de irritación aceptable durante la crianza; si tienes dudas sobre tu forma de expresar enfado o establecer límites, consúltalo con alguien de tu confianza. Si tú o tu hijo soléis tener reacciones violentas, pide ayuda al médico.

No abuses del alcohol o las drogas

Beber un vaso de vino es aceptado en nuestra sociedad, y probablemente no sea perjudicial para los niños. Si bebes de vez en cuando con tus amigos cuando tu hijo no está presente, no supone un problema, mientras no vuelvas borracho, violento y desagradable a casa.

Sin embargo, si los progenitores abusan del alcohol o las drogas es muy duro para un niño y también puede resultar peligroso, porque este tipo de consumo nubla el juicio. Debes tomártelo en serio si eres consciente de que el alcohol o las drogas invaden gran parte de tu vida, o si tu hijo, tu pareja o un amigo te pide que bebas menos o te dice que les asustas cuando has bebido.

Acude a tu centro de salud y cuéntale a un médico o una enfermera que estás preocupado por tu consumo de drogas. Explícales con honestidad cuál es tu situación y pídeles que te ayuden a determinar si tienes un problema. No intentes convencerte de que tus hijos son demasiado sensibles, forma parte de la naturaleza de la adicción intentar mantenerla e ignorar los problemas que está creando a tu familia o a otras personas.

Niños en peligro

En algunos hogares las condiciones y el ambiente son tan malos que no debe permitirse que vivan niños allí; en estos casos es responsabilidad de la sociedad tratar de solucionar esa situación o apartarlos de ese ambiente. Se trata sobre todo de casos en los que los progenitores no pueden atender las necesidades de su hijo a causa de adicciones, enfermedades psíquicas o discapacidad mental.

Si sientes que no eres capaz de asumir tú solo tu responsabilidad como padre, llama a servicios sociales y cuéntalo. Investigarán la situación de tu familia y os ofrecerán la ayuda que consideren que necesitáis para que todo vaya bien. Separar a un hijo de sus padres es siempre el último recurso para asuntos sociales.

Si sospechas que algún niño en tu entorno está viviendo en unas circunstancias que nadie debería tener que soportar, comunícaselo a servicios sociales. También puedes procurar ser más cariñoso con el niño y amigable con sus padres, independientemente de lo que hagan o dejen de hacer los trabajadores de asuntos sociales. A lo mejor puedes fingir que te han sobrado tortitas y pedirle al niño que te ayude a deshacerte de ellas para que no tengas que tirar comida. Hazle saber que te gusta su compañía y que siempre será bienvenido en tu casa.

Nunca es responsabilidad del niño satisfacer tus deseos

La relación padres-hijo es una relación desigual. Como padre o madre tu responsabilidad es atender las necesidades del niño, darle apoyo moral cuando puedas y proporcionarle la oportunidad de aprender y desarrollarse. Tu hijo no tiene esa responsabilidad contigo. En general, los niños tienen un vínculo emocional fuerte con sus padres, pero no es responsabilidad de tu hijo mantener ese vínculo, y tampoco es su deber quererte o mostrarte su afecto.

Tú tienes derecho a decidir dónde debe estar un niño pequeño, pero si piensas que tu hijo tiene que pasar tiempo contigo para evitar la soledad y que te sientas a gusto, o si crees que el niño debe ocuparse de tu bienestar, entonces la relación padres-hijo ya no es saludable. Este tipo de pensamientos suelen surgir cuando un padre o una madre no está bien emocionalmente. Muchas veces se necesita ayuda profesional para volver a sentirse bien, lo cual es imprescindible para ser un buen padre o madre. El centro de salud, psiquiatría o asuntos sociales pueden facilitarte este tipo de ayuda.

Si no empleas la violencia y no abusas de las drogas o el alcohol, y tampoco intentas obligar al niño a que se haga cargo de tus necesidades, ya has llegado bastante lejos. Pero ningún padre o ninguna madre puede educar a un niño por sí solo, el niño necesita la compañía de otros niños.

LA IMPORTANCIA DEL GRUPO

La idea de que los progenitores puedan estar de baja en su trabajo durante por lo menos un año para cuidar a cada hijo que tengan es bastante reciente. Antiguamente, en la vieja sociedad campesina sueca, las mujeres trabajaban tanto como los hombres, pero tenían otras tareas y el permiso de maternidad aún no se había inventado. La madre se colgaba el bebé a la espalda o lo dejaba solo en la cuna mientras trabajaba, se hacían cargo de él sus hermanos, que a veces no tenían más de cinco o seis años. Los niños pasaban gran parte del día en un grupo y así jugaban juntos y se enseñaban los unos a los otros. La mortalidad infantil era alta, sobre todo a causa de las infecciones, pero también porque unos niños tan pequeños no podían proteger a sus hermanos menores de una caída mortal o de ahogarse en el pozo.

El modelo del grupo de niños existe en muchas partes del mundo, y probablemente sea así como han vivido los niños durante la mayor parte de la historia. A los niños les gusta mucho la compañía de otros niños, y eso se nota incluso cuando son muy pequeños. Los menores miran con admiración a sus hermanos o compañeros de juego mayores y suelen aguantar un trato bastante brusco con tal de que les dejen estar con ellos. Los pequeños imitan a los mayores y aprenden cómo funciona el grupo. Esto se puede observar en el aprendizaje del idioma: los niños que se encuentran con otros niños enseguida aprenden a hablar como ellos y no como sus padres. Se nota sobre todo en familias que han cambiado de país y de idioma; los padres pueden seguir hablando el sueco con acento mientras que los hijos al poco tiempo hablan exactamente igual que sus amigos.

La guardería: el grupo de niños bajo vigilancia

Los grupos de niños son escasos en la sociedad sueca, donde la guardería es la excepción más clara. Se puede ver como nuestra versión moderna, y mucho más segura, del grupo de niños. La guardería recuerda mucho más la manera en la que los niños han crecido durante la mayor parte de la historia que el día a día en casa con un adulto con permiso de maternidad o paternidad, sin hermanos ni otros niños.

En Suecia los ayuntamientos tienen la obligación de ofrecer una plaza de guardería a todos los niños que hayan cumplido un año, y de hecho la mayoría de los niños están inscritos en alguna. Que nosotras sepamos no hay guarderías para niños de menos de un año en los ayuntamientos suecos, pero suelen ser habituales en países donde el permiso de maternidad o paternidad es más corto que aquí, igual que las había aquí antes, cuando el permiso de maternidad o paternidad no era tan largo como ahora. La edad del niño para empezar a ir a la guardería depende un poco de en qué mes haya nacido. La mayoría de las plazas quedan libres cuando los niños de seis años empiezan a ir a la escuela en agosto, es bueno tenerlo en cuenta a la hora de solicitar una plaza.

El interés que muestran unos niños hacia los otros es muy variable. Algunos tienen una competencia social congénita que hace que rápidamente encuentren su sitio en el grupo, se integren en él y sean populares. A otros les cuesta más interpretar los códigos sociales e integrarse en el grupo. Quizá prefieren quedarse en casa y entretenerse con sus coches de juguete o sus juegos de ordenador. Sin embargo, estos niños pueden tener más necesidad de entrenar las interacciones sociales dentro del grupo que los niños extrovertidos. En general, a los maestros de la guardería se les da muy bien ayudar a los niños que tienen dificultades en el ámbito social para que se acostumbren a formar parte de un grupo y aprendan cómo hay que comportarse.

Un aspecto fascinante de los niños es su capacidad para aprender rápidamente las diferentes reglas que rigen en distintos ambientes. En la guardería la mayoría de los niños prueban la comida, cuelgan el abrigo en su sitio y recogen los juguetes cuando han acabado de jugar. Sin embargo, en casa solo comen salchichas y macarrones, quieren que les ayuden a quitarse la ropa, y parece que no conocen el concepto de orden y la limpieza. Que los niños sepan en qué casos merece la pena protestar (con los padres) y en cuáles no (con otros niños o maestros) muestra la habilidad social congénita que tienen. Es absurda la idea de que los niños necesitan tener las mismas normas en todas partes. Dado que son seres con una gran inteligencia social, es importante que aprendan desde una edad temprana cómo actuar en diferentes ámbitos. No supone perjuicio alguno, al contrario, les permite practicar su competencia social.

Encontrar a otros niños durante el permiso de maternidad y paternidad

El niño debe relacionarse de manera habitual con otros niños también durante el permiso de maternidad y paternidad de los progenitores. Si no tiene compañeros de juego a los ocho o diez meses, se pega mucho a los padres e intenta jugar con ellos, pero la mayoría de los padres no tienen la paciencia necesaria para recoger las piezas que el niño tira doscientas veces cada media hora durante días, semanas, meses. En cambio, en un parque o en una zona de juego los niños pueden jugar horas y horas, a veces no juegan juntos, pero están cerca unos de otros. Por alguna razón estar en un grupo hace que los niños de esta edad estén contentos y tranquilos.

Si tienes muchos amigos y eres social, seguro que tienes amigos con hijos con los que puedes pasar tiempo para recargar las pilas sin que te suponga mucho esfuerzo durante el permiso de maternidad o paternidad. Sin embargo, si estas cosas no se te dan muy bien, tendrás que planear situaciones en las que tu hijo pueda conocer a otras personas. Los grupos de padres son un buen sitio para encontrarse con padres y madres con hijos más o menos de la misma edad que el tuyo. Las zonas de juego son otra opción. En las ciudades grandes hay cursos y círculos de lectores para adultos con permiso de maternidad o paternidad, muchas iglesias organizan gimnasia para bebés y grupos de padres abiertos a todos.

LA TEORÍA DEL APEGO

Una teoría muy popular entre los psicólogos, que también ha recibido mucha atención en los medios de comunicación y en el debate social, es que los niños necesitan tiempo para desarrollar tranquilamente «su apego» a otras personas de una en una. Según esta teoría, un niño acaba confundido si se hacen cargo de él varios adultos o niños mayores. La teoría del apego fue creada por un psicoanalista, llamado John Bowlby, que durante los años cincuenta argumentaba que las amas de casa debían hacerse cargo del niño a tiempo completo.

Suponer que los niños nacen con incapacidad de establecer relaciones con varios niños y adultos a la vez resulta absurdo. Puesto que la mortalidad materna ha sido alta a lo largo de la historia de la humanidad, los niños no tienen ningún problema para apegarse a quien esté a su alrededor y le ofrezca atención y comida. La teoría del apego se ha ido revisando con el tiempo; ahora también se acepta al padre como figura de apego y se considera que el niño es capaz de desarrollar ese afecto por varios adultos. Pero este progreso de la teoría no les ha llegado a los autoproclamados expertos, a quienes la palabra «apego» se les ha quedado grabada. No es raro oír que «la madre debe hacerse cargo de (casi) toda la baja para que el bebé pueda desarrollar apego a uno de los progenitores con tranquilidad» o que es importante dar de mamar todo el tiempo que sea posible «por el apego». Como hemos dicho, los que proclaman estas sentencias no suelen ser científicos que estudian el apego ni psicólogos especializados en niños, sino personas que no han leído ningún análisis profundo sobre la teoría del apego.

No hay evidencia científica que apoye estas declaraciones. Si recuerdas, en el capítulo 1 explicamos que hasta las ratas macho (que quizá no sean los animales con más empatía en el mundo) se comportan de manera adecuada cuando se les deja al cuidado de unas crías indefensas. Al igual que todos los mamíferos, tenemos el cerebro programado para empezar automáticamente a cuidar a niños indefensos si nos quedamos solos con ellos el tiempo suficiente. Y al mismo tiempo los recién nacidos tienen el cerebro programado para provocar comportamientos protectores en los adultos y en los niños mayores. Nos gusta ver vídeos de gatitos y cachorros adorables que se cuelgan en las redes sociales porque nos resulta agradable ver ese tipo de emociones tanto si tenemos hijos como si no.

Un aspecto central de la teoría del apego es la importancia que tiene ese primer vínculo que se establece entre la madre y el hijo porque marcará al hijo cuando sea adulto. Esto es algo que crea mucha angustia y establece las bases de la mala conciencia que sienten los padres de hijos con problemas psicológicos o sociales. Como ya hemos argumentado, puede ser justo al contrario: los niños nacen con diferentes personalidades, y aquellos que son más nerviosos, inseguros y quejicas de pequeños probablemente tengan una personalidad similar de adultos. Un niño así también desarrollará un «apego inseguro» y le costará más desarrollar sus relaciones familiares a causa de su personalidad. Esto no significa que el niño habría sido diferente si el progenitor hubiera sido capaz de crear una mejor conexión con él.

La teoría de que uno de los padres (es decir, la madre) determina el desarrollo emocional del hijo ha herido profundamente a muchos progenitores. En los años sesenta creían que el autismo, un rasgo de personalidad fuertemente determinado por la herencia genética, era culpa de las madres distantes, también llamadas «madres nevera». De igual manera, madres racionales que han solicitado atención médica para los problemas psíquicos de sus hijos han sido acusadas de causar dichos problemas por ser «fríamente analíticas» en vez de ser cariñosas y emocionales, como deben ser las mujeres de verdad según el psicoanálisis. La anorexia y la esquizofrenia son enfermedades de las que también se ha culpado a las madres. En la psiquiatría moderna infantil y juvenil estas ideas ya se han eliminado, y esperamos que no se den más casos de efectos adversos de este tipo, pero en el pasado la vida de muchas madres se vio ensombrecida por los sentimientos de culpa.

Si reflexionamos un poco teniendo en cuenta la evolución, la hembra humana, al igual que todas las hembras de primates y otros mamíferos, a lo largo de la historia ha tenido que recolectar comida para sí misma y para su hijo para que ambos pudieran sobrevivir y transmitir sus genes. Las madres han llevado a los niños a cuestas mientras se procuraban alimento o les han dejado al cargo de niños mayores o de otros adultos de su aldea. Con la excepción de un pequeño paréntesis histórico (más o menos los últimos cincuenta años en los países ricos), los niños humanos nunca han tenido un padre que les dedique buena parte de su tiempo. No es lógico que se construya una teoría entera sobre cómo se produce el desarrollo psicológico humano a partir de un paréntesis microscópico en la historia de la humanidad.

TEN EXPECTATIVAS RAZONABLES PARA CON TU HIJO

El desarrollo de los niños cuando crecen es enorme tanto desde el punto de vista intelectual como emocional y físico. Es importante no ser demasiado exigente con los niños, sobre todo si no reúnen los requisitos para cumplir con estas exigencias. El pediatra y el personal de la guardería saben qué se puede esperar de un niño a diferentes edades y es muy útil hablar con ellos si tienes dudas sobre el comportamiento de tu hijo. Los niños se desarrollan a diferentes ritmos. Si tu hijo tiene un desarrollo muy tardío en comparación con otros niños de su edad, o si tiene dificultades para ceñirse a las normas de la guardería o a las rutinas diarias, sería positivo hacerle una revisión psicológica para analizar sus habilidades y valorar si necesita ayuda. Habla con el pediatra o con un psicólogo infantil si crees que tu hijo se desarrolla de forma más lenta que los demás niños o si tiene más dificultades.

¿Qué puede hacer un recién nacido?

Un recién nacido sano puede mostrar que quiere comer. Puede chupar y tragar sin atragantarse demasiado. Puede dormir y despertarse, pero normalmente no tiene un ritmo circadiano.

Un mes

Con un mes un niño con desarrollo normal puede devolverte una sonrisa y mirarte fijamente a los ojos. Muchos pueden levantar la cabeza por sí solos. Está bien dejar que el bebé juegue tumbado boca abajo todos los días porque entrena los músculos del cuello. Algunos empiezan a desarrollar algo que se asemeja a un ritmo diario, pero siguen comiendo a todas horas, y en el mejor de los casos comen alguna vez menos por la noche que durante el día. A muchos les empieza a gustar que hablen con ellos o que les canten cuando están despiertos.

Dos meses

A los dos meses el bebé empieza a abrir las manos si antes ha tenido los puños cerrados. El cuello debe mantenerse estable, y si ha jugado tumbado boca abajo y tiene un desarrollo normal, puede levantar los hombros y la cabeza cuando está en esa postura. Te contesta con sonidos graciosos que se asemejan a palabras cuando hablas con él.

Cuatro meses

A los cuatro meses un bebé que se desarrolla a un ritmo normal empieza a usar las manos para agarrar cosas y sujetarlas ante los ojos para investigarlas. Muchos se descubren los pies y pasan el rato jugando con ellos, y muestran interés por probar lo que estás comiendo.

Seis meses

A los seis meses los bebés suelen ser capaces de mantenerse sentados. Se llevan todo lo que tienen en las manos a la boca para probarlo. Un niño de seis meses con desarrollo normal puede darse la vuelta si está boca abajo y es capaz de producir algunos sonidos que intenta repetir a menudo.

Diez meses

A los diez meses es capaz de hacer pinza con los dedos pulgar e índice para recoger migas, guisantes y bolitas. La mayoría ha aprendido a levantarse apoyándose en un mueble si están sentados y pueden andar agarrándose al mueble. Entiende algunas palabras y suele gustarle jugar al cucú-tras.

Dieciocho meses

La mayoría de los niños aprenden a andar solos entre los doce y los dieciocho meses, puede ocurrir antes o después sin que tenga mayor relevancia. Muchos dicen su primera palabra a los doce meses, y a los dieciocho la gran mayoría ha aprendido por lo menos diez palabras. Aunque algunos ya sean capaces de decir frases de más de una palabra, no es lo normal. Un niño de año y medio con un desarrollo normal puede entender instrucciones simples y señalar partes del cuerpo si ha aprendido cómo se llaman.

Qué no puede hacer un niño de año y medio

Aunque el niño aprenda mucho en un año y medio, todavía hay muchas cosas que no sabe hacer. Como madre o padre tienes que estar al tanto de cuándo necesita comer, orinar, dormir, salir de casa y qué tipo de ropa es adecuada según el tiempo. También tienes que dirigirle a la siguiente actividad. Si tenéis más o menos las mismas rutinas todos los días, el niño las suele aprender bastante bien, lo cual a la larga te puede ahorrar el trabajo de convencer al niño de que deje de jugar para vestirse y salir de casa.

Aunque el niño suele percibir si es de día o de noche, ten en cuenta que su noción del tiempo en general no está muy desarrollada. Es decir, los niños pequeños no comprenden el significado de «Podrás ir al columpio dentro de dos horas», solo oirán «columpio» y se enfadarán si no pueden ir enseguida.

La capacidad de entender relaciones de causa y efecto solo existe a un nivel muy básico en los niños pequeños. El hecho de que se encienda la luz cuando le da al interruptor puede ser un gran descubrimiento. Esto también significa que todos los acuerdos del tipo «Si te comes las zanahorias, luego te daré un helado» o «Si no te cepillas los dientes, tendrás caries y eso no te gustará» son demasiado complicados.

El niño cree que tú sabes todo lo que él sabe. Lo cual por supuesto quiere decir que se frustrará si no lo ayudas enseguida con lo que él quiere, incluso aunque aún no te lo haya pedido. La habilidad de entender que los padres no pueden leer el pensamiento no suele desarrollarse hasta los cuatro años; si tiene autismo puede ser más tarde o no desarrollarse nunca. A los niños con voluntades y emociones fuertes les cuesta entender que los demás no pueden saberlo todo. Conviene acordarse de esto, porque a menudo también es difícil ser sus padres.

¡SIGUE EL DESARROLLO DEL NIÑO!

A medida que el niño crece va aprendiendo cada vez más cosas. Al principio la mayoría de los niños aprenden las mismas cosas, pero cuanto mayores son más se irá notando su carácter y su personalidad. A uno le gustan los balones y desarrolla su destreza futbolística a una velocidad asombrosa, a otro le fascinan las piedras y aprende todo sobre minerales y rocas. A algunos les encanta jugar con todo el grupo y son increíblemente sociales a una edad muy temprana.

No puedes saber en un principio qué tipo de niño es el tuyo, claro, pero puede ser muy divertido seguir su desarrollo a lo largo de su vida y ver qué desea y anhela.

Si el cuidado del niño durante el primer año te parece cansado, ruidoso, desesperante, recuerda que todo eso pasará. No vas a ser siempre el padre o la madre de un pequeñajo indefenso e incapaz de hablar. Dentro de unos años habrá una nueva personalidad completamente única en tu hogar, una persona a la que estarás unido el resto de tu vida.

FINALMENTE...

... queremos decir que lo que hagas como padre o madre no desempeña un papel decisivo en el desarrollo del niño como persona adulta. Si no abusas de drogas, ni tienes un trastorno grave de la personalidad ni estás pasando por un episodio activo de una enfermedad mental seria, tienes los recursos necesarios para que tu hijo se desarrolle de acuerdo con sus genes.

El niño también viene capacitado para convertir a sus padres en esclavos obedientes. Tú y tu pareja tenéis derecho a decidir las normas que se siguen en vuestra familia y, si queréis, dedicaros a cierto método de crianza, pero no os vengáis abajo si no funciona. El futuro carácter de vuestro hijo depende muy poco de vuestros esfuerzos por formar una buena personalidad. Lo mejor que podéis hacer es intentar crear un día a día lo más agradable posible para vosotros y para vuestro hijo durante el tiempo que viváis juntos.

Bibliografía

CAPÍTULO 1

Mägi, E., y L-L Zimmerman, *Stjärnfamiljejuridik: Svensk familjelagstiftning ur ett normkritiskt perspektiv*, Malmo: Gleerups utbildning, 2015, 380 y ss.

Rosenblatt, J. S., «Nonhormonal basis of maternal behavior in the rat», *Science*, 1967, 156(3781):1512-1514.

Moberg, Y., IFAU, Är lesbiska föräldrar mer jämställda?, *IFAU Rapport,* 2016:9: IFAU – Institutet för arbetsmarknads-och utbildningspolitisk utvärdering, 2016.

Malmquist, A., *Lesbiska småbarnsföräldrar: utmaningar i en tid av möjligheter*, Gotemburgo: Makadam, 2016, 143 y ss.

Mansdotter, A., L. Lindholm y A. Winkvist, «Paternity leave in Sweden: costs, savings and health gains», *Health Policy*, 2007, 82(1):102-115.

Harris, J. R., *El mito de la educación: por qué los padres pueden influir muy poco en sus hijos*, Grijalbo, 2000.

Olàh, L. S., «Gender and family stability: dissolution of the first parental union in Sweden and Hungary», *Demogr Res*, 2001, 4:29-96.

—, «Gendering fertility: second births in Sweden and Hungary», *Pop Res Policy Rev*, 2003, 22(2):171-200.

Faludi, S., *Reacción: la guerra no declarada contra la mujer moderna, Anagrama*, 1993.

Sandmark, H., «Work and family: associations with longterm sick-listing in Swedish women – a casecontrol study», *BMC Public Health*, 2007, 7:287.

CAPÍTULO 2

Niebyl, J. R., «Clinical practice. Nausea and vomiting in pregnancy», *N Engl J Med*, 2010, 363(16):1544-1550.

Erick, M., «Hyperolfaction and hyperemesis gravidarum: what is the relationship?», *Nutr Rev*, 1995, 53(10):289-295.

McParlin, C., A. O'Donnell, S. C. Robson, F. Beyer, E. Moloney, A. Bryant, *et al.*, «Treatments for Hyperemesis Gravidarum and Nausea and Vomiting in Pregnancy: A Systematic Review», *JAMA*, 2016, 316(13):1392-1401.

Boelig, R. C., S. J. Barton, G. Saccone, A. J. Kelly, S. J. Edwards y V. Berghella, «Interventions for treating hyperemesis gravidarum», *Cochrane Database Syst Rev*, 2016(5).

Matthews, A., D. M. Haas, D. P. O'Mathúna y T. Dowswell, «Interventions for nausea and vomiting in early pregnancy», *Cochrane Database Syst Rev*, 2015(9).

Jednak, M. A., E. M. Shadigian, M. S. Kim, M. L. Woods, F. G. Hooper, C. Owyang, *et al.*, «Protein meals reduce nausea and gastric slow wave dysrhythmic activity in first trimester pregnancy», *Am J Physiol*, 1999, 277(4 Pt 1):G855-861.

National Collaborating Centre for Ws, Children's H. National Institute for Health and Clinical Excellence, *Guidance. Ectopic Pregnancy and Miscarriage: Diagnosis and Initial Management in Early Pregnancy of Ectopic Pregnancy and Miscarriage*, Londres: Rcog National Collaborating Centre for Women's and Children's Health, 2012.

Simpson, J. L., «Causes of fetal wastage», *Clin Obstet Gynecol*, 2007, 50(1):10-30.

Nybo Andersen, A. M., J. Wohlfahrt, P. Christens, J. Olsen y M. Melbye, «Maternal age and fetal loss: population based register linkage study», *BMJ* (Clinical research ed.), 2000, 320(7251):1708-1712.

Feodor Nilsson, S., P. K. Andersen, K. Strandberg-Larsen y A. M. Nybo Andersen, «Risk factors for miscarriage from a prevention perspective: a nationwide followup study», *BJOG*, 2014, 121(11):1375-1385.

Jahanfar, S. y S. H. Jaafar, «Effects of restricted caffeine intake by mother on fetal, neonatal and pregnancy outcomes», *Cochrane Database Syst Rev*, 2015(6).

Balogun, O. O., K. Da Silva Lopes, E. Ota, Y. Takemoto, A. Rumbold, M. Takegata, *et al.*, «Vitamin supplementation for preventing miscarriage», *Cochrane Database Syst Rev*, 2016(5).

Haas, D. M. y P. S. Ramsey, «Progestogen for preventing miscarriage», *Cochrane Database Syst Rev*, 2013(10).

Fellman, V., L. Hellstrom-Westas, M. Norman, M. Westgren, K. Kallen, H. Lagercrantz, *et al.*, Oneyear survival of extremely preterm infants after active perinatal care in Sweden, *JAMA*, 2009, 301(21):2225-2233.

Ingvoldstad Malmgren, C., Iwarsson, E., Juth, N., Lindgren, P., «Ultraljud och NIPT till alla är önskvärt, men inte realistiskt», *Läkartidningen*, 2017, 114.

Fosterskador och kromosomavvikelser 2014, Socialstyrelsen, 2016.

Abortstatistik 2014 = Statistics on induced abortions 2014, Stockholm: Socialstyrelsen, 2015.

Rådestad, I., «Korrekt information om fosterrörelser räddar liv», *Läkartidningen*, 2011, 108(42):2102.

Capítulo 3

Bibelkommissionen (1973), Bibeln. Örebro: Libris; 1999. [14], 975, [3], 416, 32 s.

Cnattingius, S., «The epidemiology of smoking during pregnancy:

smoking prevalence, maternal characteristics, and pregnancy outcomes», *Nicotine & tobacco research*, 2004, 6 Suppl 2:S125-140.

Dahlin, S., A. Gunnerbeck, A. K. Wikstrom, S. Cnattingius y A. K. Edstedt Bonamy, «Maternal tobacco use and extremely premature birth – a populationbased cohort study», *Bjog*, 2016, 123(12):1938-1946.

Gunnerbeck, A., A. K. Wikstrom, A. K. Bonamy, R. Wickstrom y S. Cnattingius, «Relationship of maternal snuff use and cigarette smoking with neonatal apnea», *Pediatrics*, 2011, 128(3):503-509.

Andersen, A. M., P. K. Andersen, J. Olsen, M. Gronbaek y K. Strandberg-Larsen, «Moderate alcohol intake during pregnancy and risk of fetal death», *Int J Epidemiol*, 2012, 41(2):405-413.

Department of Health, Govt, UK, *Updated alcohol consumption guidelines give new advice on limits for men and pregnant women* [comunicado de prensa], 08-01-2016.

Haider, B. A. y Z. A. Bhutta, «Multiplemicronutrient supplementation for women during pregnancy», *Cochrane Database Syst Rev*, 2015(11):Cd004905.

Weiss, J. L., F. D. Malone, D. Emig, R. H. Ball, D. A. Nyberg, C. H. Comstock, *et al.*, «Obesity, obstetric complications and cesarean delivery rate – a population-based screening study», *Am J Obstet Gynecol*, 2004, 190(4):1091-1097.

Cnattingius, S., E. Villamor, S. Johansson, A. K. Edstedt Bonamy, M. Persson, A. K. Wikstrom, *et al.*, «Maternal obesity and risk of preterm delivery», *JAMA*, 2013, 309(22):2362-2370.

Aune, D., O. D. Saugstad, T. Henriksen y S. Tonstad, «Maternal body mass index and the risk of fetal death, stillbirth, and infant death: a systematic review and metaanalysis», *JAMA*, 2014, 311(15):1536-1546.

Bodnar, L. M., W. T. Parks, K. Perkins, S. J. Pugh, R. W. Platt, M. Feghali, *et al.*, «Maternal prepregnancy obesity and causespecific stillbirth», *Am J Clin Nutr*, 2015, 102(4):858-864.

Villamor, E., K. Tedroff, M. Peterson, S. Johansson, M. Neovius, G.

Petersson, *et al.*, «Association Between Maternal Body Mass Index in Early Pregnancy and Incidence of Cerebral Palsy», *JAMA*, 2017, 317(9):925-936.

Tieu, J., E. Shepherd, P. Middleton y C. A. Crowther, «Dietary advice interventions in pregnancy for preventing gestational diabetes mellitus», *Cochrane Database Syst Rev*, 2017, 1:CD006674.

Brown, J., N. A. Alwan, J. West, S. Brown, C. J. McKinlay, D. Farrar, *et al.*, «Lifestyle interventions for the treatment of women with gestational diabetes», *Cochrane Database Syst Rev*, 2017, 5:CD-011970.

Van Wijngaarden, E., S. W. Thurston, G. J. Myers, D. Harrington, D. A. Cory-Slechta, J. J. Strain, *et al.*, «Methyl mercury exposure and neurodevelopmental out comes in the Seychelles Child Development Study Main cohort at age 22 and 24 years», *Neurotoxicol Teratol*, 2016, 59:25-42.

Ahlqwist, M., C. Bengtsson, L. Lapidus, I. A. Gergdahl y A. Schütz, «Serum mercury concentration in relation to survival, symptoms, and diseases: results from the prospective population study of women in Gothenburg, Sweden», *Acta Odontol Scand*, 1999, 57(3):168-174.

Jarde, A., M. Morais, D. Kingston, R. Giallo, G. M. MacQueen, L. Giglia, *et al.*, «Neonatal Outcomes in Women With Untreated Antenatal Depression Compared With Women Without Depression: A Systematic Review and Metaanalysis», *JAMA Psychiatry*, 2016, 73(8):826-837.

Boukhris, T., O. Sheehy, L. Mottron, y A. Berard, «Antidepressant Use During Pregnancy and the Risk of Autism Spectrum Disorder in Children», *JAMA Pediatr*, 2016, 170(2):117-124.

http://www.janusinfo.se/Beslutsstod/Lakemedel-och-fosterskador/Oklart-samband-mellan-anvandning-av-antidepressiva-under-graviditet-och- autism/

Sujan, A. C., M. E. Rickert, A. S. Oberg, P. D. Quinn, S. Hernández-Díaz, C. Almqvist, *et al.*, «Associations of Maternal Antidepressant Use During the First Trimester of Pregnancy With Preterm Birth, Small for Gestational Age, Autism Spectrum Disorder, and AttentionDeficit/Hyperactivity Disorder in Offspring», *JAMA*, 2017, 317(15):1553-1562.

CAPÍTULO 4

Gyhagen, M., S. Akervall y I. Milsom, «Clustering of pelvic floor disorders 20 years after one vaginal or one cesarean birth», *Int Urogynecol J*, 2015, 26(8):1115-1121.

Laine, K., F. E. Skjeldestad, L. Sandvik y A. C. Staff, «Incidence of obstetric anal sphincter injuries after training to protect the perineum: cohort study», *BMJ Open*, 2012;2(5).

Cardwell, C. R., L. C. Stene, G. Joner, O. Cinek, J. Svensson, M. J. Goldacre, *et al.*, «Caesarean section is associated with an increased risk of childhoodonset type 1 diabetes mellitus: a meta-analysis of observational studies», *Diabetologia*, 2008, 51(5):726-735.

Hyde, M. J. y N. Modi, «The longterm effects of birth by caesarean section: the case for a randomised controlled trial», *Early Hum Dev*, 2012, 88(12):943-949.

Kristensen, K. y L. Henriksen, «Cesarean section and disease associated with immune function», *J Allergy Clin Immunol*, 2016, 137(2):58790.

Kuhle, S., O. S. Tong y C. G. Woolcott, «Association between caesarean section and childhood obesity: a systematic review and metaanalysis», *Obes Rev*, 2015, 16(4):295-303.

CAPÍTULO 5

WHO. International Code of Marketing of Breast-milk Substitutes 1981 [disponible en: http://www.who.int/nutrition/publications/code_ english.pdf.

Janusinfo om bupropion 2017 [disponible en: http://www.janusinfo.se/ Beslutsstod/janusmed-amning/?docid=72.

Smith, H. A. y G. E. Becker, «Early additional food and fluids for healthy breastfed fullterm infants», *Cochrane Database Syst Rev*, 2016(8).

Flint, A., K. New y M. W. Davies, «Cup feeding versus other forms of supplemental enteral feeding for newborn infants unable to fully breastfeed», *Cochrane Database Syst Rev*, 2016(8).

Jaafar, S. H., J. J. Ho, S. Jahanfar y M. Angolkar, «Effect of restricted pacifier use in breastfeeding term infants for increasing duration of breastfeeding», *Cochrane Database Syst Rev*, 2016(8).

Hesselmar, B., F. Sjöberg, R. Saalman, N. Åberg, I. Adlerberth y A. E. Wold, «Pacifier cleaning practices and risk of allergy development», *Pediatrics*, 2013, 131(6):e1829-1837.

Capítulo 6

Kramer, M. S. y R. Kakuma, «Optimal duration of exclusive breastfeeding», *Cochrane Database Syst Rev*, 2002(1), CD003517.

Qasem, W., T. Fenton y J. Friel, «Age of introduction of first complementary feeding for infants: a systematic review», *BMC Pediatr*, 2015, 15:107.

Du Toit, G., *et al.*, «Randomized trial of peanut consumption in infants at risk for peanut allergy», *N Engl J Med*, 2015, 372(9):803-813.

Perkin, M. R., *et al.*, «Randomized Trial of Introduction of Allergenic Foods in BreastFed Infants», *N Engl J Med*, 2016, 374(18):1733-1743.

Adlerberth, I., *et al.*, «High turnover rate of Escherichia coli strains in the intestinal flora of infants in Pakistan», *Epidemiol Infect*, 1998, 121(3):587-598.

https://www.livsmedelsverket.se/livsmedel-och-innehall/bakterier-virus-och-parasiter1/bakterier/clostridium-botulinum

Capítulo 7

Carpenter, R., *et al.*, «Bed sharing when parents do not smoke: is there a risk of SIDS? An individual level analysis of five major case-control studies», *BMJ Open*, 2013, 3(5).

Dwyer, T. y A. L. Ponsonby, «Sudden infant death syndrome and prone sleeping position», *Ann Epidemiol*, 2009, 19(4):245-249.

Li, D. K., *et al.*, «Use of a dummy (pacifier) during sleep and risk of sudden infant death syndrome (SIDS): population based case-control study», *BMJ*, 2006, 332(7532):18-22.

Mitchell, E. A., *et al.*, «Dummies and the sudden infant death syndrome», *Arch Dis Child*, 1993, 68(4):501-504.

Fleming, P. J., *et al.*, «Pacifier use and sudden infant death syndrome: results from the CESDI/SUDI case control study. CESDI SUDI Research Team», *Arch Dis Child*, 1999, 81(2):112-116.

McGarvey, C., *et al.*, «Factors relating to the infant's last sleep environment in sudden infant death syndrome in the Republic of Ireland», *Arch Dis Child*, 2003, 88(12):1058-1064.

Symon, B. G., *et al.*, «Effect of a consultation teaching behaviour modification on sleep performance in infants: a randomised controlled trial», *Med J Aust*, 2005, 182(5):215-218.

Wolfson, A., P. Lacks y A. Futterman, «Effects of parent training on infant sleeping patterns, parents' stress, and perceived parental competence», *J Consult Clin Psychol*, 1992, 60(1):41-48.

St James-Roberts, I., *et al.*, «Use of a behavioural programme in the first 3 months to prevent infant crying and sleeping problems», *J Paediatr Child Health*, 2001, 37(3):289-297.

Stremler, R., *et al.*, «Effect of behavioural-educational intervention on sleep for primiparous women and their infants in early postpartum: multisite randomised controlled trial», *BMJ*, 2013, 346:f1164.

St James-Roberts, I., *et al.*, «Infant crying and sleeping in London, Copenhagen and when parents adopt a "proximal" form of care», *Pediatrics*, 2006, 117(6):e1146-1155.

Capítulo 8

Douglas, P. y P. Hill, «Managing infants who cry excessively in the first few months of life», *BMJ*, 2011, 343:d7772.

Wake, M., *et al.*, «Prevalence, stability, and outcomes of cryfuss and sleep problems in the first 2 years of life: prospective community-based study», *Pediatrics*, 2006, 117(3):836-842.

Qubty, W. y A. A. Gelfand, «The Link Between Infantile Colic and Migraine», *Curr Pain Headache Rep*, 2016, 20(5):31.

Hall, B., J. Chesters y A. Robinson, «Infantile colic: a systematic review of medical and conventional therapies», *J Paediatr Child Health*, 2012, 48(2):128-137.

Anabrees, J., *et al.*, «Probiotics for infantile colic: a systematic review», *BMC Pediatr*, 2013, 13:186.

Sung, V., *et al.*, «Probiotics to prevent or treat excessive infant crying: systematic review and metaanalysis», *JAMA Pediatr*, 2013, 167(12):1150-1157.

Sung, V., *et al.*, «Treating infant colic with the probiotic Lactobacillus reuteri: double blind, placebo controlled randomised trial», *BMJ*, 2014, 348:g2107.

Dobson, D., *et al.*, «Manipulative therapies for infantile colic», *Cochrane Database Syst Rev*, 2012, 12:Cd004796.

Kramer, M. S. y R. Kakuma, «Maternal dietary antigen avoidance during pregnancy or lactation, or both, for preventing or treating atopic disease in the child», *Cochrane Database Syst Rev*, 2012(9), CD000133.

Capítulo 9

Pogorzelska-Maziarz, M., «The Use and Effectiveness of Bundles for Prevention of Central LineAssociated Bloodstream Infections in Neonates: A Review of the Literature», *J Perinat Neonatal Nurs*, 2016, 30(2):148-159.

Hall, C. B., «Respiratory syncytial virus: its transmission in the hospital environment» *Yale J Biol Med*, 1982, 55(3-4): 219-223.

CAPÍTULO 10

Riedel, S., «Edward Jenner and the history of smallpox and vaccination», *Proc (Bayl Univ Med Cent)*, 2005, 18(1):21-25.

Toole, M. J., «So close: remaining challenges to eradicating polio», *BMC Med*, 2016, 14:43.

Folkhälsomyndigheten, *Folkhälsomyndighetens sida om polio*, 2017.

Centers for Disease Control and Prevention (U.S.) y National Immunization Program (Centers for Disease Control and Prevention), *Epidemiology and prevention of vaccinepreventable diseases*, Dept. of Health & Human Services, Public Health Service: Atlanta, Ga.

Folkhälsomyndigheten, *Folkhälsomyndighetens statistik om difteri*, 2017.

Galanis, I., *et al.*, «Effects of PCV7 and PCV13 on invasive pneumococcal disease and carriage in Stockholm, Sweden», *Eur Respir J.*, 2016, 47(4):1208-1218.

Folkhälsomyndigheten, *Folkhälsomyndighetens statistik om Haemophilus influenzae typ B*, 2017.

Folkhälsomyndigheten, *Folkhälsomyndighetens statistik över kikhosta*, 2017.

Tiwari, T. S., A. L. Baughman y T. A. Clark, «First pertussis vaccine dose and prevention of infant mortality», *Pediatrics*, 2015, 135(6):990-999.

CDC, *Epidemiology and Prevention of Vaccine Preventable Diseases – Measles*, 2017.

Fowler, A., *et al.*, «Tickborne encephalitis carries a high risk of incomplete recovery in children», *J Pediatr*, 2013, 163(6):555-560.

Folkhälsomyndigheten, *Beslutsunderlag om rotavirusvaccination i det nationella vaccinationsprogrammet*, 2016.

Dye, T. J., N. Gurbani y N. Simakajornboon, «Epidemiology and Pathophysiology of Childhood Narcolepsy», *Paediatr Respir Rev*, 2016, pii:S1526-0542(16)30134-30138.

Godlee, F., J. Smith y H. Marcovitch, «Wakefield's article linking MMRvaccine and autism was fraudulent», *BMJ*, 2011, 342:c7452.

Capítulo 11

Henderson, J., *et al.*, «Associations of wheezing phenotypes in the first 6 years of life with atopy, lung function and airway responsiveness in midchildhood», *Thorax*, 2008, 63(11):974-980.

Gronlund, H., *et al.*, «The major cat allergen, Fel d 1, in diagnosis and therapy», *Int Arch Allergy Immunol*, 2010, 151(4):265-274.

Strachan, D. P., «Hay fever, hygiene, and household size», *BMJ*, 1989, 299(6710):1259-1260.

—, «Epidemiology of hay fever: towards a community diagnosis», *Clin Exp Allergy*, 1995, 25(4):296-303.

Butland, B. K., *et al.*, «Investigation into the increase in hay fever and eczema at age 16 observed between the 1958 and 1970 British birth cohorts», *BMJ*, 1997, 315(7110):717-721.

Matricardi, P. M., *et al.*, «Exposure to foodborne and orofecal microbes versus airborne viruses in relation to atopy and allergic asthma: epidemiological study», *BMJ*, 2000, 320(7232):412-417.

Illi, S., *et al.*, «Early childhood infectious diseases and the development of asthma up to school age: a birth cohort study», *BMJ*, 2001, 322(7283):390-395.

Ismail, I. H., *et al.*, «Reduced gut microbial diversity in early life is associated with later development of eczema but not atopy in highrisk infants», *Pediatr Allergy Immunol*, 2012, 23(7):674-681.

Hesselmar, B., *et al.*, «Pacifier cleaning practices and risk of allergy development», *Pediatrics*, 2013, 131(6):e1829-1837.

Braun-Fahrlander, C., *et al.*, «Prevalence of hay fever and allergic sensitization in farmer's children and their peers living in the same rural community. SCARPOL team. Swiss Study on Childhood Allergy and Respiratory Symptoms with Respect to Air Pollution», *Clin Exp Allergy*, 1999, 29(1):28-34.

Riedler, J., *et al.*, «Austrian children living on a farm have less hay fever, asthma and allergic sensitization», *Clin Exp Allergy*, 2000, 30(2):194-200.

Genuneit, J., *et al.*, «The combined effects of family size and farm exposure on childhood hay fever and atopy», *Pediatr Allergy Immunol*, 2013, 24(3):293-298.

Hesselmar, B., *et al.*, «Does early exposure to cat or dog protect against later allergy development?», *Clin Exp Allergy*, 1999, 29(5):611-617.

Perzanowski, M. S., *et al.*, «Effect of cat and dog ownership on sensitization and development of asthma among preteenage children», *Am J Respir Crit Care Med*, 2002, 166(5):696-702.

Pinto-Sánchez, M. I., *et al.*, «Gluten Introduction to Infant Feeding and Risk of Celiac Disease: Systematic Review and MetaAnalysis», *J Pediatr*, 2016, 168:132-43e3.

Capítulo 12

Miller, E. S., *et al.*, «Obsessivecompulsive symptoms during the postpartum period. A prospective cohort», *J Reprod Med*, 2013, 58(3-4):115-122.

—, «Obsessions and Compulsions in Postpartum Women Without Obsessive Compulsive Disorder», *J Womens Health (Larchmt)*, 2015, 24(10):825-830.

Bonde, J. P., *et al.*, «The epidemiologic evidence linking prenatal and postnatal exposure to endocrine disrupting chemicals with male reproductive disorders: a systematic review and metaanalysis», *Hum Reprod Update*, 2016, 23(1):104-125.

Capítulo 13

Bouchard, T. J. y M. McGue, «Genetic and environmental influences on human psychological differences», *Journal of Neurobiology*, 2003, 54(1):4-45.

Finkel, D., *et al.*, «Heritability of cognitive abilities in adult twins: comparison of Minnesota and Swedish data», *Behav Genet*, 1995, 25(5):421-431.

Harris, J. R., «The nurture assumption: why children turn out the way they do», *New York: Free Press*, 2009, 448 y ss.

Índice temático